병이 있으면 약도 있다
약이 되는 우리풀·꽃·나무 2

약이 되는 우리 풀·꽃·나무 2

1판 1쇄 발행 2001년 8월 9일
1판 17쇄 발행 2012년 8월 29일

지은이 · 최진규
펴낸이 · 심정숙
펴낸곳 · (주)한문화멀티미디어
등 록 · 1990. 11. 28. 제 21-209호
주 소 · 서울시 강남구 논현동 277-20 논현빌딩 6층(135-010)
전 화 · 편집부 2016-3533 영업부 2016-3500 팩스 2016-3541
http://www.hanmunhwa.com

ⓒ최진규, 2001. Printed in Seoul, Korea
ISBN 978-89-5699-135-1   13510

잘못된 책은 본사나 서점에서 바꾸어 드립니다.
저자와의 협의에 따라 인지를 생략합니다.
본사의 허락 없이 임의로 내용의 일부를 인용하거나 전재, 복사하는 행위를 금합니다.

병이 있으면 약도 있다

약이 되는
우리 풀·꽃·나무 2

최진규 지음

한문화

저자 서문

토종약초가 사람을 살린다

　이 책은 우리 땅에 자라는 여러 가지 약초들의 효능과 그 약초들을 이용해 갖가지 질병을 고치는 방법을 적은 책이다. 아울러 약초와 연관된 내 개인적인 체험이 일부 실려 있다.
　이 땅에는 훌륭한 약초가 많다. 나는 일생을 약초에 매혹되어 살아 왔다. 약초는 신비롭고 아름다우며 인간의 모든 질병을 치유할 수 있는 힘을 감추고 있다.
　나는 약초 치료사이자 약초꾼으로 이 땅에 자라는 약초의 신비로운 약효를 믿는다. 이 땅에 자라는 풀과 나무로 인간 세상의 모든 질병을 고칠 수 있다. 이 땅에 자라는 풀과 나무로 고칠 수 없는 병은 없다. 다만 고칠 수 없는 사람이 많을 뿐이다. 약초의 신비로움을 믿지 않고 받아들이려고 하지 않는 사람을 약초로 고칠 수는 없지 않겠는가.
　이 땅에는 세상의 모든 병을 고칠 수 있는 약이 있다. 병이 있으면 그 병을 고칠 수 있는 약도 반드시 존재한다. 병이 흔하면 그 병을 고칠 수 있는 약도 그만큼 흔하게 널려 있다. 이것은 어김없는 자연의 법칙이다.
　가장 좋은 약은 병원이나 약국에 있지 않고 풀뿌리나 나무껍질 속

에 있다. 가장 완벽하고 능력이 뛰어난 의사는 언제나 자연이다. 풀뿌리와 나무껍질은 자연이 정해준 의사이다.

  이 땅에는 훌륭한 약초들이 지천에 널려 있다. 천하 으뜸의 약초들이 온 천지에 널려 있으나 사람의 마음이 어두워서 보지 못할 뿐이다. 어설픈 과학의 눈으로 자연을 보려 하지 말고 마음으로 보아야 한다. 자연을 분해하고 분석하려고만 해서는 안 된다. 풀 한 포기를 쪼개고 쪼개면 결국 무엇이 남겠는가. 생명의 비밀은 전체를 통찰할 때 보이는 것이지 현미경으로 볼 수 있는 것은 아니다.

  이 땅에 자라는 모든 풀과 나무는 천금을 주고도 바꿀 수 없는 보물이다. 발에 짓밟히는 잡초 하나가 가장 고귀한 사람의 목숨을 구할 수도 있기 때문이다. 산삼, 자초紫草만이 영약靈藥이 아니다. 이 땅에 자라는 수천 가지 풀과 나무가 다 신초神草이며 영초靈草이다.

  이 책은 아직 어설프다. 약초에 대해 내가 아는 것과 경험한 내용이 실려 있으나 광대하고 심오한 약초 세계에 비하면 지극히 적은 지식의 조각일 뿐이다. 그래서 책을 내면서도 몹시 부끄럽다. 그러나 나는 이 땅에 자라는 약초들이 내가 다녀 본 다른 어떤 나라의 약초들보다 훌륭한 약성을 지녔다는 것을 믿어 의심치 않는 까닭에 서투른 붓으로나마 우리 약초의 우수한 효능과 그 치료법을 널리 알리려고 이 책을 썼다. 약초는 반드시 멀고 구하기 어려운 곳에 있는 것은 아니므로 주변에서 흔히 볼 수 있는, 대부분의 사람들이 쓸모 없는 잡초로 여기는 식물들의 우수한 약효를 올바르게 널리 알리려고 애썼다. 이 책을 잘 활용하면 누구나 주변에서 쉽게 구할 수 있는 풀과 나무로 자신과 가족, 이웃의 병을 고칠 수 있고, 더 나아가서는 질병에 걸리지 않고 사는 지혜를 배울 수 있을 것이다.

약초 치료법은 주변에서 쉽게 구할 수 있는 약초들을 활용하는 것이기 때문에 돈이 많이 들지 않는다. 그리고 인공적으로 합성한 화학물질이나 독성이 센 것을 쓰지 않는 까닭에 부작용이 없다. 돈은 거의 들지 않고 치료 효과는 뛰어나며 뒷탈이 나지 않는 것이 약초 치료법이다. 지금은 천연약초를 이용한 치료법이 낯선 것이 되어 버렸지만 백 년쯤 전만 하더라도 가장 널리 쓰이던 치료법이다. 약초요법은 가장 오래되었고 가장 치료 효과가 높으며 모든 치료법의 기본이 되는 치료법이다. 약초를 빼놓고 의학을 말할 수 없다.

그러나 이 땅에 훌륭한 약초들이 아무리 많고 좋은 치료 방법을 알고 있다고 해도 약초를 맹신해서는 안 된다. 맹신은 무지보다 더 무섭다. 어느 누구도 약초에 대해 완전한 지식을 가진 사람은 없다. 무릇 조심조심 겸손하고 순수한 자세로 약초를 이용해야 할 것이다. 절대로 약초로 모든 질병을 고칠 수 있다고 자만해서는 안 될 것이다.

  지금 이 땅의 진정한 주인인 약초가 인간의 등살에 병이 들어 죽어가고 있다. 이 땅에서는 비료와 농약, 제초제, 포크레인이 만능의 해결사이며 구세주다. 모든 일을 땅을 까부수고 식물들을 말려 죽인 다음에 시작한다. 인간의 손에 땅은 저주를 받았다. 이대로 가면 가시넝쿨과 독초들만 무성하게 자라날 것이다.

  풀잎 하나를 내 몸처럼 사랑하자. 풀잎 하나의 이름을 외우고 풀잎 하나의 생김새를 알며 풀잎 하나의 신비로움을 배우자. 우리는 결국 아는 것만큼 사랑할 수 있다.

2001년 8월

최 진 규

차례 제2권

저자 서문 | 토종약초가 사람을 살린다   4

5장 피곤에 지친 직장인을 위한 활력 약초

1. 중풍·고혈압·두통·스트레스 날려 보내는 천마   14
2. 불면증·신경쇠약에 특효약 산해박   31
3. 부작용 없는 천연 비아그라 야관문   37
4. 머리카락 검게 하고 대머리 다스리는 한련초   42
5. 강장약초의 대명사 삼지구엽초   49
6. 모세혈관을 튼튼하게 하는 토종 약쑥   55
7. 머리를 맑고 명석하게 하는 석창포   75
8. 술중독·지방간·간염, 온갖 간질환에는 호깨나무   87
9. 신경통과 간질환에 좋은 엄나무   102
10. 결석 녹이고 양기 돋우는 참가시나무   109
11. 위궤양·위염·위암 특효약 예덕나무   119

6장 만성질환과 암을 치유·예방하는 약초

1. 항암효과가 뛰어난 황금가지, 겨우살이   130
2. 고혈압·변비·관절염을 물리치는 줄풀   141
3. 암세포를 죽이고 어혈을 없애는 옻나무   148
4. 온 산천에 널려 있는 만병통치약, 조릿대   157
5. 신장과 방광의 탈을 다스리는 까마중   167

6. 약이 필요 없게 만드는 잣나무　　176
7. 항암효과가 뛰어난 가래나무　　187
8. 두통·장염·암을 고치는 비단풀　　193

7장 집안에 상비해 두면 좋은 응급 약초

1. 화상·동상·설사·피부병을 치유하는 오이풀　　204
2. 변비·위장병·피부병에 특효인 소루쟁이　　211
3. 체한 데와 식중독에는 흰봉선화　　219
4. 파리·모기를 쫓는 토종약초　　227
5. 염증을 없애고 항균작용을 하는 천연항생약초　　236
6. 갖가지 중독을 푸는 토종약초　　243
7. 치료효과 높고 운치도 있는 약초 목욕법　　248

부록

1. 약초를 채취하고 가공하기　　254
2. 약초 달이는 법과 먹는 법　　270
3. 약초를 이용한 여러 가지 약 만들기　　281
4. 토종약초를 구입할 수 있는 곳　　287

나의 이야기 | 내가 약초에 속한 사람이 되기까지　　290
질환별·증상별 약초 색인　　312
주요 참고 문헌　　316

차례 제1권

저자 서문 | 토종약초가 사람을 살린다

1장 풀향기 풀풀, 온 산천이 약초밭

   1. 최고의 자연치료법, 약초요법
   2. 모든 의학은 약초에서 시작되었다
   3. 약초는 온 산과 들에 널려 있다

2장 가장 흔한 풀로 가장 흔한 질병 다스리기

   1. 감기 예방하고 다스리는 부엌의 약초들
   2. 변비 고치는 천연 식물소금, 함초
   3. 두통과 피부병에 잘 듣는 싸리나무
   4. 모든 알레르기와 염증에는 작두콩
   5. 수은 중독과 공해독의 해결사 청미래덩굴

3장 여성의 건강과 아름다움을 위한 약초

1. 모든 산후병의 명약 생강나무
2. 지긋지긋한 생리통에는 노박덩굴 열매
3. 냉증과 숙변 없애는 냉초와 두릅나무 껍질
4. 골다공증 · 기미 · 주근깨 없애는 접골목
5. 허리병 · 관절통에는 위령선
6. 살과 부기를 빼며 온갖 부인병에 좋은 지치
7. 대하증과 장염에 좋은 쇠비름
8. 피부가 꽃처럼 고와지는 천문동
9. 냉증을 치료하고 살결이 고와지는 야생 돌복숭아

4장 신비하고 영험한 약초 이야기

1. 나쁜 기운 몰아내고 행복을 부르는 회화나무
2. 백발을 검어지게 하는 자양강장제, 하수오
3. 죽은 사람도 살려 내는 풀의 왕, 산삼
4. 불로장생약의 첫째로 손꼽히는 솔
5. 수행자들이 애용하던 만병초

질환별 · 증상별 약초 색인
주요 참고 문헌

5장
피곤에 지친 직장인을 위한 활력 약초

1 중풍 · 고혈압 · 두통 · 스트레스 날려 보내는 천마

한국인의 사망원인 1위는 뇌혈관질환, 그 중에서도 중풍이다. 암으로 죽는 사람보다 중풍으로 죽는 사람이 더 많은 것이다. 특히 추운 겨울철에 중풍 발병률이 높다. 이것은 온도가 낮아지면 혈관이 수축되고 혈액이 응고되기 쉬워 혈액의 흐름에 장애가 생기기 때문이다. 날씨가 추워지면 동맥경화증이 있거나 혈압이 높거나 혈관이 약해져 있는 사람은 혈관이 터질 염려가 많다. 고혈압 환자가 아니더라도 날씨가 추워지면 혈압이 조금씩 높아지므로 유의해야 한다.

중풍을 조심해야 하는 사람

〈동의보감〉에는 뚱뚱한 사람이 중풍에 걸리기 쉽다고 하였다. 뚱뚱한 사람은 기혈이 제대로 순환하기 어려워 쉽게 울체되어 중풍에 걸릴 위험이 그만큼 높다.

중풍은 대개 50세가 넘어서 생기지만 요즈음에는 젊은 사람 중에도 중풍 환자가 늘어나고 있다. 몸이 비대하여 겉으로는 튼튼하게 보이지만 속이 허약한 사람들한테 중풍이 오기 쉽다.

중풍에 잘 걸리는 사람은 살이 찌고 목이 짧고 얼굴이 불그레한 사람이다. 이런 사람이 뒷목이 뻣뻣하고 숨이 차면서 몸이 뻐근하고 무겁게 느껴지는 등의 증상이 나타나면 중풍이 올 징조라고 보고 각별히 조심해야 한다. 비만한 사람이 아니더라도 혈압이 높은 사람은 중풍에 걸리기 쉽고 혈압이 높지 않더라도 혈관이 약하면 중풍에 걸리기 쉽다. 당뇨병도 혈액을 탁하게 하고 혈관을 약하게 하여 중풍에 잘 걸리게 한다.

혈압도 높지 않고 뚱뚱하지도 않으며 당뇨병도 없으며 나이도 많지 않은데 중풍에 걸리는 사람이 있다. 이런 사람 중에는 심장판막증이나 심근경색증 같은 심장질병이 있는 경우가 많다.

천마 뿌리. 천마는 참나무 뿌리가 썩은 곳에서 자라며 뽕나무버섯균과 공생한다. 천마는 중풍이나 갖가지 뇌질환에 최고의 신약이다.

🌿 중풍을 예방하는 방법

중풍을 예방하는 섭생법과 생활수칙을 간단히 적어보면 다음과 같다.

첫째, 감자와 고구마를 많이 먹는다. 감자와 고구마에는 중풍을 예방하는 효과가 있는 포타슘 성분이 들어 있다. 포타슘은 칼슘의 한 종류로 토마토, 곶감, 시금치, 근대, 귤 같은 야채나 과일에 많이 들어 있다. 포타슘은 몸 안에 있는 소금이 빨리 배설되게 하여 혈압이 올라가는 것을 막는다.

둘째, 가벼운 운동이 좋다. 하루에 30분 정도 걷거나 자전거를 타거나 등산을 하는 등 가벼운 운동을 한다. 그러나 숨이 찰 정도의 심한 운동을 15분 이상 지속하는 것은 좋지 않다. 운동을 하면서도 10분 간격으로 휴식을 하고 가능하면 새벽에는 운동을 하지 않는 것이 좋다.

셋째, 냉온욕을 피한다. 혈액이 지나치게 묽어지면 뇌로 올라가는 혈류가 약해져서 뇌출혈에 걸릴 위험이 오히려 높아진다. 흔히 냉온욕이 모세혈관을 튼튼하게 한다고 알려져 있으나 사실은 그렇지 않다. 혈압이 높거나 혈액순환이 잘 되지 않는 사람한테는 몹시 위험하다.

넷째, 특히 오전에는 마음을 편안하게 한다. 중풍은 오후보다는 오전에 발생하기 쉽다. 특히 혈전으로 인해 뇌혈관이 막혀서 생기는 뇌경색은 상당수가 오전 8시~10시 사이에 일어난다. 그러므로 오전에 화를 내거나 스트레스를 심하게 받거나 찬 공기에 갑자기 노출되는 일이 없게 해야 한다.

🌿 중풍의 전조증상

- 손발이 저리거나 힘이 없어진다. 특히 엄지와 검지가 더 저리다.
- 말이 어눌해지거나 뒷목이 뻣뻣해진다.
- 얼굴이 자주 붉어지며 열이 위로 솟구쳐 올라오는 듯한 느낌이 온다.

- 머리가 무겁고 두통이 자주 생긴다. 특히 아침에 일어났을 때 머리가 아프다.
- 어지러우며 속이 메스껍다.
- 사물이 두 개로 보이거나 눈이 침침하다.
- 귀에서 소리가 난다.
- 눈까풀이 자주 떨린다.
- 얼굴이 마비되는 듯한 느낌이 들 때가 있다.
- 눈이 쉽게 충혈되고 눈의 혈관이 터진다. 눈의 혈관과 뇌혈관의 상태가 비슷하므로 특히 눈이 쉽게 충혈되는 사람은 중풍을 조심해야 한다.

중풍은 뚜렷한 전조증상 없이 갑자기 오는 경우도 있으므로 자신의 몸을 세심하게 관찰하여 몸의 작은 변화에도 민감하게 대처하여 중풍을 예방하는 것이 바람직하다.

🌿 중풍의 응급처치
- 마음과 몸을 편안하게 안정시켜 주는 것이 무엇보다 중요하다.
- 상반신을 높게 해서 심장보다 머리를 높여 주고 뇌압이 올라가지 않게 한다.
- 옆으로 눕게 하여 구토를 하더라도 음식물이 기도로 넘어가지 않게 한다.
- 머리를 뒤로 젖혀 기도가 바로 되게 하여 숨이 막히지 않게 한다.
- 열이 심할 때에는 알코올이나 찬물을 수건에 적셔서 이마나 앞 가슴 등을 닦아 준다.
- 열 손가락 끝을 모두 따 주는 것도 좋다.

- 그런 다음에 천마 생즙을 갈아서 먹이거나 떫은 감즙을 먹이거나 생무를 즙을 내어 먹이거나 하는 등의 응급조치를 한다.
- 중풍으로 쓰러지면 한시라도 빨리 치료를 시작하는 것이 좋다. 발병한 지 오래 될수록 치료가 어렵고 회복된다고 해도 시간이 오래 걸린다.

쉽게 할 수 있는 중풍 치료법

활석 · 율무 · 산사를 이용한 치료법

활석 700그램을 물로 씻어 말려서 콩알 정도 크기로 부스러뜨린 다음 가루를 낸다. 그것을 다시 물 속에서 갈아 고운 체로 친다. 물 속에서 가는 것을 수비水飛한다고 하는데 전통 한의학에서 광물성 약재를 가루 낼 때 쓰는 방법이다.

광물성 약재는 직접 몸 안에 흡수되는 것이 아니라 이온 상태로 흡수되는데 입자가 가늘어질수록 표면적이 넓어져서 많은 이온이 방출된다. 활석은 흔히 말하는 차돌을 가리킨다. 차돌은 열을 내리고 막힌 기혈을 뚫어 주며 마음을 안정시키는 작용이 있다.

그 다음 율무 50그램을 볶아서 가루 내고 산사 말린 것 250그램을 곱게 가루 낸다. 산사는 심장병과 동맥경화, 고혈압 같은 심장혈관계의 질병에 매우 좋은 효과가 있는 약이다.

위의 세 가지 가루를 한데 섞어 고운 체로 친다. 이렇게 만든 약가루를 한 번에 5~6그램씩 하루 세 번 밥 먹기 30분 전에 먹는다.

이 약을 먹기 시작하면 대개 2~3일 만에 효과가 나타나기 시작하여 60일 가량 지나면 언어장애가 없어지고 마비가 천천히 풀리기 시작하여 차츰 완전하게 회복된다. 특히 뇌혈전증 후유증으로 인하여 기억력이 없어지고 정신상태가 흐려진 것을 좋게 하는 데 효과가 뛰어나다. 70퍼센트 정도 호전되거나 치유된다.

🌿 40~50대 장년층의 중풍

황기 40그램, 천궁 20그램, 현삼 30그램, 적작약 10그램, 복령 10그램, 칡뿌리 20그램, 감초 3~5그램에 물 400밀리리터를 붓고 그 양이 3분의 1이 되게 달여 하루 세 번 밥 먹기 30분 전에 먹는 방법으로 30일 동안 치료한다.

60대나 70대의 나이가 많은 사람보다는 40~50대 장년층의 중풍에 좋다. 뇌출혈로 인한 후유증보다는 뇌혈전증으로 인한 후유증에 효과가 높다. 황기, 천궁, 현삼, 적작약, 복령, 칡뿌리 같은 약초들은 모두 한약 건재상에서 쉽게 구할 수 있다. 다만 중국산을 구하지 않도록 유의해야 한다.

🌿 뇌혈전으로 인한 중풍 치료법

복숭아씨·홍화·천궁 각 5그램, 당귀 10그램, 적작약 7그램, 거머리·백지·산사·백출·진피(귤껍질)·감초 각 4그램, 대추 2그램을 물로 달여서 농축하여 가루를 만든다. 이것을 한 번에 3그램씩 하루 세 번 밥 먹기 30분 전에 따뜻한 물에 타서 먹는다. 50일 동안 먹는다.

뇌혈전증으로 중풍이 온 환자 여러 사람한테 이 처방을 써 보았더니 대개 15일 만에 다리가 무거운 것과 몸의 반쪽이 저린 느낌이 모두 없어졌고 머리가 띵한 증상도 없어졌다. 다리의 마비도 풀리기 시작하여 차츰 무릎과 발목을 움직일 수 있게 되었으며 팔도 마음대로 움직일 수 있게 회복되었다. 중풍을 앓은 지 2개월이 지나지 않은 상태에서 이 치료법을 쓰면 60퍼센트 이상이 낫고 20~30퍼센트가 호전된다. 특히 뇌혈전증으로 인한 중풍에 효과가 좋다.

🌿 익모초를 이용한 중풍치료법

말린 익모초에 물을 열 배 가량 붓고 섭씨 100도에서 두 시간 끓여 1차 추출액을 얻고 남은 찌꺼기에 다시 물을 7배 붓고 한 시간 끓여 2차 추출액을 얻는다. 이 두 가지 추출액을 한데 합쳐서 물엿처럼 될 때까지 졸인다.

익모초는 부인병에도 효과가 있지만 뇌출혈에도 좋은 효험이 있다.

여기에 부드럽게 가루 낸 익모초 가루와 익모초 농축액을 1대 2의 비율로 섞어서 한 알이 0.3그램쯤 되게 알약을 만든다. 이것을 한 번에 1그램씩(세 알 정도) 하루 세 번 밥 먹기 전에 먹는다. 뇌혈전증으로 인한 중풍을 치료하는 데 매우 좋은 효과가 있다.

익모초는 혈압을 떨어뜨리고 혈액순환을 좋게 하며 혈전을 풀어 주는 작용이 있어서 뇌혈전증이나 고혈압 치료제로도 쓸 수 있다. 익모초는 산이나 들에서도 흔히 볼 수 있고 한약 건재상에서도 쉽게 구할 수 있으며 값도 매우 싸다. 값은 싸지만 그 효과는 매우 값진 것이다.

온갖 뇌질환에 최고약, 천마

신농가神農架는 중국에서 약초가 많이 나기로 이름난 산이다. 중국 사람들이 의약의 신으로 떠받드는 신농씨가 이 산에 살면서 온갖 풀로 의약을 연구했다고 하여 신농가라고 부른다.

옛날에 이 신농가 산기슭에 큰 부자가 살았는데 그 부잣집 외동딸이 두통이 몹시 심하였다. 집안 식구들이 크게 걱정하여 온갖 좋다는 약을 다 구하여 먹여 보고 이름난 의사를 찾아다니며 치료를 받았으나 별 효험도 없고 두통은 더 심해졌다.

어느 날 밤이었다. 어머니가 딸을 간호하다가 지쳐서 깜박 잠이 들었는데 꿈에 수염이 하얀 할아버지가 나타나서 말했다.

"네 딸의 병은 신농가의 신마神馬가 아니면 고칠 수 없느니라."

꿈에서 깬 어머니는 걱정이 태산 같았다. 신농가는 몹시 험하고 맹수와 독사가 들끓어 아무도 들어가지 못하는 산이었다. 그런데 누가 그 산에 들어가서 신마를 잡아온단 말인가? 고민 끝에 딸의 부모는 방을 써서 붙였다.

"신농가의 신마를 붙잡아 오는 사람과 내 딸을 혼인시키겠노라."

그러나 목숨을 걸고 신농가에 올라가서 신마를 잡아오겠다는 사람이 없었다. 그런데 옆 동네에 어려서 부모를 잃고 혼자 가난하게 사는 한 젊은 사냥꾼이 있었다. 이 사냥꾼이 소문을 듣고 딸의 부모를 찾아갔다.

"제가 신농가에 올라가서 신마를 잡아오겠습니다."
"네 뜻이 장하구나. 부디 꼭 성공해서 돌아오기를 기다리겠다."

사냥꾼은 험한 고개를 넘고 개울을 건너고 가시덩굴을 헤치고 맹수와 독사와 싸우면서 신농가 깊숙이 들어갔다. 여러 날 산을 뒤졌으나 신마는 보이지 않았다. 어느 날 사냥꾼이 지쳐서 숲 속에서 쉬고 있으려니 푸드득 하는 소리가 나더니 하늘에서 붉은 갈기를 휘날리며 말 한 마리가 숲으로 내려왔다.

"저것이 신마가 틀림없다! 게 섰거라."

사냥꾼은 힘껏 달리며 올가미를 던졌으나 신마는 발굽으로 땅바닥을 한번 치더니 붉은 갈기 한 가닥만을 남기고 땅속으로 사라져버렸다. 사냥꾼은 갈기를 따라 땅을 파기 시작했다. 그러나 한참을 파도 신마는 보이지 않고 둥글납작하고 주먹만한 뿌리 같은 것이 하나 나왔는데 그것은 땅 위에 있던 붉은 갈기와 이어져 있었다.

"신마를 놓친 것이 원통하지만 이거라도 가지고 가야겠다."

사냥꾼은 딸의 부모를 찾아가 말했다.

"아깝게도 신마를 놓쳤습니다. 대신 신마가 사라진 곳의 땅을 파 보니 이상한 뿌리 같은 게 있어서 가지고 왔습니다."

"음, 신마가 남기고 간 것이라면 이것이 두통을 고치는 좋은 약이 될지도 모르겠군. 이것을 내 딸한테 달여 먹여 보겠네."

과연 그 약은 두통에 신기한 효험이 있어 병이 씻은 듯이 나았다. 약속대로 사냥꾼은 부잣집 외동딸과 결혼하게 되었다.

그 뒤로 그 약초 뿌리를 하늘이 신마를 통해 보내 준 약초라 하여 신마神馬라고 부르게 되었는데 차츰 세월이 지나면서 천마天馬, 또는 천마天麻로 부르게 되었다.

참나무의 정기를 먹고 자라는 풀

천마는 난초과에 딸린 여러해살이풀이다. 키가 30~100센티미터쯤 되며 외줄기로 곧게 자라고 뿌리는 고구마처럼 덩이졌다. 덩이뿌리는 긴 타원형이며 길이 10~18센티미터, 지름 2~4센티미터쯤이고 옆에는 뚜렷하지 않은 테가 있다. 줄기는 붉은 밤색이며 조그마한 잎이 듬성듬성 난다. 5~6월에 싹이 나서 6~7월에 흰 빛깔의 꽃이 피었다가 곧 시든다. 꽃줄기는 길이 10~30센티미터이고 작은 꽃이 많이 달린다. 9월에 길이 1.2~1.5센티미터쯤 되는 달걀 모양의 삭과朔果(속이 여러 칸으로 나뉘고 칸마다 씨가 많이 들어 있는 열매)가 익는다. 뿌리를 천마라고 하고, 줄기를 적전赤箭, 또는 정풍초定風草라고 부른다. 참나무 뿌리가 썩은 데서 다른 버섯균과 공생하여 자라는 반기생식물이다.

우리나라에서는 제주도를 비롯하여 경상북도, 경기도, 강원도, 함경도, 평안도의 깊은 산 참나무 밑에서 드물게 난다. 때로 수백 또는 수천 포기가 무리 지어 자라기도 한다.

🌿 천마의 성질과 약성

천마는 뇌질환 계통의 질병에 최고의 신약이다. 두통, 중풍, 불면증, 고혈압, 우울증 같은 두뇌 질환에 불가사의하다 할 만큼 뛰어난 효력을 발휘한다. 그뿐만 아니라 위궤양, 간질, 간경화증, 당뇨병, 식중독, 디스크, 백혈병, 암에 이르기까지 광범위한 질병에 두루두루 뛰어난 효력을 발휘한다.

천마는 신경을 튼튼하게 하여 신경쇠약과 불면증을 치료한다. 오래 복용하면 간, 신장, 폐, 대장이 튼튼해지고 살결이 옥같이 고와지며 머리카락이 까맣게 되고 혈액이 깨끗해지며 장수한다.

천마는 청혈, 해독, 소염, 항암 효과가 뛰어나서 사람의 체질에 따라 제대로 쓰기만 하면 거의 만병을 물리칠 수 있다. 천마의 성질과 약성을 간결하게 정리하면 다음과 같다.

- 천마는 양陽이면서도 음陰에 딸린 약초다. 자연 퇴비나 나뭇잎이 썩어서 생긴 진균眞菌을 좋아하고 사람이나 동물이 건드리는 것

을 싫어한다.
- 천마는 달고, 쓰고, 짜고, 맵고, 시고, 담담하고, 구수하고, 아리고, 노리고, 비리고, 찌리한 맛 등 온갖 맛을 지니고 있어서 모든 장부와 경락에 다 들어간다.
- 피를 맑게 하고, 어혈을 없애며, 담과 습을 제거하고, 염증을 삭이고, 진액을 늘리며, 피나는 것을 멎게 하며, 설사를 멈추고, 독을 풀어 주며, 갖가지 약성을 중화하고 완화하며, 아픔을 멎게 하며, 마음을 진정시키는 등의 작용이 있다.
- 천마는 다음의 질병을 치유하거나 호전시킨다.

고혈압, 저혈압, 중풍, 반신불수, 뇌일혈, 타박상, 뇌출혈, 뇌진탕, 당뇨병, 간경화증, 가스 중독, 농약 중독, 백혈병, 혈우병, 어지럼증, 두통, 귀울림, 차멀미와 배멀미, 혈액순환이 잘 안 될 때, 크게 잘 놀라는 병, 하반신 마비, 목덜미와 어깨·잔등이 당기고 뻣뻣한 데, 지방간, 간염, 어깨가 차가운 증상, 팔다리에 열이 나는 데, 손발이 뒤틀리는 데, 심장병, 신장병, 어린이 간질, 감기몸살,

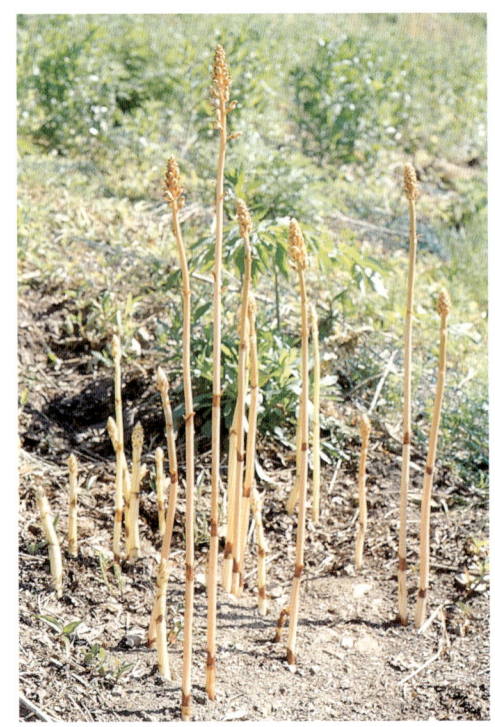

천마 싹. 천마는 모든 두통에 선약이다.

관절통, 좌골신경통, 손발이 삔 데, 위장병, 장출혈, 어혈, 뱃속에 딱딱한 덩어리가 있는 데, 음부 가려움증, 습진, 무좀, 피오줌을 누는 데, 끓는 물이나 불에 덴 데, 쇠독, 갖가지 암, 동상, 마른버짐, 변비, 설사, 곽란, 후두염, 몸이 붓는 데 등이다.

이 밖에 근육과 뼈를 튼튼하게 하고 장부를 튼튼하게 하며 오래 먹으면 기운을 돋우고 체력을 늘리는 등 그 효과를 일일이 말로 다할 수 없다.

반드시 날것으로 먹어야 효과가 있다

천마는 날것으로 써야 약효가 제대로 난다. 쪄서 말리면 천마에 들어 있는 갖가지 특이한 효소 성분이 당분으로 바뀌어 약성을 잃어버리게 된다.

날것을 1년쯤 소주에 담가서 약효 성분을 우려내어 복용하거나 날것을 썰어 말려 가루 내어 쓰는 것이 좋다. 그러나 가장 좋은 방법은 생즙을 내어 꿀이나 흑설탕을 넣어 1년 이상 발효시켜 먹는 것이다. 발효시킨 것은 약효도 높을 뿐더러 맛도 좋아 먹기에도 좋다. 천마 발효액은 온갖 종류의 두통, 중풍, 간질, 중독, 어지럼증, 고혈압 등에 뛰어난 효과가 있다.

천마를 잘 활용하면 당뇨병, 간염, 간경화증, 에이즈, 중풍, 갖가지 암, 잘 낫지 않는 피부병 등 온갖 난치병을 고칠 수 있다. 실제로 에이즈 환자가 천마 생즙을 한두 달 복용하여 건강을 되찾은 사례가 여럿 있다.

천마로 담근 술도 고혈압, 두통, 어지럼증, 피부병 등에 효험이 뛰어나다. 천마를 35도 이상 되는 소주에 담가 섭씨 40도 이상의 온도에서 1년 이상 숙성시켜 복용한다. 오래된 것일수록 맛이 순하고 약효도 높다. 술에 취한 사람이 이 술을 한잔 마시면 술이 금방 깨버린다. 천마술은 금방 취하고 금방 깨며 숙취가 없는 것이 특징이다. 오래 복용하면 살결에 윤이 나고 주름살이 생기지 않는다.

그러나 중국에서 수입한 천마는 약효가 신통찮다. 맛, 품질, 약효 등 모든 면에서 우리나라에서 난 것보다 형편없이 떨어진다.

뛰어난 항암·진통 효과

천마는 항암작용이 매우 강하다. 날것을 잘게 썰어 그늘에서 말려 가루 내어 한 번에 한 숟가락씩 하루 3~5번 먹거나 항암작용이 있는

떫은 감즙으로 중풍을 퇴치한다

민간의학에서 풋감의 떫은 즙과 감나무의 잎을 중풍, 고혈압 등의 치료와 예방에 쓴다. 감식초, 감떡, 곶감 등 감으로 만든 여러 가지 식품들도 건강을 지키는 데 좋은 약이 된다.

떫은 감즙은 중풍의 명약이다. 풋감을 절구에 넣고 짓찧은 다음 여기에 감 부피의 10분의 1 분량의 물을 붓고 통에 옮겨 담은 뒤에 날마다 한 번씩 잘 저어서 5~6일쯤 두었다가 자루에 넣고 짜거나 고운 체로 잘 거른다.

이렇게 만든 감즙을 5~6개월 동안 두었다가 약으로 쓴다. 감즙을 만들 때 썩은 감이나 익은 감이 한 개라도 들어가면 떫은 맛이 없어지고 약효도 없으므로 주의해야 한다. 중풍으로 쓰러져 인사불성이 되었을 때 이 감즙을 반 홉에서 한 홉 가량 마시면 즉시 효력을 보는 수가 있다.

감즙은 방부·방습·수렴 등의 효과가 있어서 화상이나 동상, 타박상 치료에 쓴다. 화상에 감즙을 바르면 흉터가 남지 않고 잘 나으며, 술에 취했을 때 감즙을 마

다른 약초와 같이 먹는다. 특히 백혈병, 폐암, 위암, 간암 등에 효과가 크다. 폐암, 위암, 직장암 환자가 천마 가루를 몇 달 복용하고 깨끗하게 나은 사례가 있다. 천마는 진통효과도 뛰어나서 말기암으로 고통이 극심할 때 통증을 완화하는 데에도 좋다.

한때 천마를 이용하여 종교가 생긴 적도 있다. 중국 청나라 말기에 지금의 만주지방 일대에 '대도회'라는 비밀종교단체가 있었다. 대도회는 낡고 부패한 정권을 쓰러뜨리고 깨끗하고 질병이 없는 이상사회를 건설한다는 것을 기치로 내세운 비밀결사단체로 교리의 많은 부분을 노자의 〈도덕경〉에서 따왔다.

대도회 교주는 신도들이 병이 나면 천마를 달여서 먹게 하였는데 어떤 병이든지 대개 잘 나았다. 관절염이나 신경통에는 천마와 원지를 같이 달여 먹게 하기도 했다. 대도회 교주가 병을 잘 고친다는 소

시면 숙취가 없어진다.

떫은 감즙과 무즙을 섞어 마셔 중풍에 효과를 보는 수도 많다. 감즙 30밀리리터와 무즙 30밀리리터를 섞은 것을 한 번 먹는 양으로 하여 하루 두세 번 빈속에 복용한다. 이것을 7일 동안 마시고 7일 동안 쉬기를 몇 번 하면 효과가 나타나는데 병이 나으면 더 이상 복용하지 말아야 한다. 발병한 지 6개월 이내의 환자는 효과가 나타날 수 있지만 오래된 중풍 환자에게는 쓰지 않는 것이 좋다.

감잎은 비타민 C가 많이 들어 있어 차로 마시면 고혈압, 각기, 관절염, 갖가지 궤양과 염증, 괴혈병 등의 예방과 치료에 도움이 된다. 감잎차는 다음과 같은 방법으로 만든다.

감잎은 5~6월 새순이 난 것을 채취하거나 7~8월의 무성한 잎을 쓴다. 고욤나무나 돌감나무의 잎이면 더 좋다. 채취한 감잎을 실에 꿰어 그늘에 매달아 2~3일 간 말린 다음 3밀리미터 정도의 폭으로 잘게 썬다.

잘게 썬 감잎을 스테인리스 찜통이나 옹기시루에 3센티미터쯤의 두께로 넣고 수증기로 1분 30초에서 2분쯤 쪄서 30초 정도 식혔다가 다시 한번 1분 30초쯤 찐 다음 그늘에 말린다. 이렇게 만든 감잎을 비닐봉지에 넣어 창호지에 싸서 보관해 두고 60~70도의 물에 감잎을 적당히 넣고 10~20분쯤 우려내어 마신다. 좀이 먹지 않도록 보관할 때 세심한 주의를 기울여야 한다. 물 1리터에 감잎 10그램쯤을 넣고 달여서 차 대신 마신다.

문이 퍼져 수많은 신도가 몰려들어 한때는 신도수가 2백만 명이 넘었으며 50년 동안 크게 번성했다.

천마로 온갖 질병 고치기

🌿 두통 · 고혈압 · 어지럼증

천마는 두통과 고혈압, 어지럼증에 특효약이라 할 만하다.

어지럼증은 한의학에서 '현훈'이라고 부르는데 대개 간과 신장의 기운이 손상되어 간의 열이 위로 오르고 몸 안에 담과 열이 서로 뭉치거나 몸 속의 체액이 제대로 흐르지 못하여 생긴다. 몹시 어지럽고 속이 메스꺼우며 구토가 나고 귀에서 소리가 나며 청력이 약해진다. 이럴 때 천마 가루를 한 번에 한 숟가락씩 밥 먹고 나서 먹거나 천마 말린 것 3~10그램을 끓인 물에 5분쯤 우려내어 하루 세 번 밥 먹고 나서 마신다.

천마는 간장의 열을 내리고 몸 속의 바람과 습기를 없애며 마음을 진정시키는 작용이 있다. 머리가 흐리고 눈앞이 어질어질하며 귀에서 소리가 나고 입 안이 쓰며 잘 놀라고 손발이 저리며 손과 발을 잘 쓰지 못하고 팔다리에 경련이 일어나는 사람한테 특히 효험이 크다.

천마와 오리를 함께 쓰기도 한다. 오리 한 마리를 잡아서 털을 뽑고 배를 갈라 똥만 빼낸 다음 천마 30~50그램을 오리 뱃속에 넣고 청주를 약간 붓고 흰 실로 오리 몸을 몇 바퀴 둘러 단단히 묶은 다음 세네 시간 동안 푹 찐다.

이것을 하루에 한 번, 한 그릇씩 밥 먹기 전에 먹는다. 먼저 국물을 마시고 뒤에 고기를 먹되 천마를 몇 차례에 나누어 오리고기와 같이 먹는다. 2~3일 안에 먹되 한꺼번에 너무 많이 먹지는 않는다. 이 방법은 고혈압과 어지럼증, 잘 놀라고 꿈이 많으며 말을 잘 못하고 손발이 저리는 등의 증상을 치료하는 데 좋은 효험이 있다.

🌿 뇌출혈

천마는 뇌출혈 즉, 중풍으로 쓰러졌을 때 생즙을 내어 먹이면 불가사의하다고 할 만큼 뛰어난 효과를 발휘한다. 실제로 중풍으로 쓰러져 의식이 없는 환자나 교통사고로 뇌를 심하게 다쳐 이미 병원에서 죽은 것으로 진단이 난 환자에게 생즙을 먹였더니 곧 의식이 돌아오고 후유증 없이 완치된 기적 같은 사례가 여럿 있다. 반드시 날것으로 생즙을 내어 먹어야 효과가 있고 익히거나 쪄서 말린 것은 효과가 훨씬 약하다. 천마는 중풍 치료에 신약이라 하겠다.

🌿 식중독 · 농약 중독

천마는 식중독이나 농약 중독에도 신기하다고 할 만큼 효험이 있다. 농약을 치다가 중독되어 쓰러졌거나 농약을 마셔 중독된 데에는 천마를 강판에 갈아서 그 즙을 몇 순가락씩 떠서 먹인다. 대개 2~3일이면 깨끗하게 치유된다.

🌿 간질 · 중풍 후유증

뇌출혈로 뇌 수술을 해서 정신이상이 되었거나 간질병이 생긴 사람, 척추 수술로 몸이 마비된 사람, 교통사고로 몸이 마비된 사람, 중풍 후유증으로 몸을 잘 움직이지 못하고 말을 잘 못하는 사람 등도 천마 생즙이나 천마로 담근 술을 오래 먹으면 천천히 좋아지다가 완치가 된다.

🌿 **피부암 · 악창 · 종기 · 무좀 · 습진 · 가려움증**

생 천마를 강판에 갈아 그 즙을 바른 다음 천으로 싸매어 두면 잘 낫는다. 하루 한 번씩 갈아붙인다. 피부암, 무좀, 습진 등 온갖 피부병에 매우 잘 듣는다.

한눈에 보기

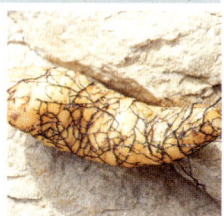

천 마

과 명	난초과
생약명	천마天麻, 정풍초定風草
속 명	수자해좆, 천마, 적전赤箭
분포지	참나무가 많은 그늘진 숲 속
개화기	5~6월
꽃 색	흰색
결실기	5~6월
열 매	계란형의 삭과
높 이	60~100센티미터
채취시기	가을이나 이른 봄에 뿌리를 캔다
가공법	생즙을 내어 쓰거나 잘게 썰어 말린다
약 효	두통, 어지럼증, 고혈압, 중풍, 심장병, 손발마비, 안면신경마비, 간질, 불면증, 정신분열증, 당뇨병, 피부병, 위암, 폐암, 무좀, 가려움증, 농약 중독, 신경쇠약 등

불면증 · 신경쇠약에 특효약 산해박

신경쇠약은 지나친 긴장과 고민 등이 주요 원인으로 정신노동자에게 나타나기 쉽다. 또는 가정불화를 많이 겪거나 심한 좌절과 처절한 슬픔을 겪었을 때, 여러 사람에게 몹시 시달릴 때 등에 걸리기 쉽다. 신경쇠약증 환자에게는 대개 여러 가지 정신 증상과 신체 증상이 동시에 나타나는데 그 증상은 대략 다음과 같다.

첫째는 쉽게 화를 낸다. 사소한 일로 몹시 슬퍼하고 눈물을 흘린다. 별일도 아닌 일로 고민하고 늘 긴장하고 흥분하며 과거에 어려웠던 일을 회상하며 슬퍼하다가 기뻐하다가 한다. 잠들기가 어렵고 깊이 잠들지 못하며 꿈에 시달리다가 놀라서 깨어나곤 한다. 머리 부분의 근육이 땅기고 온몸이 아프고 사지가 뻣뻣해지곤 한다.

둘째는 병이 깊어지면서 체력이 달리고 힘이 없어진다. 모든 일에 의욕이 없고 늘 피곤해서 졸리며 깊이 잠들지 못하고 깨어난 뒤에도 개운치가 않다. 주의력이 산만해지고 기억력이 없어져서 금방 들은 것도 잊어버린다.

셋째는 정신이 흐리멍텅해지고 땀을 많이 흘리며 얼굴이 붉어지고 손발이 싸늘해진다. 밥맛이 없고 소화가 잘 안 되며 변비, 설사가 생기고 헛배가 부르다. 남자일 때는 음위, 유정, 조루가 나타나고 여자일 때에는 생리불순이 나타난다.

넷째는 늘 초조하고 불안하여 고민이 많아진다. 가슴이 뛰고 맥박이 빨라 심장병인가 여겨지기도 하고, 위장 기능이 나빠져서 위암에 걸린 것이 아닌가 여겨지기도 한다.

산해박. 신경쇠약, 불면증 등에 효과가 매우 좋다.

신경쇠약에 특효를 볼 수 있는 약초가 산해박이다. 그러나 몸이 너무 허약한 사람이 복용하지 않도록 주의해야 한다. 명현 반응이 몹시 심하게 나타날 수 있기 때문이다.

산해박은 이 밖에 류머티스성 관절염, 몸이 붓는 데, 이가 아픈데, 속이 더부룩하고 소화가 안 되며 가스가 찬 데, 생리통, 요통, 신경통 등에도 쓴다. 날로 생즙을 내어 습진, 타박상, 피부염에 발라도 효과가 있다.

산해박은 박주가리과에 딸린 여러해살이풀로 우리나라 어디에서나 흔하게 자란다. 대개 야산이나 풀밭 같은 데서 볼 수 있는데 한자로는 서장경徐長卿, 토세신土細辛, 천운죽天雲竹 등으로 쓴다.

키는 60센티미터쯤 자라고 잎은 마주 나는데 피침꼴로 끝이 뾰족하

산해박 뿌리. 생리통, 멀미, 갖가지 피부병 등에도 좋은 효과가 있다.

고 뜯어 보면 흰 즙이 나온다. 굵은 수염 뿌리가 달렸는데 이 뿌리를 그늘에서 말려 약으로 쓴다. 꽃은 6~7월에 엷은 보랏빛으로 피고 열매는 8~9월에 익는다.

산해박으로 질병 고치기

산해박은 마음을 안정시키고 통증을 멎게 하는 작용이 강하여 신경쇠약을 치료하는 데 기초가 되는 약초이다. 뿌리, 줄기, 잎에 정유와 향기가 강한 쿠마린, 알칼로이드 등이 들어 있다. 뿌리에 1퍼센트쯤의 페오놀 성분이 들어 있다. 산해박을 달여서 먹을 때 너무 오래 달이면 정유 성분이 날아가 버리므로 20분 이상 달이지 않는 것이 좋다.

🌿 신경쇠약

산해박 뿌리, 줄기, 잎 등을 그늘에서 말려 가루 내어 한 번에 10~15그램씩 하루 두 번 먹는다. 또는 가루 낸 것을 꿀로 개어 5그램쯤 되게 알약을 만들어 한 번에 두 개씩 하루 두 번 먹는다. 대개 40~60일쯤 복용하면 치유된다. 신경쇠약증에 불가사의하다고 할 만큼 효과가 좋은 약초가 산해박이다.

🌿 만성기관지염

산해박 40그램을 물 1리터에 넣고 20분 가량 달여서 하루 세 번에 나

산해박 열매. 날개가 달린 씨앗이 바람에 날려 흩어진다.

누워 밥 먹기 전에 먹는다. 어성초나 더덕 20그램을 더 넣어서 달이면 효과가 더 좋다. 대개 일주일에서 열흘 정도 먹으면 좋은 효과를 볼 수 있다. 목이 마르고 속이 메스꺼운 등의 명현반응이 나타날 수 있다.

🌿 치통

산해박 20그램에 물 1.5리터를 붓고 3분의 1이 되게 졸인다. 한편으로 산해박을 그늘에서 말린 것을 곱게 가루 낸다. 이가 아플 때에는 산해박 달인 물 30밀리리터 가량을 2~3분 동안 입에 물고 있다가 뱉어내지 말고 삼킨다. 이와 함께 산해박 가루를 한 번에 3~4그램씩 하루 두 번 밥 먹고 나서 먹는다.

🌿 습진 · 피부가려움증 · 대상포진 · 두드러기 등의 피부병

산해박 40그램에 물 1.8리터를 붓고 30분 가량 달여서 그 달인 물로 아픈 부위를 씻는다. 이와 함께 산해박 30~50그램에 물 1리터를 붓고 20분 가량 달여서 하루 세 번에 나누어 먹는다. 산해박을 가루 내어 한 번에 5~10그램씩 하루 두세 번 먹어도 좋다. 산해박은 여러 종류의 피부병에 잘 듣는다.

🍃 **정신분열증**

산해박을 잘게 썰어 한 번에 10~15그램씩 뜨거운 물 한 대접에 넣고 우려내어 물 대신 조금씩 자주 마신다. 가루 내어 먹어도 좋고 가루를 알약으로 만들어 먹어도 된다.

🍃 **생리통 · 생리불순**

산해박을 곱게 가루 내어 한 번에 4~8그램씩 하루 두세 번 먹거나 물로 달여서 차 대신 마신다. 산해박은 어혈을 풀어 주고 혈액순환을 잘 되게 하며 마음을 편안하게 한다. 통증을 멎게 하는 작용이 있어서 생리통을 치료하는 데 매우 좋은 약초이다.

🍃 **멀미**

산해박 15~20그램에 물 1리터를 붓고 20분 가량 달여서 하루 세 번에 나누어 먹는다. 산해박은 모든 차멀미, 배멀미에 좋은 효과가 있다. 멀미는 귀 속에 있는 몸의 평형감각을 조절하는 부위에 탈이 생기면서 자율신경이 흥분하여 나타나는 증상이다. 자율신경이 흥분하여 뇌에 있는 중추신경에 반사되어 속이 메스껍고 구토가 나는 등의 증상이 생기는 것이다. 멀미에는 산해박 말고 국화꽃 10그램을 물로 달여서 마시거나 천마 15~20그램을 물로 달여 먹거나 날로 꼭꼭 씹어서 먹으면 즉시 멎는다. 아니면 콩알만한 송진 세 알을 따뜻한 물에 타서 먹은 후 차나 배를 타면 멀미가 나지 않는다.

🌿 관절통·요통

산해박을 곱게 가루 내어 한 번에 5~15그램씩 하루 세 번에 나누어 먹거나 꿀로 알약을 지어 먹는다. 산해박은 기력을 늘려 주고 뼈를 튼튼하게 하며 통증을 멎게 하는 효능이 있어서 풍습으로 인한 관절통과 요통에 효과가 좋다.

🌿 타박상

신선한 산해박을 짓찧어 상처 부위에 붙이고 이와 함께 산해박을 달여서 그 물을 마신다. 짓찧어 붙이면 곧 통증이 멎고 부은 것이 내린다. 뼈를 다쳤을 때에도 산해박을 짓찧어 붙이면 뼈가 빨리 아물어 붙는다.

한눈에 보기 — 산해박

항목	내용
과 명	박주가리과
생약명	귀독우, 벌선종
속 명	산해박
분포지	양지바른 들, 산 속, 길 옆
개화기	8~9월
꽃 색	연한 황갈색
결실기	9월
열 매	길이 6~8센티미터의 뿔 모양이고 그 속에 날개가 달린 씨가 들어 있다
높 이	60센티미터 가량 자라는 여러해살이풀
채취시기	가을에 뿌리를 캐서 쓴다
가공법	잘게 썰어 그늘에서 말리거나 가루 낸다
약 효	이뇨, 해열, 부종, 두통, 신경쇠약, 멀미, 고혈압, 배가 아픈 데, 타박상, 두드러기, 습진, 이질, 뱀한테 물린 데, 신경통 등

부작용 없는 천연 비아그라 야관문

야관문은 콩과에 딸린 여러해살이풀이다. 우리말로는 비수리라고 하며 한자로는 절엽철소추截葉鐵掃箒, 야관문夜關門, 삼엽초三葉草, 야계초野鷄草, 반천뢰半天雷, 폐문초閉門草, 공모초公母草, 음양초陰陽草, 백관문초白關門草, 야폐초野閉草 등의 여러 이름이 있다.

야관문은 밤에 빗장을 열어 주는 약초라는 뜻이니 그 이름이 묘하다. 이것을 먹으면 천리 밖에서도 빛이 난다고 하여 천리광千里光이라고도 한다. 또 큰 힘을 나게 한다 하여 대력왕大力王이라고도 하며, 뱀을 쫓는다고 하여 사퇴초蛇退草라는 이름도 있다.

야관문은 흔한 풀이다. 새로 찻길을 닦느라고 깎아낸 비탈 같은 곳에 무리지어 자란다. 고속도로 옆에 무리지어 자라는 것을 흔히 볼 수 있다. 옛사람들은 이 풀을 꺾어서 묶어 빗자루로 쓰기도 했다. 그러나 이처럼 흔하고 천대받는 풀이 비아그라 못지않은 효과를 지녔다고 하면 누가 믿기나 할까.

　야관문은 이름 그대로 밤에 닫힌 문을 쉽게 열게 할 수 있는 약초다. 여러 가지 남성 질병, 양기부족, 조루, 유정, 음위증 등을 치료하는 데 뛰어난 효력이 있다. 2~3일만 복용하면 그 효과를 확인할 수 있다. 부작용이 전혀 없는 천연 비아그라의 효능을 지닌 약초라고나 할까.

　그러나 야관문을 그냥 달여 먹거나 가루 내어 먹어서는 전혀 효과가 없다. 차로 끓여 먹어도 마찬가지다. 야관문은 반드시 술로 우려내야만 그 진가가 나타난다. 35도 이상 되는 증류주에 야관문을 술 양의 3분의 1쯤 넣고 3개월쯤 우려내어 한 잔씩 마신다. 특히 신장기능이 허약한 노인들의 양기부족에 탁월한 효과가 있다. 몇몇 사람들한테 야관문으로 만든 술을 마시게 하였더니 과연 효험이 있었다. 이렇게 좋은 약초를 길 옆에 내버려 두고 사람들은 왜 신장의 기능을 고갈시키고 부작용도 만만찮은 비아그라만 열심히 찾는 것일까.

　야관문은 맛은 쓰고 약간 매우며 성질은 평하고 독이 없다. 폐와 간, 콩팥에 주로 작용한다. 간과 콩팥을 튼튼하게 하고 어혈을 없애며 부은 것을 내리게 한다. 몽정, 대하, 설사, 타박상, 천식을 낫게 하고 눈을 밝게 하며 근육과 힘줄을 부드럽게 하며 혈액순환이 잘 되게 한다. 또 열을 내리고 뱃속에 있는 벌레를 죽이며 유방에 생긴 종기, 뱀에 물린 상처, 눈이 빨갛게 충혈된 것을 치료한다. 위궤양, 탈항에도 효과가 있다.

　야관문의 잎, 뿌리, 줄기에는 플라보노이드, 피니톨, 페놀, 탄닌, 시토스테롤 등이 들어 있는데, 이들 성분이 염증을 없애고 가래를 삭이며 황색포도상구균, 폐렴상구균, 연쇄상구균, 카타르구균 등을 죽이거나 억제한다.

야관문. 양기부족, 조루, 음위증 같은 남성질환에 효과가 있다.

기침에도 탁월한 효과

야관문을 9~10월에 채취하여 잘게 썰어 그늘에서 말려 약으로 쓰기도 하고, 신선한 것을 그대로 약으로 쓸 수도 있다. 말린 야관문 80그램에 물 한 되(1.8리터)를 붓고 약한 불로 천천히 달여서 100밀리리터쯤 되게 농축하여 설탕을 약간 넣고 한 번에 50밀리리터씩 아침, 저녁으로 하루 두 번 밥 먹고 나서 먹는다. 10일 동안 복용한 뒤에 3~4일 쉬었다가 다시 10일 동안 복용하기를 몇 차례 반복한다.

야관문은 기관지염이나 기관지 천식으로 기침을 심하게 하고 가래가 많이 나오는 데에도 뛰어난 효과가 있다. 3~4일 만에 효과가 나타나는 사람도 있고 10일 이상 지나야 조금씩 효과가 나타나는 사람도 있다. 약을 먹는 동안 일종의 명현반응으로 현기증이 나거나 속이 메스꺼우며 구토가 나고 설사를 하며 잠을 잘 자지 못하고 입 안이 허는 등의 증상이 나타날 수 있으나 며칠 지나면 저절로 없어진다. 증상이 가벼운 사람일수록 효과가 빠르고 증상이 몹시 심한 사람도 잘 듣는다. 80퍼센트 이상이 낫거나 호전된다.

야관문으로 여러 질병 고치기

야관문 꽃. 우리말로는 비수리라고 하며 기침에도 효과가 있다.

🌿 **간열로 눈이 침침하고 눈이 충혈된 데**

야관문 40그램과 꿀 약간에 물 1리터를 붓고 약한 불로 한 시간 가량 달여서 하루 두세 번에 나누어 밥 먹고 나서 먹는다. 혹은 가을철에 야관문 씨를 받아 가루 내어 한 번에 4~5그램씩 먹거나 가루를 꿀로 알약을 만들어 먹는다. 야관문을 오래 먹으면 눈이 밝아지고 눈병에 잘 걸리지 않는다.

🌿 **설사 · 급성위염**

야관문의 뿌리, 잎, 줄기 말린 것 100그램을 잘게 썰어 물 1.2리터에 넣고 200밀리리터가 되게 농축하여 고운 천으로 거른다. 이것을 3~5시간마다 어른은 50밀리리터씩, 아이나 노인, 허약한 사람은 어른 양의 반이나 3분의 2쯤으로 줄여서 계속 먹는다. 하루나 일주일 사이에 대개 낫는다.

🌿 **당뇨병**

야관문 30~50그램에 오골계 살코기를 적당하게 넣고 은근한 불로 푹 고아서 먹는다. 아니면 하루에 말린 야관문 40~80그램에 물 한 되를 붓고 물이 반으로 줄어들 때까지 달여서 수시로 차 대신 마신다. 야관문은 당뇨병의 혈당치를 낮추는 데에도 상당한 효력이 있다.

🌿 기력부족 · 허약체질

야관문 뿌리 40~80그램, 꿀 30그램에 물 1리터를 붓고 약한 불로 달여서 하루 두세 번에 나누어 먹는다. 야관문 씨를 가루 내어 한 번에 4~5그램씩 하루 두세 번 먹어도 좋다.

🌿 신경쇠약

야관문 뿌리 30~40그램에 물 한 되를 붓고 절반이 되게 달여서 하루 두 번에 나누어 먹는다. 야관문은 신경쇠약에도 좋은 효험이 있다.

한눈에 보기

과 명	콩과
생약명	야관문夜關門, 천리광千里光
속 명	비수리, 대력왕大力王, 사퇴초蛇退草
분포지	황폐한 땅, 고속도로 옆의 비탈진 곳
개화기	5~6월
꽃 색	흰색, 또는 연한 붉은빛
결실기	9월
열 매	연한 회색의 작고 둥근 열매
높 이	60~100센티미터
채취시기	6~9월에 전초를 채취하고 9월에 씨앗을 채취한다
가공법	잘게 썰어 그늘에서 말리거나 술에 담근다
약 효	양기부족, 음위증, 조루, 기침, 백일해, 뱀에 물린 데 등

야 관 문

4 머리카락 검게 하고 대머리 다스리는 한련초

줄기에 상처를 내면 먹처럼 까만 즙이 흘러나오는 풀이 있다. 한련초는 잎이나 줄기를 꺾으면 맑은 빛깔이 나는 진액이 흘러나와 30초쯤 지나면 까맣게 바뀐다. 그래서 옛사람들은 한련초의 즙을 수염이나 머리카락을 까맣게 물들이는 데 썼다.

한련초는 우리나라 중부와 남부지방의 논이나 개울가, 물기 있는 땅에 자라는 한해살이풀이다. 예장초, 묵한련墨旱蓮, 묵두초墨頭草, 묵초墨草, 묵채墨菜, 묵연초墨烟草, 한련풀, 하련초 등의 여러 이름이 있는데 이는 모두 먹처럼 까만 즙이 나온다고 해서 붙은 이름이다.

키는 20~60센티미터쯤 자라고 잎과 줄기에 뻣뻣한 털이 있다. 잎은 마주나고 길이 3~9센티미터, 너비 5~15밀리미터쯤 되는 버들잎 모양이다. 줄기는 곧게 서거나 비스듬히 누워서 자라며 잎겨드랑이마다 가지를 치는 성질이 있다.

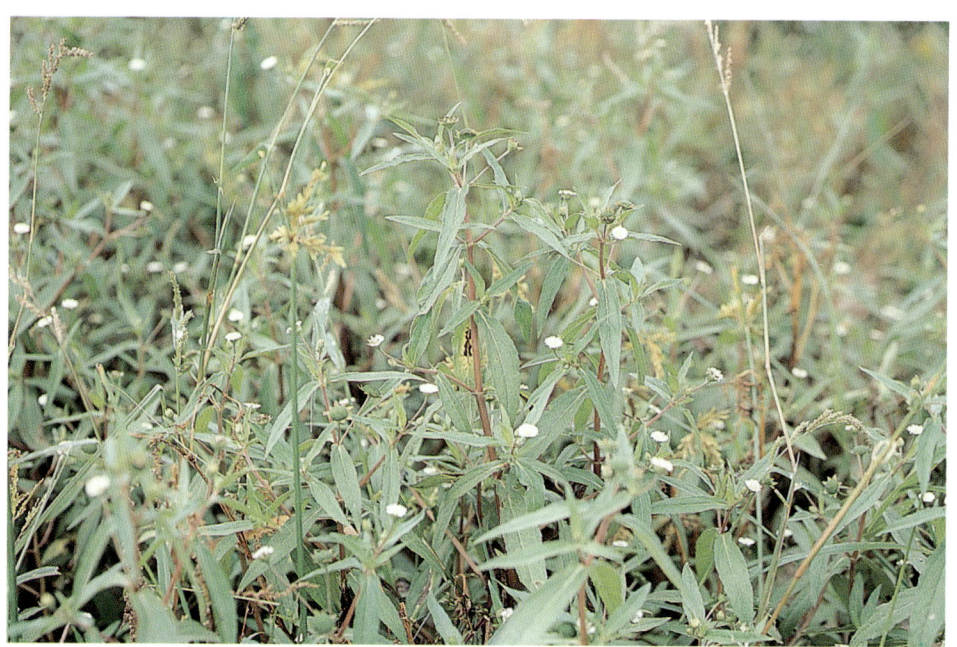
한련초는 논둑이나 개울가에 자라는 잡초이다. 머리를 까맣게 하고 콩팥을 튼튼하게 하며 암세포를 죽이는 효과가 있다.

8~9월에 가지 끝과 줄기 끝에 지름이 1센티미터쯤 되고 구절초 꽃을 닮은 꽃이 하나씩 흰 빛깔로 핀다. 꽃이 지고 난 뒤에 씨앗이 까맣게 익는다.

머리카락을 검게 하기로 이름난 약초

한련초는 희어진 머리를 검게 하고 수염을 잘 자라게 하는 약초로 이름 높다. 한련초를 꺾으면 까만 즙액이 나오고 또 줄기나 잎을 물에 담갔다가 손으로 비비면 까맣게 바뀌므로 옛사람들은 이 식물을 달인 물로 머리를 감으면 머리카락이 검어지고 숱이 많아질 것이라고 생각했다. 실제로 한련초 즙이나 진하게 달인 물을 먹거나 머리카락이나 수염, 눈썹 등에 바르면 머리카락이나 수염이 빨리 자랄 뿐만 아니라 빛깔도 검어지며 숱도 많아진다. 글쓴이가 잘 아는 한 명의는 한련초로 대머리 치료약을 만들어 대머리 환자 수십 명을 치료했다.

옛 의학책에도 한련초가 머리카락을 잘 자라게 하고 또 까맣게 한다는 기록이 적지 않게 나온다. 조선 세종 임금이 편찬한 세계 최대의 의학백과사전인〈의방유취〉에 흰 머리카락을 검어지게 하는 처방이 다음과 같이 나와 있다. 한련초 반 근, 끓는 물에 담갔다가 밀기울과 함께 살짝 볶은 살구씨 한 근, 숙지황 한 근을 함께 짓찧어서 벽오동 씨만 하게 알약을 만들어 한 번에 30알씩 빈속에 따뜻한 술과 함께 하루 두 번 먹는다.

또 한련초 생즙 석 되, 검정참깨 기름 한 되, 우유 한 되, 감초 두 냥(80그램)을 한데 섞어서 달인 물을 콧구멍에 3~5방울씩 6~7번 떨어뜨리기를 반 년 동안 하면 희어진 머리카락과 털이 검어지고 빠진 털이 다시 나온다고 하였다.

한련초 생즙을 머리카락에 직접 바르는 방법도 있다. 양젖 한 되를 달여서 한 번 끓어오르면 한련초 생즙 석 되, 참기름 두 되, 돼지기름 한 되를 넣고 두세 번 끓어오르도록 달여서 식힌 다음 사기그릇에 담아두고 날마다 머리에 바르면 머리카락이 검어진다고 하였다.

〈수친양로서壽親養老書〉라는 옛 책에는 다음과 같은 얘기가 적혀 있다.

납합이라는 사람이 나이가 70이 넘었으나 머리카락과 수염이 모두 검으므로 그 이유를 물었더니 이렇게 대답했다.

"전에 우리 지방에 살던 행대라는 사람이 번진으로 출장을 나갈 때에는 수염과 머리가 하얗

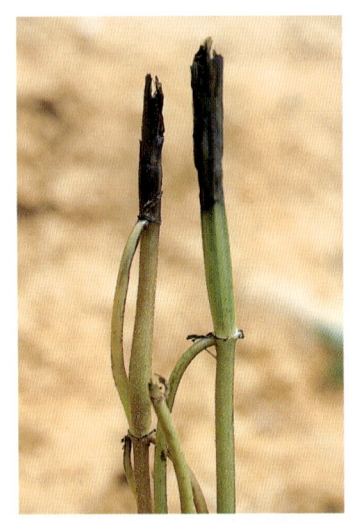
한련초 줄기를 꺾으면 즙이 까맣게 변한다.

다가 몇 해 뒤에 돌아왔을 때에는 수염과 머리카락이 까맣게 되었기 때문에 사람들이 다 이상하게 여겼습니다. 사람들이 그 이유를 물었더니 그는 오래 전에 이를 튼튼하게 하고 머리카락과 수염을 까맣게 하는 처방을 얻었으나 약의 분량을 알지 못하고 있던 중에 번진에 가서 그 방법을 배웠으므로 그대로 약을 써 본 것이라고 했습니다. 그 약을 만드는 방법은 다음과 같습니다.

한련초 100그램, 깻묵 140그램, 가자 20개, 조협 120그램, 누에똥과 소금 각각 100그램, 승마 100그램을 부드럽게 가루 내어 식초를 탄 묽은 풀로 반죽합니다. 이 반죽으로 탄알 만하게 알약을 지어 납작하게 떡 모양으로 눌러 말린 다음 항아리에 넣고 항아리를 물로 이긴 진흙으로 싸서 겻불에 묻어 연기가 나오지 않을 때까지 태웁니다. 이것을 두어 알씩 꺼내서 가루 내어 아침 저녁으로 치약처럼 이를 닦고 따뜻한 물로 양치질을 합니다. 머리카락과 수염을 검게 하는 약이 매우 많으나 이 방법이 특별하기 때문에 알려드리는 것입니다." 라고 하였다.

갖가지 남성질환에 탁월한 효과

한련초는 남성의 양기부족, 음위(임포텐츠), 조루, 발기부전 등 갖가지 남성질환을 치료하는 데에도 효력이 탁월하다. 보음補陰, 보정補精 작용이 뛰어나서 오래 먹으면 뼈와 근육이 튼튼해지고 몸이 날아갈 듯 가벼워지며 무병장수한다. 양기부족이나 음위증을 고치는 데에 으뜸가는 약초라고 할 만하다. 양기를 세게 할 뿐만 아니라 신장기능이 허약해서 생긴 요통, 오줌이 뜨물처럼 허옇고 걸쭉하게 나오는 증상, 사타구니가 축축하고 가려운 증상 등에도 효과가 좋으며, 여성의 자

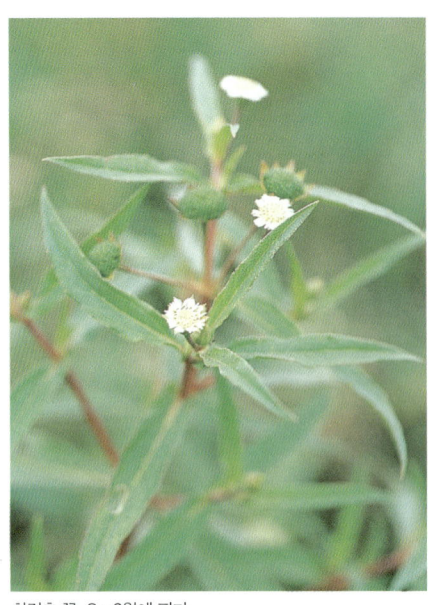
한련초 꽃. 8~9월에 핀다.

궁염이나 생리불순, 생리통, 냉증, 불감증 등에도 뛰어난 효력을 발휘한다.

한련초는 독성이 없으므로 한꺼번에 많은 양을 먹거나 오랫동안 복용하더라도 아무런 부작용이 없다. 어린 줄기와 잎을 나물로 먹으면 모든 장기가 튼튼해진다.

한련초에는 사포닌, 탄닌, 에크립틴, 쿠마린 화합물인 웨텔로락틴, 비타민 A 등이 들어 있다. 한련초의 즙이 옷이나 천에 닿으면 처음에는 아무 색깔이 없다가 차츰 검게 바뀌는 것은 웨텔로락틴이라는 성분이 공기와 닿으면 화학반응을 일으켜서 색깔이 까맣게 변하기 때문이다. 이 성분은 암세포의 성장을 억제하는 효력이 있다.

🌿 한련초의 약성에 대한 옛 의학책의 기록

〈향약집성방〉에 나온 기록은 다음과 같다.

"맛은 달고 시며 성질이 평하고 독이 없다. 피똥을 누는 데, 침을 맞은 자리나 뜸을 뜬 자리가 곪은 데와 피가 몹시 나면서 멎지 않는 데에 달여 먹거나 짓찧어 붙이면 곧 낫는다. 한련초 즙을 머리카락이나 눈썹에 바르면 머리카락과 눈썹이 빨리 자라면서 숱이 많아진다. 이것으로 고약을 만들어 코 안에 넣으면 뇌가 좋아진다. 고름을 빨아내고 피나는 것을 멎게 하며 소장을 통하게 한다. 또 수염과 머리카락을 자라게 하고 여러 가지 헌 데와 손바닥에 생긴 부스럼에 붙인다."

〈방약합편方藥合編〉에는, 한련초는 피나는 것을 멈추며 이질, 설사를 낫게 하고 머리카락을 검게 하며 수염도 나게 한다고 전한다.

〈동의보감〉에는 피똥을 누는 것과 침과 뜸으로 인한 상처를 주로 치료하고 피가 나서 멎지 않는 것을 낫게 한다. 머리카락을 나게 하고 일체의 창瘡을 치료한다고 전한다.

뛰어난 항암작용

한련초는 항암작용이 뛰어나다. 자궁암, 식도암, 피부암 등에 한련초를 써서 효과를 보았다는 기록이 있다.

자궁암에는 한련초에 만삼, 감초, 잔대, 석곡, 태자삼, 여정자, 백작약, 금은화, 복령 등을 넣고 달여서 복용하고, 식도암에는 신선한 한련초 250그램을 즙을 짜서 먹는다.

피부암에는 한련초, 당귀, 백작약, 산약, 백출, 단삼, 목단피, 복령을 달여서 먹는 한편 활석가루, 노감석, 주사, 용뇌, 얼레지 전분을 함께 가루 내어 참기름으로 개어 아픈 부위에 붙인다.

한련초는 요즘 사람들이 걸리기 쉬운 여러 질병에 두루 효험이 있다. 원기쇠약과 만성피로, 양기부족, 발기부전, 조루, 신장기능이 허약해서 오는 요통, 변비, 소변이 잘 안 나올 때, 음부가 축축하고 가려운 데, 여성의 생리불순, 자궁염, 만성장염, 갖가지 피부병, 상처와 염증, 치조농루, 풍치, 구내염, 입맛이 없는 데, 축농

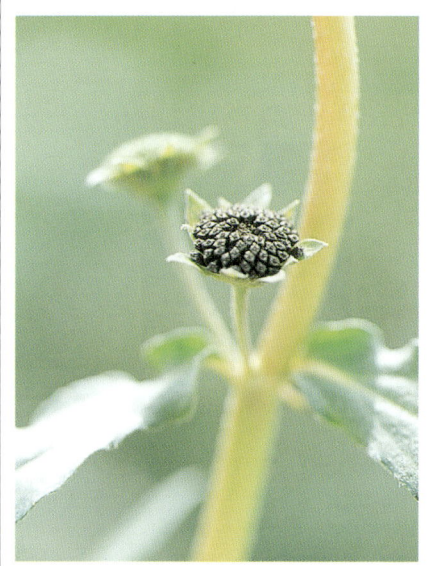

한련초 열매. 한련초는 항암작용이 매우 뛰어난 약초이다.

증, 어지럼증, 피가 멎지 않는 데, 머리카락이나 눈썹이 빠지는 데, 머리카락이 일찍 희어지는 데 등에 효과가 있다. 그러나 약성이 순하여 효과가 천천히 나타나므로 4개월 이상 꾸준히 복용해야 제대로 효과를 본다.

한련초를 복용하는 방법은 여러 가지가 있다. 한련초만을 하루 30그램쯤 물 600~700 밀리리터에 넣고 10분쯤 달여서 아침, 점심, 저녁으로 하루 세 번에 나누어 마실 수도 있고, 한련초 30그램, 어성초 10그램, 쑥 5그램을 물 1리터에 넣고 10분쯤 달여서 하루 세 번에 나누어 먹어도 좋다. 한련초를 그늘에서 말려 가루 내어 하루 세 번, 한 번에 5그램씩 먹어도 좋고 말린 한련초 가루로 오동나무씨만하게 알약을 만들어 한 번에 30~40개씩 하루 세 번 따뜻한 물과 함께 먹는 방법도 있다.

한련초는 다른 어떤 약초와 함께 먹어도 좋으며 많이 먹는다고 해서 부작용이 생기는 일은 없다. 질병이나 증상에 따라 마음대로 다른 약재를 가감하여 쓸 수 있다.

한눈에 보기

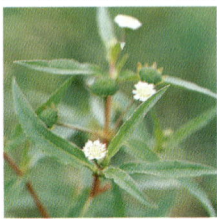

한 련 초

과　명	국화과
생약명	묵한련墨旱蓮, 한련초
속　명	한련초, 묵두초墨頭草, 묵초墨草, 묵채墨菜, 묵연초墨烟草, 한련풀, 하련초
분포지	습기 있는 양지쪽, 물가, 논둑
개화기	8~9월
꽃　색	흰색
결실기	9~10월
열　매	길쭉하고 까만 열매
높　이	30~100센티미터 자라는 한해살이풀
채취시기	6~9월
가공법	그늘에서 말린다
약　효	양기부족, 조루, 출혈, 흰머리를 검게 하는 데, 어지럼증, 요통, 변비, 비만증, 암, 갖가지 염증 등

강장 약초의 대명사 삼지구엽초

옛날 중국의 사천 지방에 한 목동이 있었다. 어느 날 양떼를 몰고 산으로 올라갔다가 숫양이 암양과 교미하는 것을 보았는데 무려 백번을 하고도 지치지 않는 듯 하였다. 목동이 이상히 여겨 그 숫양의 행동을 유심히 살펴 보았더니 어떤 풀을 열심히 뜯어먹는 것이었다. 목동이 그 양이 먹던 풀을 뜯어 먹었더니 허기도 들지 않고 정욕이 왕성해졌다. 그리하여 뒷날 음탕한 양이 먹는 풀이라 해서 그 풀을 음양곽淫羊藿이라 부르게 됐다.

옛날 어느 마을에 칠순이 가까운 노인이 있었는데 어느 날 산에 나무를 하러 갔다가 처음 보는 풀을 발견하여 뜯어 먹었더니 갑자기 성욕이 일어나서 주체할 수 없었다. 지팡이를 내던지고 부랴부랴 집으로 돌아와 아내를 껴안았다. 뒷날 이 풀을 지팡이를 내던지게 한 풀이라 하여 방장초라고 불렀다.

삼지구엽초는 키가 30~40센티미터쯤 자라는 여러해살이풀로 한 줄기에서 가지가 세 갈래로 뻗고 거기에 잎이 세 장씩 돋아 잎이 모두 아홉 장이 된다 하여 삼지구엽초라 한다. 이 이름 말고 음양곽, 방장초, 선령비, 천량금, 강전, 팔파리, 기장초 등 여러 이름이 있다.

5월에 노란색 꽃이 피고 여름철에 잎이 무성하게 자란다. 우리나라의 강원도 경기도, 그리고 북한지방의 깊은 산 속 나무 그늘 밑에서 자란다.

불임증과 신경쇠약에도 잘 듣는다

삼지구엽초는 옛날부터 정력을 세게 하며 음위를 치료하고 불임증을 고치며 치매를 예방하는 약초로 이름이 높다. 특히 삼지구엽초로 담근 술은 선령비주라 하여 으뜸가는 강정약술로 꼽힌다.

삼지구엽초는 성기능을 높이고 뼈와 근육, 힘줄을 튼튼하게 한다. 음위증, 조루, 불임증, 냉병, 건망증, 마비증, 허약체질 등에 두루 쓴다. 소변을 잘 나가게 하고 혈압을 낮추며 저혈압, 당뇨병, 심근경색, 신경쇠약 등에도 효험이 있다.

삼지구엽초를 동물에게 먹이면 성욕이 왕성해지고 삼지구엽초에 들어 있는 성분인 에피메딘을 개에게 주사하면 정액이 훨씬 많이 분비되고 교미 시간도 늘어난다. 삼지구엽초는 성신경을 자극하여 정액을 많이 나오게 하고 성욕을 왕성하게 한다.

성행위를 지나치게 하여 허리가 아프고 쉽게 피로해지며 아침에 일어나기 어렵고 머리카락이 빠지고 다리에 힘이 없으며 꿈이 많을 때 삼지구엽초를 먹으면 효험이 크다.

삼지구엽초는 술에 담가서 먹는 것이 가장 효험이 좋다. 삼지구엽

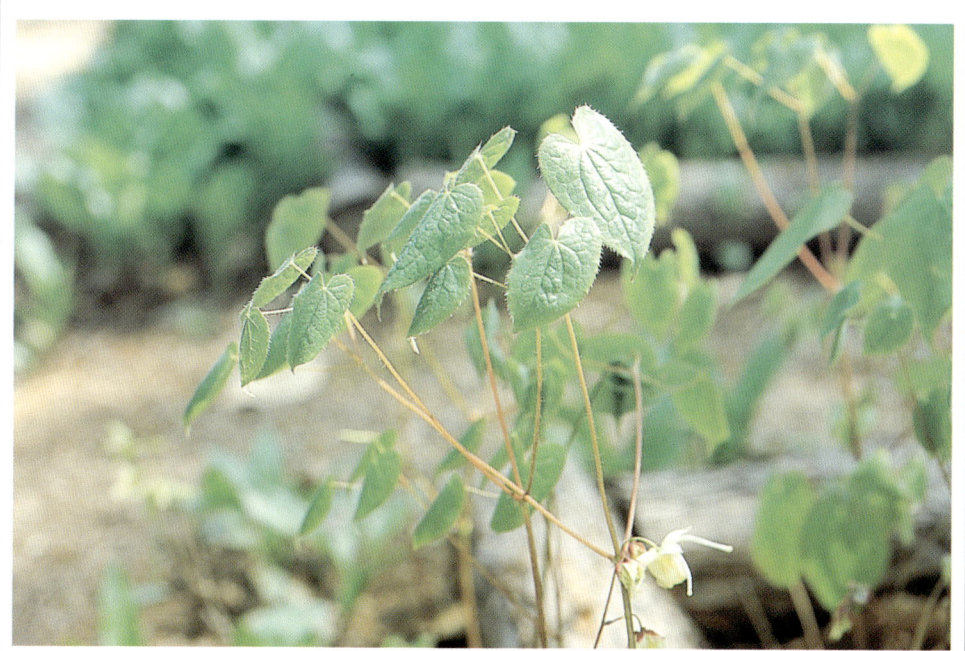
삼지구엽초. 세 가지에 잎이 아홉 개가 달린다고 하여 삼지구엽초라고 부른다. 성기능을 높여 주는 약초로 유명하다.

초 500그램을 술 3리터에 담가서 보름쯤 어둡고 서늘한 곳에 두었다가 날마다 조금씩 마신다. 또는 삼지구엽초 120그램, 복령 60그램, 꿀 200그램, 대추 60그램을 소주 2리터에 넣고 한 달쯤 어둡고 서늘한 곳에 두어 숙성시켰다가 날마다 잠자기 전에 소주잔으로 한두 잔씩 마신다. 삼지구엽초는 마늘, 복령, 숙지황, 육종용 등과 함께 쓰면 효력이 커진다. 다른 방법으로는 잎, 줄기, 뿌리, 열매 등을 잘게 썰어서 차로 끓여 마시거나 오래 달여 조청처럼 만들어 조금씩 먹는다. 하루 10~12그램을 쓴다.

여성과 남성의 불임증에는 삼지구엽초 15그램, 인삼 3그램을 물로 달여서 아침 저녁으로 마신다. 여성은 이와 함께 쑥이나 석창포 달인 물로 목욕을 하면 더욱 좋다. 몸이 차가워서 생긴 불임증과 성기 발육 부전으로 인한 불임증에 효과가 있다. 6개월 이상 꾸준히 복용하면 뜻밖에 좋은 결과를 볼 수도 있다.

큰병을 앓고 나서 몸이 몹시 쇠약해졌거나 본래 체질이 허약한 사람은 삼지구엽초고를 만들어 먹으면 좋다. 삼지구엽초 1킬로그램, 새삼씨·더덕·잔대 각각 800그램을 진하게 달여 고약처럼 만든 뒤에 꿀을 적당히 넣어 엿처럼 되게 졸여 한 번에 15~30그램씩 하루 세 차례 복용한다. 삼지구엽초는 맛이 맵고 달며 성질은 따뜻하다. 신장과 간장에 작용하며 음위증, 불감증, 조루, 양기부족 등을 치료하고 혈압을 낮추고 말초혈관을 넓혀 혈액순환이 잘 되게 한다. 신경쇠약을 치료하고 기억력을 회복시켜 주며 염증을 없앤다.

고혈압, 고지혈증, 신경성 고혈압 등 갖가지 고혈압에는 삼지구엽초와 선모를 각각 10~20그램씩 차로 끓여 마시면 효험이 있다. 이밖에 중풍으로 인한 마비, 손발저림, 생리불순, 이명, 현기증, 기침, 소아마비 등에도 삼지구엽초를 쓴다.

삼지구엽초의 약효와 질병치료법

삼지구엽초는 성질이 더우므로 몸에 열이 많은 사람이나 소양체질인 사람이 너무 많이 먹는 것은 좋지 않다. 소양체질의 사람이 삼지구엽초를 지나치게 많이 먹으면 어지럼증, 구토, 갈증이 생기고 코피가 나는 등의 부작용이 있을 수 있다. 또 한꺼번에 많은 양을 먹으면 소변이 잘 안 나올 수도 있으므로 부종 환자는 적은 양을 자주 복용하는 것이 좋다.

삼지구엽초는 알칼로이드, 플라보노이드, 사포닌이 주성분이다. 줄기와 잎에 플라보놀 배당체인 이카리인, 세릴알콜, 팔미틴산, 스테아린산, 리놀레인산, 비타민 E가 들어 있고 뿌리에는 데스메틸이카리인, 마그노플로린 등이 들어 있는데 삼지구엽초의 강장·강정작용은 이카리인인 것으로 추측된다. 삼지구엽초에서 추출한 성분은 남성호르몬과 유사한 작용이 있어서 거세한 동물의 정낭을 크게 하는 작용이 있다. 거세한 닭의 볏을 자라게 하고 거세한 흰쥐의 정낭이 위축되는 것을 막아 주는 작용이 실험에서 밝혀졌다.

삼지구엽초는 온갖 균을 죽이는 작용도 있고 기침을 멎게 하고 가래를 삭이며 장운동을 억제하는 작용도 있다. 삼지구엽초의 약성에 대해 북한의 〈동의학사전〉은 이렇게 요약했다.

"신양腎陽을 보하고 정기를 도우며 힘줄과 뼈를 튼튼하게 하고 풍습을 없앤다. 강정작용, 이뇨작용, 혈압을 낮추는 작용 등이 실험으로 밝혀졌다. 음위증, 성신경쇠약증, 성호르몬 장애 등에 쓰며 소변불통, 귀울음, 건망증, 마비, 생리불순 등에 쓴다. 허약한 사람의 보약으로도 쓴다. 하루 6~10그램을 달임약으로 먹는다."

삼지구엽초는 여름철에 채취하여 그늘에서 말려 쓴다. 높은 산 바위 틈에 자라는 것이 효과가 더욱 높으며 중국산보다는 우리나라에서 자란 것이 훨씬 효력이 세다. 뿌리가 굵고 튼튼한 것일수록 품질이 좋다.

🍃 신경쇠약

삼지구엽초와 숙지황을 각각 10~15그램씩 달여서 하루 한 번 잠자기 전에 마신다.

🍃 음위·양기부족

삼지구엽초 300그램, 생강 70그램, 감초 40그램을 소주 4리터에 4~5일쯤 담가 뒀다가 그 술을 잠자기 전에 소주잔으로 한두 잔씩 마신다. 성기능을 높이고 몸을 튼튼하게 하는 데 매우 효험이 크다.

🌿 기관지염

삼지구엽초의 잎과 줄기와 뿌리를 그늘에서 말려 가루 낸 것 3~5그램을 하루 세 번 밥 먹고 나서 먹는다.

🌿 방사선 치료 후유증

삼지구엽초와 조뱅이 각 10~15그램을 한데 넣고 달여서 그 물을 하루 세 번 밥 먹고 나서 마신다. 삼지구엽초는 방사선을 쪼였을 때 나타나는 혈소판 감소를 줄이고 회복을 빠르게 한다.

🌿 당뇨병 특효약

염소에게 삼지구엽초를 먹여서 키워 약으로 쓰면 당뇨병을 치료하는 데 특효가 있다. 3~4개월 된 염소를 삼지구엽초, 옻나무 순, 인삼 가루 등을 먹여서 1년쯤 키운 뒤에 잡아서 약으로 쓴다. 먼저 간과 내장을 쪄서 말려 먹고, 다음에 고기와 뼈를 끓이거나 가루 내어 모두 먹는다. 웬만한 당뇨병은 이 염소 한 마리로 완치가 가능하다.

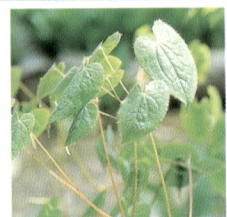

삼지구엽초

한눈에 보기	
과 명	매자나무과
생약명	음양곽淫羊藿, 선령비仙靈脾
속 명	삼지구엽초, 방장초
분포지	우리나라 경기도 이북의 나무가 듬성듬성 있는 숲 속, 석회암 지대
개화기	5월
꽃 색	황록색
결실기	6~7월
열 매	지름 5~6밀리미터, 길이 10~13밀리미터의 끝이 뾰족한 유선형 열매
높 이	30센티미터 가량 자라는 여러해살이풀
채취시기	5~6월에 전초를 채취한다
가공법	그늘에서 말린다
약 효	고혈압, 음위, 양기부족, 불임증, 냉증, 이명증, 건망증, 마비, 생리불순, 허약 체질 개선 등

모세혈관을 튼튼하게 하는 토종 약쑥

우리 몸에 있는 모세혈관의 길이는 대략 1억 미터, 곧 10만 킬로미터쯤 된다. 이것을 한 줄로 늘어놓으면 지구를 두 바퀴 반이나 돌 수 있는 길이다. 머리카락처럼 가는 모세혈관이 우리 몸의 구석구석 도로망처럼 퍼져 있다. 이 속을 혈액이 흐르면서 60조나 되는 세포에 산소와 영양을 공급하고 대사부산물인 이산화탄소와 독소들을 간과 콩팥으로 운반하여 몸 밖으로 내보내는 일을 한다.

모세혈관의 상태는 건강 상태를 알 수 있는 중요한 지표가 된다. 옛말에 혈액이 순조롭게 잘 흐르면 만병이 스스로 물러가고 혈액이 잘 흐르지 않으면 백 가지 병이 저절로 생겨난다고 하였다. 모세혈관이 튼튼하고 혈액이 맑으면 혈액순환이 잘 되고 질병에 잘 걸리지 않는다. 반대로 모세혈관이 약해져 있으면 혈액순환이 제대로 되지 않고 탁한 피, 죽은 피와 대사부산물인 독소와 노폐물 찌꺼기 등이 엉켜 손

쑥은 서해안의 바닷가에서 자란 것이 약효가 가장 좋다. 백령도에서 자라는 싸주아리쑥.

발이나 아랫배가 차가와지고 암, 당뇨병, 관절염, 신경통, 중풍, 동맥경화, 고혈압, 심장병, 신장병, 위장병 등 만병의 원인이 된다. 곧 모세혈관이 튼튼하고 혈액이 깨끗하면 온몸이 건강한 것이고 모세혈관이 병들어 있으면 온몸이 병들어 있는 것과 같다.

모세혈관의 상태로 건강을 알 수 있다

혈액순환이 잘 되면 얼굴빛이 잘 익은 대추빛처럼 붉고 손발이 따뜻하며 추위와 더위를 잘 타지 않고 면역력이 높아져서 어떤 질병에도 잘 걸리지 않으며 건강하게 오래 살 수 있다.

모세혈관을 포함한 몸 전체의 건강은 나쁜 식습관으로 심각하게 손상을 입을 수 있다. 고기나 우유, 달걀 같은 육식은 요산을 많이 만들어 내어 모세혈관을 약하게 만들고 부풀어 오르게 한다. 모세혈관이 부풀어 올라 비대해지면 정맥에도 염증이 생기고 혈관이 부풀어 올라 몸 밖으로 울퉁불퉁하게 솟아오른다.

술이나 담배, 항생제, 방부제도 모세혈관을 변형시키고 손상을 입히며 염증이 생기게 하여 세포의 대사기능을 떨어뜨리고 몸 속에 갖가지 독소가 쌓이게 한다. 지나친 성행위와 방탕한 생활 역시 혈관을 긴장하게 하고 많은 독소가 생기게 하여 혈관을 망가뜨린다. 젊어서 방탕하게 지낸 사람이 나이가 들어서 중풍에 걸리는 일이 많은 것은 대개 이런 이유 때문이다. 모세혈관에 문제가 생기면 세포들이 제때에 영양을 공급받지 못하므로 근육과 신경세포가 늘어지고 노쇠하게 된다.

혈액순환이 잘 되면 만병이 물러간다

우리 몸의 동맥은 고속도로망과 같다. 혈액은 동맥을 통해 몸 속에 있는 수십 조의 세포에 영양과 산소를 공급한다. 각 세포에 미네랄, 비타민, 효소와 단백질을 합성하는 데 필요한 아미노산, 당분과 지방, 산소 등을 날마다 정확한 계획에 따라 운반한다.

모든 세포 하나하나는 작은 공장이고 그 대사과정에 따라 연료와 원료가 필요하다. 세포가 필요로 하는 것을 모두 제때에 공급해야 세포들이 맡은 일을 제대로 해낼 수 있다. 그런데 원료가 크게 부족하거나 질이 좋지 않으면 세포는 응급 해결책을 찾는다. 최악의 상황이 되면 세포는 살아남기 위해서 암세포나 다른 형태의 기형 세포로 바뀌게 되어 암, 근무력증, 근이영양증 같은 난치병을 유발한다.

세포에 영양을 공급하는 것만 중요한 것이 아니다. 우리 몸이 만들어 내는 노폐물, 곧 쓰레기를 처리하는 것도 매우 중요하다. 동맥은 대개 영양을 각 세포로 운반하는 일을 맡고 정맥은 대사 과정에서 생기는 쓰레기들, 곧 이산화탄소나 요산 등을 실어 나르는 일을 한다. 이 쓰레기 중의 일부는 간에서 걸러 재활용하고 나머지는 콩팥에서 걸러 몸 밖으로 내보낸다. 만약 이 운반과정에 탈이 생기면 쓰레기가 몸 안에 쌓여 갖가지 문제가 생기게 된다. 이것을 의학적인 용어로 정맥류라고 한다.

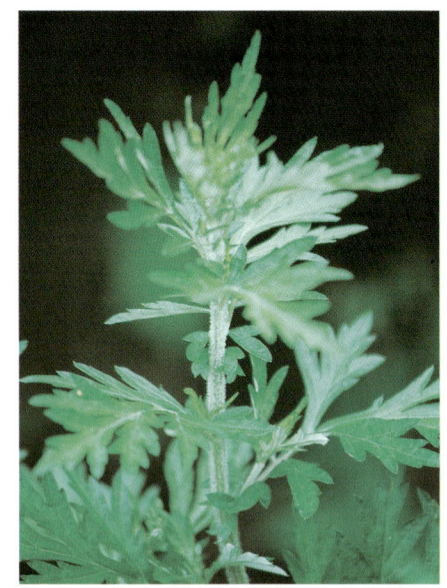

잘 자란 쑥.

몸을 무리하거나, 날씨가 몹시 춥거나, 흥분하거나, 열이 나면 혈액이 빨리 흐를 수 없게 된다. 스트레스나 불안, 좌절 같은 심리적 요인도 혈액순환을 느리게 할 수 있다. 음식을 잘못 먹고 체하면 혈관이 긴장하여 일시적으로 혈액이 흐름을 멈추게 된다. 이렇게 되면 수억 개의 세포에 영양을 제대로 공급할 수 없게 되어 병이 생긴다.

동맥경화는 단순한 상처나 궤양으로 보이는 작은 문제에서부터 비롯된다. 이 상처에 칼슘염이 달라붙어 연결된 다른 부위로 번져 나가고 그 결과로 동맥의 안쪽이 차츰 좁아져서 혈액이 순환할 수 있는 공간이 좁아지게 되는 것이다. 그러면서 동맥은 탄력을 잃고 굳어진다. 이렇게 되면 혈압이 오르고 뇌출혈이나 중풍, 뇌혈전증, 뇌경색, 심근경색증, 협심증, 심장혈관이상이나 출혈, 신장경화증 같은 온갖 질병이 생기게 된다.

동맥이 좁아지거나 가늘어져서 고칠 수 없는 지경이 되면 문제는 심각하다. 이런 사람은 몸이나 정신이 모두 쇠약해진다. 요즈음 잘못된 식생활과 운동부족, 스트레스로 인한 동맥벽의 질병으로 목숨을 잃는 사람이 갈수록 늘어나고 있다. 사람의 수명은 동맥벽의 상태에 따라 결정된다고 해도 크게 틀린 말은 아니다.

혈관질병의 원인과 예방

혈관질병의 가장 큰 원인은 지방질이 많은 음식, 특히 혈액 속의 콜레스테롤을 늘어나게 하는 동물성 지방질을 많이 먹는 것이다. 담배의 니코틴은 관상동맥을 좁게 만드는 가장 큰 원인이 될 수 있다. 동물성 단백질을 너무 많이 먹는 것도 동맥경화의 원인이 된다. 특히 고기, 우유, 달걀, 치즈를 많이 먹지 말아야 한다. 술은 모세혈관을 망가지게 한다.

혈관질병을 예방하기 위해서는 알맞은 운동과 바른 식생활을 하며 스트레스를 피하고 숨을 바르게 쉬어야 한다. 우리 몸의 세포를 건강하게 하는 것은 깨끗한 물과 온갖 종류의 오염되지 않은 곡식, 견과류, 야채, 과일 등이다.

강인한 생명력을 가진 만병의 약, 쑥

봄이면 어김없이 포근한 햇살 아래 달래, 냉이, 쑥, 꽃다지, 광대나물, 미나리…, 뽀오얀 솜털이 난 새싹들이 성깃성깃 돋아난다. 아무도 갈지 않는 땅에 누구의 도움도 없이 해마다 같은 자리에 돋아나는 이 새싹들처럼 사람을 경이롭게 하는 것이 또 있을까. 꽁꽁 얼어붙은 땅을 뚫고 올라오는 그 억센 생명력은 대체 어디에서 나오는 것일까.

봄을 알리는 새싹과 나물 중에서 그 생명력이 가장 강하고 나물감으로도 으뜸으로 칠 만한 것은 쑥이다. 농촌에서 어린 시절을 보낸 사람은 대바구니에 대칼을 들고 논다랑이나 밭다랑이를 돌며 쑥을 캐던 추억이 있을 것이다. 20년쯤 전만 해도 아녀자들이 아지랑이 피는 들판에 옹기종기 앉아서 쑥, 달래, 냉이 등 봄나물을 캐는 정경은 가장 흔히 볼 수 있는 풍경이었다.

아무렇게나 쑥쑥 잘 자란다고 해서 쑥이란 이름이 붙었다지만 쑥의 생명력은 놀랍도록 강하다. 일본 히로시마에 원자폭탄이 떨어져서 모든 식물이 죽었을 때 죽지 않고 살아남은 유일한 식물이 쑥이다.

쑥은 국화과에 드는 여러해살이풀로 키는 60센티미터에서 1미터쯤 자란다. 줄기는 곧게 서고 잎은 어긋나며 길쭉한 달걀꼴에 한두 번 깃털 모양으로 중간 정도까지 갈라진다. 갈라진 잎조각은 타원꼴로 겉은 녹색이고 뒷면엔 흰 털이 빽빽하게 나 있다. 전체에서 독특한 향기가 나며 맛은 씁쓰레하다. 7월에서 10월 사이에 줄기 끝이나 잎 사이에서 꽃대가 나와 연한 분홍빛의 작은 꽃이 여남은 송이쯤 이삭 모양으로 모여서 핀다.

우리나라, 중국, 일본, 몽고, 대만 등 아시아 각 나라의 산이나 들에 저절로 나서 자라는데 길 옆이나 논밭 둑, 마을부근 등 사람하고 가까운 곳에서 많이 난다. 폐허가 된 집터에 가보면 여러 해가 지나도록 쑥만 무성하게 자라는 것을 볼 수 있는데, 사람한테서 나오는 어떤 물질이 쑥을 잘 자라게 하는 것 같다. 황폐해진 마을이나 집터를 일러 '쑥대밭'이 되었다고 하지 않는가. 쑥은 사람과 친화력이 매우 깊은 식물이다.

수천 년 전부터 약으로 썼다

쑥은 한자로 애艾, 번繁, 호蒿, 봉蓬, 래萊 또는 애초艾草, 백호白蒿, 봉애蓬艾, 봉호蓬蒿 등으로 쓴다. 우리 겨레는 역사의 시초부터 쑥을 음식과 약으로 널리 써 왔다. 〈단군고기檀君古記〉와 〈삼국유사〉에 보면 우리민족의 시조인 단군의 출생에 관한 기록에서부터 쑥이 나온다.

"환웅은 하늘로부터 무리 3천을 이끌고 태백산 꼭대기에 있는 신단수 아래 내려와 신시를 열었다. 이때 곰 한 마리와 범 한 마리가 환웅에게 와서 사람이 되게 해 달라고 빌었다.

환웅은 신령한 쑥 한 뭉치와 마늘 스무 개를 주면서 '이것을 먹으며 백일 동안 햇빛을 보지 않으면 사람이 될 것'이라고 하였다. 범은 이를 잘 지키지 못했으나 곰은 삼칠일(21일)을 지켜 여자가 되었고 환웅은 이 여인과 혼인하여 아들을 낳았으니 그가 곧 단군 왕검이다."

우리 겨레는 일찍부터 과학과 의학에서 빛나는 업적을 많이 남겼는데 그 중에 특기할 만한 것은 '돌침'과 '뜸'이다. 위의 기록에는 환웅이 마늘 스무 개와 쑥 한 뭉치를 곰과 호랑이에게 주어 사람이 되게 하였다는데 그 쑥과 마늘을 어떻게 사용했는지에 대해서는 알 수가 없다.

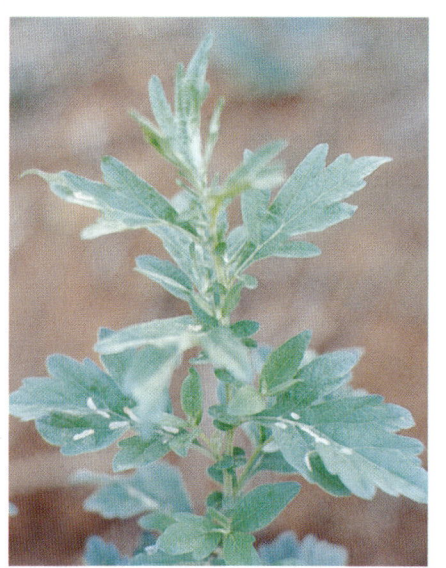

강화도에 자라는 약쑥의 한 종류. 쑥은 종류가 많다.

다만 '쑥 1심지'라고 쓴 것을 보면 지금 우리가 뜸을 뜰 때 쑥을 비벼 만든 불기둥을 쑥심지라고 부르는 만큼 그때도 이미 쑥을 뜸 재료로 이용한 것이 아닌가 짐작할 수 있다.

이같은 추측은 "오환인은 병이 있음에 오직 쑥뜸을 알뿐"이라는 〈삼국지·위지, 원기 용이전)의 기록과 "동쪽지역은… 바람은 차고 땅은 얼어 있어… 오장 육부가 차가워져서 병에 걸리기 쉬운데 이런 병에는 뜸을 지지고 볶는 요법이 적합하므로 이와 같은 치료법은 북방에서 발달하여 전해진 것이다."라는 〈황제내경〉 '소문편'의 기록이 이를 뒷받침한다.

쑥을 뜸으로 뜰 때 백혈구의 수가 평상시보다 두세 배로 늘어나며 면역력이 늘어난다. 쑥뜸은 역사가 가장 오래된 치료법으로 중국 고전 〈맹자孟子〉에 "7년 앓은 병에 3년 묵은 쑥을 구한다."는 말이 있으며 일본에서는 갓난아기의 등에 뜸을 뜨는 풍습이 있다.

우리나라에도 먼 길을 떠나기 전에 무릎 아래인 족삼리足三里혈에 뜸을 뜨는 풍속이 있다. 쑥뜸은 고대에 널리 그리고 흔히 사용하던 질병 치료법의 하나였다.

면역효과 높이는 비타민이 듬뿍

쑥은 비타민과 미네랄, 그 밖에 갖가지 영양분이 풍부하게 들어 있어서 식품으로도 매우 우수하다. 요즈음 거의 모든 식품은 물론 한약재까지도 공해독으로 오염되어 있는 데 견주어 볼 때 쑥은 화학비료와 농약을 치지 않는 산야에 자생하는 풀인 만큼 그 가치가 뛰어난 자연식품이라 할 수 있다.

농촌진흥청과 일본과학기술청에서 연구한 쑥의 성분 분석을 보면 무기질과 비타민이 많이 들어 있는 것이 특징이다. 특히 비타민 A가 많다. 비타민 A는 눈을 밝게 하고 피부를 튼튼하게 하며 병에 대한 저항력을 높이는 면역 효과가 있다. 또한 쑥에는 비타민 C도 많이 들어 있으므로 감기의 예방과 치료에도 효과가 있다.

쑥에는 독특한 향기가 있는데 이 향기는 치네올이라는 정유 성분이다. 대개 사람 몸에 이로운 식물은 특유의 냄새가 있다. 마늘, 깨, 생강, 인삼 등이 모두 강한 향기가 있다. 이 독특한 냄새 성분이 몸에 유익한 역할을 하는 것으로 알려져 있다. 그 중에서도 쑥 향기가 살균력과 살충력이 가장 강하다.

지혈작용, 만성간염, 간경화증에 효험

여름밤에 쑥으로 모깃불을 놓으면 쑥 타는 냄새에 모기들이 가까이 오지 못한다. 꿀을 뜨려고 벌떼를 쫓을 때도 쑥불을 지피면 벌들이 힘을 전혀 쓰지 못한다. 쑥 냄새는 파리, 모기 등을 죽일 뿐만 아니라 공기를 정화하는 역할도 한다.

쑥과 삽주 뿌리를 함께 태워서 연기를 쐬면 실내의 공기 소독에 대단한 효과가 있다. 쑥 향기는 황색 포도상구균, 용혈성 연쇄상구균, 대장균, 디프테리아균을 죽이거나 발육을 억제한다.

우리 선조들은 쑥 냄새를 좋아하여 신선하고 청순한 아가씨를 일러 쑥향 나는 낭자라고 했다. 오월 단옷날에 캔 쑥으로 기름불의 심지를 만들어 불을 밝히면 눈이 밝아지고 피부병이 생기지 않는다고 했다.

어렸을 적에 소먹이 꼴을 베다가 낫에 손을 베었을 때 쑥을 한 움큼 비벼 베인 곳에 문지르면 금방 피가 멎었으며 또 갑자기 코피가 날 때 쑥잎을 뜯어 코에 넣고 있으면 코피가 금세 멈추곤 했다. 이는 쑥이 혈관을 수축시키면서 지혈작용을 하기 때문이다.

쑥은 부인병, 토혈, 하혈, 코피 나는 데, 비위가 약한 데, 감기, 열, 오한 등에 그 약효가 매우 크다. 〈동의보감〉에는 "쑥은 독이 없고 모든 만성병을 다스린다. 특히 부인병에 좋고 자식을 낳게 한다."고 했다.

중국에서는 만성간염에 쑥으로 주사약을 만들어 1~2개월 동안 주사했더니 간염과 간경화증에 92퍼센트의 치료 효과를 냈다고 한다.

〈본초강목〉에는 "쑥은 속을 덥게 하여 냉기를 쫓으며 습기를 덜어준다. 기혈을 다스리고 자궁을 따뜻하게 하며 모든 출혈을 멎게 한다. 배를 따뜻하게 하고 경락을 고르게 하며 태아를 편하게 한다. 또 복통, 냉리(몸을 차게 함으로써 배가 아프고 곱똥이 나오며 뒤가 묵직하게 느껴지는 병), 곽란(음식이 체하여 토하고 설사하는 급성 위장병)으로 사지가 틀리는 것을 다스린다."고 적었다.

쑥의 약효 성분은 치네올, 콜린, 유칼리프톨, 아데닌, 모노기닌, 아르테미신 등으로 밝혀져 있는데 강한 정혈, 해독, 활혈, 강장, 강정, 소염, 진통, 면역, 이뇨, 지혈, 식욕증진 등의 효과가 있는 것으로 밝혀져 있다. 근래에는 쑥이 암세포를 억제하는 작용이 있는 것으로 밝혀졌다.

토종 약쑥의 뛰어난 효능

쑥에 담겨진 비밀을 온전히 깨닫는다면 화타와 편작을 능가하는 신의 神醫가 될 수 있다고 할 정도로 쑥의 효능은 깊고 다양하다.

쑥을 중국에서는 쑥 애艾자로 쓰지만 우리나라에서는 쑥 봉蓬, 또는 쑥 봉 자에 명아주 래萊자를 합쳐서 봉래蓬萊라고 쓴다.

세계의 모든 나라에 쑥이 자라지만 나라마다 그 성질이 각기 다르다. 유럽이나 러시아에 자라는 웜우드라고 하는 쑥은 독성이 강하여 약으로 쓸 수가 없다. 프랑스, 독일 등지에 자라는 압생트술의 원료로 쓰는 쑥은 간질발작이나 환각작용을 일으킬 수 있다. 프랑스의 시인 알프레드 뮈세, 화가인 로트렉, 빈센트 반 고흐가 모두 압생트술 중독

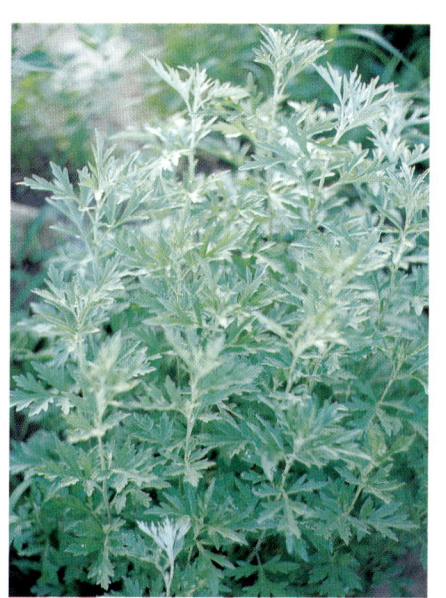
백령도의 약쑥. 쑥은 모세혈관을 튼튼하게 하는 효력이 뛰어나다.

으로 인한 간질발작으로 목숨을 잃거나 자살했다.

중국이나 일본 등지에 자라는 쑥도 우리나라의 쑥과는 조금 다르다. 다른 나라에 자라는 쑥들은 모두 독성이 있어서 음식으로도 쓸 수 없고 약으로도 쓰지 않지만 우리나라에서 자라는 쑥은 독성이 약하거나 없다.

중국에는 오래 전부터 삼신산三神山에 자라는 봉래가 바로 진시황이 찾던 불로초라는 말이 전해온다.

중국의 역사가 사마천은 〈사기史記〉에서 "발해의 삼신산에는 늙지 않고 오래 사는 약과 신선이 많다."고 기록하였는데 여기서 '삼신산'은 백두산, 지리산, 한라산을 가리키고 '봉래'와 '오래 사는 약'은 우리나라에서 자라는 쑥을 일컫는 것이라고 한다. 즉 불로초는 바로 우리나라에서 자라는 쑥을 의미한다. '봉래 신선장神仙杖'이라는 말도 있고 '봉래 벽사장劈邪杖'이라는 옛말도 있는데 쑥이 무병장수하고 나쁜 것을 물리친다는 것을 강조하는 말이다.

모세혈관을 강화하는 데 으뜸

쑥은 첫째, 모세혈관을 튼튼하게 하는 작용이 뛰어나다.

내가 아는 87세 된 할머니가 중풍으로 쓰러져 반신불수가 된 적이 있다. 평소에 혈압이 높아 최고 혈압이 180이나 되었다. 쑥잎을 차로 달여 조금씩 마시게 했더니 7일 만에 혈전이 다 풀리고 회복되어 걸어 다닐 수 있게 되었다. 혈압을 재어 보니 220이 넘었다. 계속 쑥을 달여 먹었으나 혈압이 낮아지지 않았다. 그러나 혈관이 몹시 튼튼해져서 다시는 중풍으로 쓰러지는 일 없이 99세까지 건강하게 살다 돌아가셨다. 쑥은 혈관을 튼튼하게 하여 혈압이 높더라도 혈관이 터지지 않게 한다.

혈관의 상태는 눈을 보면 알 수 있다. 눈이 붉게 충혈되고 핏발이 자주 서는 사람은 중풍에 걸릴 위험이 높은 사람이다. 혈압이 높고 낮은 것하고는 큰 상관이 없다. 혈압이 높더라도 모세혈관이 튼튼하면 뇌출혈을 일으키지 않는다. 눈의 혈관은 뇌의 혈관과 거의 같다. 눈이 붉게 충혈될 정도면 이미 수백, 수천 개의 혈관이 터져 있는 상태인 것이다.

눈이 충혈되었을 때나 핏발이 섰을 때 쑥잎을 달여서 마시면 얼마 지나지 않아서 핏발이 사라진다. 쑥은 모세혈관을 튼튼하게 할 뿐만 아니라 더 이상 출혈이 일어나지 않도록 막아 준다.

둘째, 쑥은 파혈작용이 강하다. 파혈작용이란 죽은 피나 어혈을 분해해서 몸 밖으로 빼내는 작용이다. 간경화증에 쑥이 특효약이다. 쑥이 간에 쌓여 있는 어혈과 지방 덩어리를 분해하여 간기능을 회복해 주기 때문이다. 간은 벌집 모양의 많은 방으로 구성되어 있는데 간기능이 나빠지면 간의 아랫 부분에서부터 기름이 끼기 시작하고 간이 울퉁불퉁하게 부어올랐다가 나중에는 딱딱하게 굳는다. 쑥은 이 딱딱하게 굳은 어혈과 기름 덩어리를 부수어 몸 밖으로 빼낸다. 간경화증 환자가 쑥만 먹고도 나은 사례가 많다.

셋째, 청혈·생혈작용이 강하다. 쑥은 피를 만들어 내는 작용을 돕고 혈액이 온몸으로 원활하게 흐르도록 도와 준다. 쑥은 간과 골수에서 혈액을 만드는 데 도움을 주고 몸을 따뜻하게 하며 기혈의 흐름을 순조롭게 하여 빈혈을 치료하고 예방한다. 쑥을 먹으면 혈액이 매우 깨끗해진다.

넷째, 몸을 따뜻하게 하고 생리를 조절하며 낮은 혈압은 올려 주고 높은 혈압은 낮추어 혈압을 조절한다. 쑥은 빈혈, 생리통, 생리불순, 냉증 등을 치료한다. 생즙을 내어 먹으면 혈압을 떨어뜨리고 말려서 먹으면 낮은 혈압을 올려 준다.

복용법은 하루 1~2그램을 뜨거운 물로 2~3분 우려내어 먹거나 3~4분 끓여서 차 마시듯 수시로 복용하면 된다. 술로 인한 간경화증에는 소쓸개를 같이 쓰는 것이 좋고 화학물질이나 약물 중독으로 인한 간경화증에는 땅속 1미터 이상의 깊이에서 파낸 품질 좋은 황토를 이용한 지장수를 같이 써야 한다. 염증 치료에 효과가 뛰어난 삼칠근을 같이 쓸 수도 있으나 삼칠근은 피부가 울퉁불퉁 튀어나오는 등 부작용이 심하게 나타나므로 조심스럽게 써야 한다.

가장 좋은 쑥은 어떤 것인가

쑥은 가짓수가 꽤 많아서 30가지쯤으로 나눈다. 흔한 것으로는 참쑥, 물쑥, 산쑥, 제비쑥 등으로 생김새가 거의 비슷비슷하다. 그밖에 간염 치료에 효과가 크다고 알려진 인진쑥, 위장병에 좋다는 개똥쑥, 풀이라기보다는 나무에 가까운 더위지기 등도 넓게 보아서 쑥 무리에 든다.

쑥 중에서 나물이나 떡을 해 먹는 데 주로 쓰는 쑥은 참쑥, 물쑥, 쑥 등이고 뜸을 뜨거나 약으로 쓸 때에는 강화도와 인천 앞바다의 자월도에서 나는 싸주아리쑥이 가장 좋다고 한다.

싸주아리쑥은 다른 쑥에 비해 키가 작고 잎에 윤기가 나며 잎끝이 둥글고 쑥대가 가늘며 흰 털이 나 있는 것이 특징으로 쑥 특유의 냄새가 좀 부드럽다. 싸주아리쑥 중에서도 서해안의 바닷바람을 많이 맞고 자란 쑥이 그 약성이 우수하다.

그러나 좋은 쑥을 구하기가 쉽지 않다. 좋은 쑥을 고르는 요령은 다음과 같다. 먼저 바닷가에서 바닷바람을 맞으며 자란 것이어야 한다. 대궁이 가늘고 키가 30센티미터를 넘지 않으며 잎과 줄기에 흰 털이 나 있고 줄기가 희며 잎이 연한 누런 빛을 띤 것이어야 한다. 대궁이 하나씩 난 것이 아니라 한꺼번에 줄기가 여러 개씩 모여서 난 것이어야 하고 비료와 농약을 주지 않은 땅에서 자란 것이어야 하며 향기가 독하지 않고 부드럽고 순한 것이어야 한다.

쑥을 재래식 화장실에 넣어 두면 화장실 냄새가 싹 없어진다. 그만큼 쑥은 나쁜 냄새나 공기 중에 있는 이물질을 흡수하는 성질이 강하다. 농약을 치는 밭 주변에서 자란 쑥은 농약 성분을 고스란히 흡수하면서 자란다. 적어도 1킬로미터 바깥에까지 농약을 치는 경작지가 없는 땅에서 자란 것이라야 안전하다. 우리나라에서는 강화도와 자월도, 남양반도, 백령도에 자라는 싸주아리쑥이 약효가 가장 좋은 것으로 알려져 있다. 비료나 농약을 주지 않고 야생으로 자란 싸주아리쑥은 정말 희귀하다.

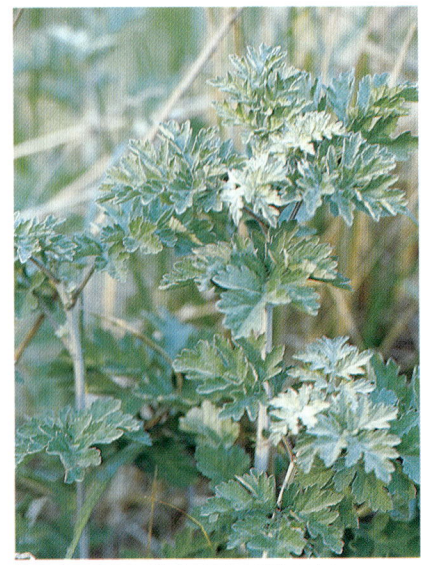

쑥은 단오 무렵에 채취해야 약효가 제대로 난다.

쑥을 채취하는 시기도 중요하다. 음력 5월 단오 무렵에 채취해야 한다. 단오 이전의 쑥은 약성이 모자라고 단오가 지난 것은 독성이 있다. 단오 무렵에 채취해서 비와 이슬을 맞히지 않고 그늘에서 말리

되 절대로 곰팡이가 피지 않게 말려야 한다. 작은 다발로 엮어서 처마 밑에 성글게 잎 부분을 아래 쪽으로 가게 하여 걸어서 말리면 된다.

  완전히 바삭바삭하게 말리지 말고 수분이 약간 남아 있게 말려서 한지 같은 통풍이 잘 되는 종이로 싸서 공기가 잘 통하는 곳에 무거운 것으로 눌러 두고 보관한다. 수분이 약간 남아 있어야 쑥이 미생물로 인해 천천히 발효된다. 쑥은 3년 이상 묵은 것이라야 약으로 쓸 수 있으며 오래 묵은 것일수록 효과가 좋고 독이 없다. 이렇게 잘 말려서 3년이 지난 쑥은 천금보다 더 가치가 있다. 흔한 쑥은 약재시장에서 1~2천 원이면 구할 수 있지만 이렇게 제대로 된 쑥은 천금을 주고도 구하기 어렵다.

쑥으로 갖가지 질병 고친다

🌿 만성위염

5월 단오를 전후해서 채취한 쑥을 그늘에 말린 것 30킬로그램에 물을 적당히 넣고 오래 달인다. 찌꺼기는 짜 버리고 다시 그 물을 엿처럼 달여 쑥엿을 만든다. 거기에 삽주 뿌리·고삼 뿌리 각 30킬로그램을 보드랍게 가루 내 넣고 콩알 크기로 알약을 만든다. 이것을 한 번에 여섯 알씩 하루에 세 번 밥 먹은 후에 먹는다.

  만성위염이 오래되어 간장염과 겹쳤을 때에는 사철쑥과 삽주 뿌리를 같은 양으로 하여 물을 적당히 넣고 달여서 찌꺼기는 짜 내어 버리고 다시 천천히 달여 엿처럼 만든다. 거기에 복령 가루를 넣어 콩알 크기로 알약을 빚는다. 한 번에 다섯 알씩 하루에 서너 번 밥 먹기 전에 먹으면 효과가 매우 크다.

품질이 뛰어난 싸주아리쑥. 품질 좋은 쑥은 천금을 주고도 구하기 어렵다.

🌿 여성들의 요통

여성들이 아랫배가 차서 허리가 아플 때에 쓴다. 쑥을 오래 달여 엿처럼 만든 다음 승검초(당귀) 뿌리 가루를 적당히 섞어서 콩알 크기로 알약을 만들어 먹는다. 하루 세 번, 밥 먹기 30분 전에 10~20알씩 더운 물에 먹는다.

🌿 산후에 팔다리를 못 쓸 때

산후에 갑자기 팔다리를 못 쓸 때에는 쑥잎과 뽕잎을 섞어서 더운 방바닥에 깔고 땀을 푹 낸다. 매일 한 시간 정도씩 1주일 동안 하면 좋다.

🌿 생리불순

쑥을 4월 초와 6월 초에 뜯어서 햇볕에 말려 두고 쓰는데 5월 단옷날 해뜨기 전에 뜯은 것이 가장 좋다. 말린 쑥 30그램에 물 200밀리리터를 넣고 달여서 절반이 되면 찌꺼기는 짜서 버린다. 거기에 계란 흰자위 한 개를 풀어 넣고 잘 섞은 다음 밥 먹기 전에 마신다. 하루에 세 번 먹는다.

🌿 부인냉병

손발이 차가워지면서 아랫배가 차고, 생리 때 매우 아프고, 평소에 대하가 많을 때 쓴다. 5월 단오 전후에 쑥잎을 따서 천에 고루 펴고 그 위에 불에 달군 얇은 돌을 놓고 잘 싸서, 매일 한 번씩 한 달간 아랫배에 찜질하면 낫는다. 그밖에 하혈을 할 때는 햇볕에 말린 쑥을 가루 내어 한 번에 20그램씩 미음이나 죽에 섞어서 수시로 먹는다.

🌿 하혈

마른 쑥 40그램과 파 흰 밑동 두 개에 물을 두 그릇쯤 넣고 달여서 한 그릇이 되면 찌꺼기는 짜 내어 버리고 두 번에 나누어 그 물을 하루에 다 마신다.

🌿 폐결핵

폐결핵으로 가슴이 답답하고 아프며 미열이 계속 나고 때때로 가래에 피가 섞여 나올 때 쓴다. 닭을 잡아서 내장은 버리고 그 속에 쑥을 넣고 불을 붙여 방안을 연기로 채운 다음, 그 방안에 들어가 5분쯤 연기를 들이마신다. 하루에 두 번씩 반복한다.

🌿 불임증

삼지구엽초(음양곽)와 쑥을 같은 양으로 섞어서 오래 달여 찌꺼기는 짜서 버리고 물엿처럼 될 때까지 계속 달인다. 이것을 한 번에 반 숟가락씩 하루에 세 번, 밥먹기 전에 먹는다. 20~30일 이상 계속 먹는다.

쑥을 생활에 이용하기

어떤 방법으로든지 쑥을 꾸준히 먹으면 몸이 따뜻해지고 혈액순환이 좋아지며 생리통, 냉증, 대하 같은 갖가지 부인병이 없어지고 위장이 튼튼해진다. 봄철에는 어린 쑥잎으로 국, 떡, 차를 만들어 먹고 밥에 쑥을 섞어서 쑥밥을 지어 먹는다. 단오 무렵에 쑥을 채취해서 그늘에 말려 두고 뜨거운 물에 우려내어 수시로 차처럼 마신다.

🌿 쑥목욕·쑥즙

쑥은 하늘이 사람한테 준 가장 값진 선물이라고 할 수 있을 만큼 쓸모가 많다. 냉증이나 생리불순, 대하증 등 부인들한테 많은 갖가지 자궁질환이나 피부병에는 쑥 200~300그램을 진하게 달여서 그 물을 목욕물에 부어 하루 한 번씩 목욕을 한다. 위장병이나 폐질환 그 밖의 다른 여러 속병에는 쑥 50~100그램을 생즙을 내어 하루 두세 번 먹는다.

🌿 쑥찜질·쑥이불

어혈이나 근육통에는 신선한 쑥을 짓찧어 아픈 부위에 붙이면 통증이 없어진다. 쑥을 짓찧어 술이나 식초를 약간 섞어서 붙이면 요통, 관절염, 타박상, 신경통 등이 잘 낫는다. 요통에는 쑥떡을 만들어 따뜻하게 데워서 아픈 부위에 붙이고 천으로 싸매어 두면 잘 낫는다. 서너 번만 하면 신통한 효과를 볼 수 있다.

　품질 좋은 약쑥을 그늘에서 말려 이불이나 요 속에 넣고 잠을 자면 잠을 편하게 잘 수 있을 뿐만 아니라 백 가지 병이 물러간다. 쑥 향기가 집 안에 가득하면 파리, 모기 같은 벌레들이 들어오지 않고 정신이 맑아진다. 아랫배가 늘 차갑고 소화가 안 되며 설사를 할 때에는 쑥을 아랫배에 대고 천으로 허리를 감고 지내면 좋다.

🌿 쑥엿·쑥 발효 음료·쑥식초

쑥으로 만든 음식은 무엇이든 많이, 그리고 자주 먹어 주면 좋다. 가을이나 겨울, 이른 봄철 싹이 나지 않았을 때에는 쑥 뿌리를 캐서 진하게 달여서 그 물로 식혜를 만들거나 엿을 만들어 먹고, 또 쑥을 진하게 달인 물로 막걸리를 만들어 두고 하루에 한두 잔씩 먹는다.

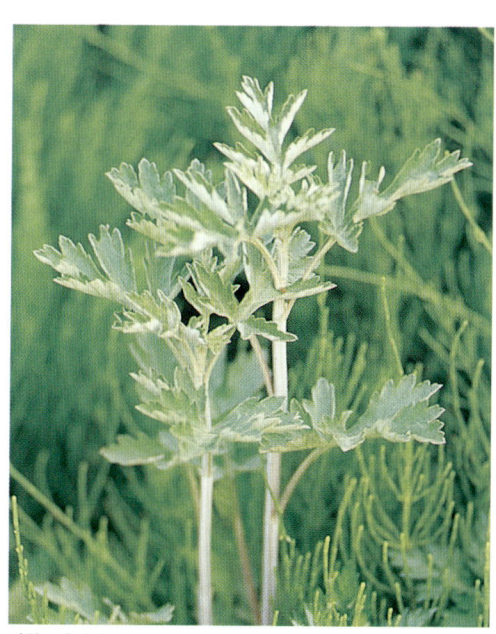

자월도에 자라는 약쑥. 쑥은 혈액을 맑게 하고 몸을 따뜻하게 한다.

　신선한 쑥을 잘게 썰어서 항아리에 담고 쑥과 같은 분량의 흑설탕이나 꿀을 넣고 따뜻한 곳에 3개월 가량 두어 발효시키면 맛있는 쑥 음료가 된다.

　이 쑥 발효액에 물을 서너 배 타서 한 잔씩 마시면 생리통, 생리불순, 냉증, 빈혈, 설사, 변비 등에 특효가 있다. 쑥식초를 만들어 작은 잔으로 한 잔씩 하루 두세 번 먹어도 생리통이나 생리불순, 불임증 등에 좋은 효과가 있다.

한눈에 보기

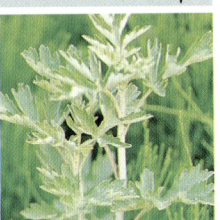

쑥

과 명	국화과
생약명	애艾, 애엽艾葉
속 명	쑥
분포지	길 옆, 들판, 야산
개화기	7~9월
꽃 색	황록색
결실기	8~10월
열 매	작은 씨앗이 잔가지에 빽빽하게 달린다
높 이	60~120센티미터
채취시기	단오 무렵
가공법	그늘에서 말린다
약 효	모세혈관 강화, 파혈, 생혈, 생리통, 냉증, 빈혈, 대하, 부인병, 위염, 간염, 고혈압, 저혈압, 출혈 등

머리를 맑고 명석하게 하는 석창포

옛말에 '만병일독萬病一毒'이라는 말이 있다. 여기서 한 가지 독이라고 하는 것은 어혈瘀血, 곧 더러워진 피를 가리킨다. 즉, 모든 병은 혈액이 더러워진 것에서부터 시작된다는 뜻이다.

그런데 요즘 사람들은 거의 대부분 혈액이 오염되어 있다고 해도 지나친 말이 아니다. 대인관계나 직장생활에서의 마찰, 가족 간의 불화 등 셀 수 없을 정도로 많은 심리적, 정신적 스트레스를 받으며 살고 있기 때문이다.

거기에다 식습관이 갑자기 바뀌면서 인체에 해로운 화학물질, 항생제, 농약, 방부제, 호르몬제 따위가 섞인 가공식품을 먹지 않고는 살수 없게 되었다. 흰쌀, 흰설탕, 흰소금 등 극도로 정제된 식품을 먹고 스트레스까지 더해지니 이런 상황에서 혈액이 깨끗한 사람이 있다면 그것이 오히려 이상할 지경이다.

스트레스가 혈액을 오염시킨다

피가 탁해지는 제일 큰 원인 가운데 하나는 스트레스다. 억압이나 분노, 지나친 슬픔이나 외로움 등 감당할 수 없는 정신적 충격을 받으면 사람의 성격이나 행동이 바뀌게 된다. 우울증에 빠지기도 하고, 쓸데없는 고집을 부리기도 하며, 실성하기도 하고, 바보처럼 되기도 하며, 심하면 자살까지 한다.

스트레스는 현대병, 성인병을 생기게 하는 가장 큰 원인이다. 스트레스를 받는 사람은 그만큼 병에 걸리기 쉽고 잘 낫지도 않는다. 스트레스를 받고 있는 상황에서는 어떤 특효약도 효과를 보기 어렵다. 그러나 스트레스를 받지 않는 사람은 병에 걸리는 일이 드물다. 병에 걸리더라도 약도 잘 받고 치료 효과도 빠르다. 굳이 병원에 가지 않아도 하루쯤 잠을 푹 자거나 휴식을 취하면 자연치유력으로 인해 본래의 건강한 몸으로 되돌아간다.

사람은 스트레스 상황에 처하면 맞서 싸우거나 아니면 달아나거나 해서 그 상황으로부터 몸을 지키려는 본능을 지니고 있다. 얼굴이 불그락푸르락 해지면서 긴장 상태에 있을 때 혈액이 흐름을 멈추게 되는데 이 상태가 오래 가면 혈액이 탁해진다.

현대인 대부분은 스트레스를 끊임없이 받으면서 그때 생겨나는 콜레스테롤이나 지방산을 몸 속에서 활활 태워 없애지 못하고 혈액 속에 쌓아 두어 혈액을 오염시킨다. 혈관 속을 부드럽게 흘러야 할 혈액이 끈적끈적하고 탁하게 되어 시궁창의 물처럼 혈관 속에 괴어 있게 된다. 이것이 오랫동안 괴어 있으면 마침내 혈관 벽에 달라붙어 버린다. 곧 혈관에 쓰레기가 쌓여 혈관벽이 좁아지고 혈액이 원활하게 흐를 수 없게 된다. 이 상태를 바로 동맥경화라고 부른다.

피가 더러워지면 동맥경화나 고혈압의 원인이 된다. 그것이 빌미가

맑은 물가에 자라는 석창포. 석창포는 머리를 맑게 하고 기억력을 좋게 하는 데 매우 효과가 있는 약초이다.

되어 뇌출혈이나 뇌혈전증, 협심증, 심근경색으로 목숨을 잃는 경우도 많다. 그 밖에도 혈액이 더러워지면 혈액이 제대로 흐르지 못하게 되어 온몸의 장기에 탈이 나서 만병의 원인이 된다.

  건강을 지키고 몸에 활력을 얻으려면 혈액을 정화하는 수밖에 없다. 스트레스로 인하여 혈액이 더러워진 병을 치료하려면 피를 맑게 하는 방법밖에 없다. 혈액이 더러워져 있다는 것은 자동차의 기화기에 먼지가 잔뜩 끼어서 검은 연기를 내며 불완전 연소가 되는 것과 같은 상태라고 볼 수 있다. 이럴 때에 기름을 더 보태 줘 봐야 아무 소용이 없듯이 혈액이 더러워져 있을 때 보약을 먹거나 고기를 많이 먹어 영양을 보충해 준다고 해서 몸에 흡수될 리가 없다.

스트레스 확 풀어 주는 석창포

석창포石菖蒲는 천남성과에 딸린 여러해살이풀이다. 이름대로 산골짜기의 물살 센 바위 틈 같은 곳에서 흔히 자란다. 대개 '창포' 하면 수릿날에 아낙네들이 창포 삶은 물에 머리를 감는 옛 풍습을 생각하기 쉽지만 여기서 말하는 석창포는 머리 감는 창포와는 다른 풀이다.

창포속에 딸린 식물로는 전세계에 창포와 석창포 두 종이 있다. 창포는 석창포와 구별하여 백창포白菖蒲, 수창포水菖蒲, 향포香蒲 등으로 부르는데 길쭉한 칼 모양의 잎이 60센티미터에서 1미터쯤까지 자란다. 연못 주위나 방죽 옆, 소택지 같은 데서 저절로 나서 자라며 잎과 굵은 땅속줄기에서 독특한 향을 풍긴다.

수릿날에 창포 삶은 물로 머리를 감고 뿌리로 창포 술을 담그며 목욕제로 널리 써 오던 것이 바로 이 종류다. 석창포는 창포와 사촌이라 할 만한 식물이지만 생김새는 전혀 딴판이다. 깊은 산 속 물가 돌 틈이나 돌 위에 붙어 자라는데 창포와는 달리 상록성이어서 겨울에도 잎이 푸르다. 엄동설한의 모진 추위와 눈 속에서도 파랗게 살아 있는 것이 여간 신기하지 않다.

이처럼 겨울에 홀로 푸르러 돋보이나 오뉴월에는 다른 풀들과 어우러져 있으면 가려 내기조차 쉽지 않다. 잎이며 뿌리, 줄기, 꽃차례 등이 창포를 닮았으나 그보다 훨씬 작다. 창포보다 향이 약하며 잎이 곧추서지 않고 가로로 누워서 자란다. 잎은 좁은 칼 모양으로 끝이 날카롭고 윤이 나면서 몹시 질겨서 잎을 떼려면 뿌리까지 뜯겨져 나온다. 꽃은 이른 봄철에 노랗게 핀다.

잎을 떼어 보면 코를 톡 쏘는 듯한 독특한 향이 난다. 바로 이 향기 성분이 뇌를 튼튼하게 하고 기억력을 좋게 하며 마음을 안정시키고 아픔을 멎게 하는 작용을 한다.

석창포는 생명력이 몹시 끈질기다. 물이 없는 곳에서도 잘 자라며 번식력이 좋고 성질이 강인하여 여간해서는 죽지 않는다. 불로 태워도 여간해서는 죽지 않고 뿌리를 캐어 내도 작은 뿌리 하나만 흙 속에 남아 있으면 다시 살아난다. 심지어는 뿌리째 파내어 두 달쯤 햇볕에 말렸다가 심어도 다시 살아난다. 이 불가사의한 생명력에 신비로운 약효가 감추어져 있다.

석창포는 추위에 약한 편이어서 우리나라에서는 남쪽 지방에 많이 자란다. 제주도, 완도, 해남지방, 경상남도, 경상북도의 영주, 충청남도의 계룡산, 강원도 삼척의 두타산, 강릉, 거진, 그리고 황해도에서도 자란다. 추운 지방에서 자란 것이 마디 사이가 짧고 약효가 높다. 요즘엔 중국에서 수입한 것이 흔히 유통되고 있으나 이것은 약초로서 가치가 거의 없다.

석창포는 우리나라 남부 지방의 산골짜기에 흔한 풀이다. 그러나 이것을 약초로 알고 이용하는 사람은 극히 드물다. 문간이나 야산, 논밭 주변에 수북하게 자라서 시골 사람들에게는 오히려 골칫거리로 알려졌다.

뇌신경의 피로를 푸는 데 탁월한 효과

석창포는 그 성질이 따뜻하고 맛은 맵다. 가슴 위쪽으로 생긴 온갖 질병을 치료하고 막힌 것을 뚫으며 열을 내리고 위장을 튼튼하게 하고 담을 삭이며 체한 것을 내리는 작용이 있다. 마음을 굳세게 하고, 귀먹은 것, 귀울림, 종기, 악창을 치료하며, 눈과 귀를 밝게 하고, 목소리를 좋게 한다.

석창포는 뇌신경의 피로를 풀어 주는 효과가 탁월하다. 뇌신경이

석창포 꽃. 석창포는 머리를 총명하게 하고 눈과 귀를 밝게 하는 데 좋은 약초이다.

피로하면 정신이 흐릿해지고 귓속에서 바람소리나 물소리 같은 것이 들리며 구토가 나고 밥맛이 떨어지고 소화가 잘 안 되며 기억력이 없어지고 현기증이 자주 나는 등의 증상이 나타난다.

이럴 때에 석창포 뿌리를 먹으면 머리가 맑아지고 기억력이 좋아지며 마음이 안정된다. 수험생이나 머리를 많이 쓰는 직업을 가진 사람들에게 매우 좋은 약초이다. 어떤 사람이든지 석창포를 오래 먹으면 머리가 총명해지고 눈이 밝아지며 기억력이 좋아진다. 어쩌면 공부하는 학생들에게 많은 돈을 들여 과외공부를 시키기보다는 석창포를 먹게 하는 것이 더 현명한 방법일 수 있다.

석창포는 건망증을 치료하고 두뇌를 총명하게 하는 약으로 옛날부터 이름이 높다. 한약에 총명탕이라는 약이 있다. 이 약은 석창포와 원지, 그리고 죽은 소나무 뿌리에 기생하는 균핵인 복신茯神을 각각 같은 양으로 거칠게 빻아서 한 번에 12~20그램씩 물에 달여서 빈속에 마시거나 보드랍게 가루 내어 한 번에 8~10그램씩 찻물에 타서 하루 세 번 먹는 것이다. 이 약을 먹으면 차츰 머리가 맑아지고 기억력이 좋아지며 뜻이 굳세어진다. 어려서부터 석창포를 계속 먹으면 머리가 영리해질 뿐만 아니라 일체의 잔병을 앓지 않는다.

석창포는 태음체질이나 소음체질의 사람에게 좋은 약초다. 그러나 땀을 많이 흘리는 사람에게는 쓰지 않는 것이 좋으며 약재를 가공하거나 달일 때 쇠로 된 물체에 닿지 않게 하는 것이 좋다. 쇠와 닿으면 약효가 줄어들기 때문이다.

손발이 차고 저리며 아랫배, 등, 허리, 무릎이 시리고 아픈 냉증은 우리나라 여성들에게 흔히 나타나는 질병이다. 냉증은 많은 여성들에게 엄청난 고통과 불편을 주고 있지만 병원에 가면 아무런 진단도 나오지 않고 원인도 모르며 치료법도 없다는 말을 듣기 일쑤다. 몸은 아파 죽겠는데 병원에서는 아무 이상이 없다고 하니 마치 남이 보기에 꾀병 같아 보이는 병이 바로 냉증이다. 우리나라 여성의 60~70퍼센트가 냉증으로 고생하고 있다는 통계도 있다. 석창포는 이와 같은 여성 특유의 냉증을 치료하는 데 도움이 된다. 옛날 창포 달인 물로 목욕하던 풍습에는 냉증을 치료하는 선조의 지혜가 깃들여 있다.

냉증에는 석창포 50~100그램을 넣은 자루를 목욕물에 넣고 목욕을 자주 하면 좋다. 목욕물은 45~50도쯤 되게 하고 여기에 쑥이나 솔잎 같은 것을 함께 넣어도 좋다. 석창포를 달인 물이 혈액순환을 좋게 하고 머릿결과 피부를 곱게 할 뿐 아니라 은은한 향기가 마음을 편안하게 한다.

냉증, 간질, 건망증, 정신병을 치료한다

석창포 뿌리를 가루 내어 하루 한 숟가락씩 먹으면 뱃속의 냉증이나 자궁냉증, 냉증으로 인한 소화불량, 두통, 복통, 불면증, 요통 등이 낫고 정신이 총명해진다.

석창포의 약효 성분은 뿌리줄기에 들어 있는 0.5~0.8퍼센트의 칼라메놀, 아사론, 팔미틴, 세키숀, 사프롤 등의 여러 정유 성분이다. 이 정유 성분은 잎에도 0.25퍼센트쯤 들어 있다. 이밖에 페놀성 물질, 팔미틴산, 그리고 갖가지 미량원소들이 많이 들어 있다.

일본에서는 석창포 뿌리줄기에서 정유 성분을 뽑아내어 진통제나 진정제, 또는 위장약으로 널리 쓴다. 일본 사람들은 석창포의 특이한 향기를 매우 좋아하여 향료나 향수의 원료로 많이 쓴다. 또 여염집은 말할 것도 없고 대중목욕탕에서도 석창포 달인 물로 목욕하기를 즐긴다.

이명증은 귀에서 바람 소리나 물 소리, 매미 울음 소리 같은 소리가 들리는 증상이다. 대개 간과 쓸개의 뜨거운 기운이 위로 치밀어 오르거나 간과 신장의 기운이 부족하여 생기는 경우가 많다.

이명증에는 석창포 뿌리줄기를 가루 내어 한 숟가락씩 오래 먹거나 쌀뜨물에 하룻밤 담갔다가 가루 내어 볶은 석창포 2그램, 으름덩굴 12그램, 계수나무 줄기·자석 각 15그램, 방풍·강활 각 30그램을 한 데 찧어 부수어 흰 천에 싸서 소주 5백 밀리리터에 1주일쯤 담가 둔다. 이것을 빈속에 10~20밀리리터씩 하루 서너 번 마신다. 이 방법은 귀가 잘 들리지 않는 이농증에도 효과가 있다.

석창포는 간질이나 정신병 같은 뇌질환에도 좋은 효과가 있다. 간질발작 때 석창포 12그램을 물 한 잔에 넣고 반 잔이 되게 달여서 하루에 세 번 나누어 마시기를 계속하면 발작 횟수가 차츰 줄어들고 발작이 가벼워진다. 오래 복용하면 완치도 가능하다. 스무 살이 안 된 사람이나 병이 생긴 지 5년이 안 된 사람은 효과가 빠르다.

또는 닭 한 마리의 배를 갈라 내장을 꺼내고 그 속에 석창포를 넣은 다음 푹 끓여서 그 물을 마시는 방법도 간질 치료에 효과가 크다. 남자는 암탉을 쓰고 여자는 수탉을 쓴다. 대개 10여 마리쯤 해서 먹으면 치유되는 경우가 많다. 석창포에다 원지, 울금, 백복신, 산조인 같은 약재를 더해 쓸 수도 있다. 정신분열증, 조울증, 정신불안증, 말을 많이 하고 잠을 안 자는 증상 등에는 석창포 20그램, 용담·시호 각 12그램, 대황 8그램을 달여서 하루 서너 번에 나누어 마신다.

석창포는 마음을 진정시키고 위벽에 붙어 있는 담을 제거하여 간질과 정신병을 치료한다. 꾸준히 오래 먹으면 정신병을 고칠 수 있을 뿐만 아니라 예방할 수 있다.

옛 의학책에서 최상품으로 치는 약초

석창포는 옛날부터 두뇌를 총명하게 하고 머리를 맑게 하며 기억력을 좋게 하고 오래 먹으면 늙지 않고 신선이 된다고 전해오는 약초다. 도가道家의 경전을 집대성한 책인 〈도장道藏〉에는 석창포를 먹고 신선이 된 사람의 얘기가 여럿 나온다.

〈열선전列仙傳〉에 '상구자'라는 사람이 일흔 살이 되도록 결혼도 하지 않고 혼자 살았는데 조금도 늙지 않았다는 이야기가 나온다. 사람들은 기이하게 여겨 그를 찾아가 늙지 않는 방법을 물었다. 상구자는 "백출과 석창포 뿌리를 먹고 물을 마시기만 하면 이처럼 배고프지도 않고 늙지도 않소."라고 대답했다. 황실의 귀인들과 부호들이 그 말을 듣고 백출과 석창포 뿌리를 구하여 먹었지만 1년을 넘기지 못하고 그만 두었다. 자신들이 게으르고 싫증난 탓인데도 숨겨 둔 다른 비술이 있을 것이라고 생각하였다. 그는 3백 년 동안 사람들 속에서 살다가 어디론가 사라졌다고 한다.

또 〈포박자抱朴子〉에는 "한중이라는 사람이 12년 동안 석창포 뿌리를 먹었는데 온몸에 털이 나고 겨울에 속옷만 입어도 춥지 않았으며 하루에 만 자가 넘는 글을 쓸 수 있었다."고 적혀 있다.

석창포는 〈신농본초경神農本草經〉을 비롯해 〈본초강목〉, 〈향약집성방〉, 〈동의보감〉 같은 옛 의학책에 늘 첫머리에 실려 있는 약초다. 상품上品 약초 중에서도 최상품으로 치는 약초인 것이다.

석창포는 뿌리줄기를 봄이나 가을철에 캐서 잘게 썰어 그늘에 말려 약으로 쓴다. 햇볕에 말리면 약성이 날아가 버린다. 석창포 뿌리줄기는 땅 밖으로 드러나거나 얕게 묻혀 있는데 두껍고 옆으로 뻗어 있으며 마디가 많다. 1촌 9절 또는 1촌 12절이라 하여 마디 사이가 짧은 것일수록 약효가 높다.

〈도장〉에는 석창포의 약성에 대한 다음과 같은 얘기가 있다.

"석창포는 온갖 물풀의 정기가 모인 것으로 신선이 되게 하는 영약이다. 물가 돌 위에서 자란 작고 단단하며 고기비늘처럼 생긴 것을 캐내어 쌀뜨물에 담가 하룻밤을 두었다가 껍질을 벗기고 말려 곱게 가루를 만든다. 이 가루 한 근을 찹쌀 죽에 넣고 끓여 꿀을 넣고 반죽하여 오동나무씨만하게 알약을 지어 자루에 담아서 바람이 잘 통하는 곳에 두어 말린다. 이것을 날마다 아침에 20개씩 먹고 저녁에 잠자기 전에 30개씩 먹는다. 한 달을 먹으면 소화가 잘 되고 두 달을 먹으면 담이 없어진다. 5년을 먹으면 흰머리가 검어지고 골수가 차며 얼굴빛이 고와지고 빠진 이가 다시 돋는다. 오래 먹으면 늙지 않고 추위와 더위를 타지 않는다."

〈선신은서仙神隱書〉라는 책에는 또 이렇게 적혀 있다.

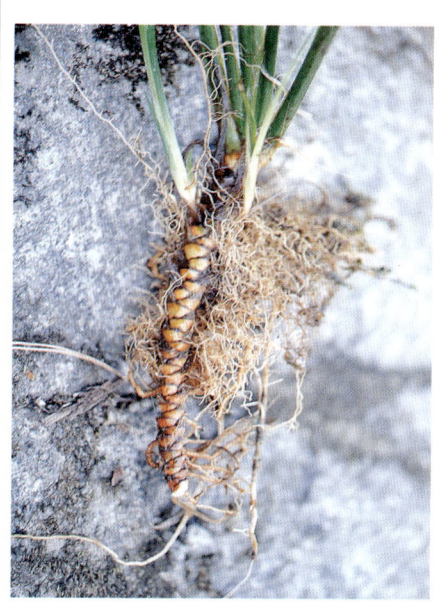

석창포 뿌리. 마치 지네처럼 생겼다.

"석창포 화분을 책상에 두고 밤을 새워 책을 읽어도 등잔에서 나오는 연기를 석창포가 다 빨아들이므로 눈이 피로하지 않다. 또 석창포 화분을 별이 잘 보이는 바깥에 두고 아침마다 잎 끝에 맺힌 이슬로 눈을 씻으면 눈이 밝아져서 오래 지나면 한낮에도 별을 볼 수 있다."

〈천금방千金方〉이라는 중국 의학책에는 또 다음과 같이 적혀있다.

"1촌에 아홉 마디가 있는 석창포를 백일 동안 그늘에서 말려 가루를 내어 한 번에 한 숟가락씩 하루 세 번 먹는다. 오래 먹으면 귀와 눈이 밝아지고 머리가 총명해지며 기억력이 좋아진다."

암세포를 죽이는 효과

석창포는 항암효과도 상당히 세다. 석창포를 달인 물이 암세포를 죽인다는 것이 밝혀졌고 민간에서는 갖가지 암 치료약으로 쓴다. 중국에서의 실험결과 강한 발암독소가 있는 균을 100퍼센트 억제할 뿐만 아니라 누런 누룩곰팡이 같은 곰팡이도 90퍼센트 이상 억제하는 것으로 밝혀졌다.

또 동물을 이용한 실험에서도 뚜렷한 항암작용이 있다는 것이 밝혀졌다. 석창포에 들어 있는 정유 성분이 뚜렷한 진정작용을 하므로 마음이 불안하고 약해지기 쉬운 암환자들에게 더욱 좋다. 석창포를 오래 달이면 정유 성분이 날아가 버리므로 오래 달이지 않는 것이 좋고 다른 약재와 함께 달일 때에는 제일 마지막에 넣어야 한다.

갖가지 암 치료의 보조요법으로 석창포 10그램을 달인 물을 하루 네 번 나눠 마시면 좋다. 자궁암에는 석창포와 보골지를 각각 반씩 섞어 가루 내어 한 번에 6그램씩 석창포 달인 물과 함께 먹거나 석창포를 우려낸 술과 함께 먹는다.

석창포와 함께 짚신나물, 삼백초, 느릅나무 뿌리껍질, 꾸지뽕나무, 일엽초, 겨우살이, 마름열매, 부처손, 천문동, 산죽잎, 청미래덩굴 뿌리, 대추, 생강, 감초 등을 함께 달여서 차로 수시로 마시면 갖가지 암 치료에 효과가 매우 좋다.

이들 약재는 반드시 우리나라에서 자란 토종이라야 제대로 효과가 나고 중국에서 수입한 것은 별 효과가 없다. 다만 감초는 우리나라에서 거의 재배하지 않으므로 중국산을 쓴다. 이들 약재 중 서너 가지를 빼고는 거의가 민간 약재들이므로 한약건재상 같은 데서는 구하기 어렵고 직접 산에 가서 구하는 것이 바람직하다.

한눈에 보기

석 창 포

과 명	천남성과
생약명	석창포
속 명	석창포, 돌창포
분포지	경상남북도, 전라남북도, 동해안, 충청남북도의 산 속 물가
개화기	5월
꽃 색	황록색
결실기	6~7월
열 매	녹색의 둥근 열매
높 이	20~30센티미터 자라는 늘푸른 여러해살이풀
채취시기	봄과 가을에 뿌리를 채취
가공법	잘게 썰어 말린다
약 효	두통, 중풍, 위장병, 냉증, 건망증, 관절염, 갖가지 암, 간질, 정신분열증, 기억력 쇠약 등

술중독 · 지방간 · 간염, 온갖 간질환에는 호깨나무

후한 시대의 명의 화타는 간은 보補하는 법이 없고 사瀉하는 것이 곧 보하는 것이라고 하였다. 그러나 현대의학에서는 간은 영양분을 저장하는 곳이므로 간이 병들면 영양을 제대로 저장하지 못하므로 매일 영양을 충분히 보충해 주어야 한다고 주장한다. 예를 들어 간염이나 간경화, 간암 환자는 날마다 쇠고기를 반 근 가량 먹어야 한다고 말한다.

그러나 동양의 전통의학에서는 간이 나빠지면 제 기능을 할 수 없으므로 간에 부담이 되는 영양물질을 먼저 없애야 한다고 본다. 간이 제 기능을 못하게 되면 몸에 허열이 생기고 소화가 잘 되지 않으며 음식이 잘 내려가지 않아 속이 더부룩하고 답답해지며 대변이 잘 나가지 않는다. 이런 상태가 오래 지속되면 몸이 천근만근 무겁고 기운이 쭉 빠진다. 이럴 때 설사를 하게 해 주면 곧 기운을 차리게 된다.

술독 푸는 데 불가사의한 약효

술은 백 가지 약 가운데 으뜸인 동시에 백 가지 독 가운데 으뜸이기도 하다. 술은 기분을 좋게 하고 혈맥을 통하게 하는 데는 좋으나 통증을 일으키며 오장을 상하게 하는 데는 이보다 더 나쁜 것이 없다.

무릇 술은 예부터 중요한 예식에만 써 왔다. 제사를 지낼 때, 손님과 친척이 모일 때, 약을 만들 때에만 쓰였다. 술은 쓸 때가 있고 먹는 데는 한도가 있는 법이다. 그런데 요즘 사람들은 술을 절제하지 못하고 함부로 마시고 함부로 취한다. 술을 함부로 마시는 까닭에 간장과 신장, 위장과 대장이 나빠진다. 또한 머리가 혼탁해지며 심하면 알코올 중독이 되어 패가망신하기도 한다.

알코올 중독이나 술을 많이 마셔 간장, 위장, 대장 등이 나빠진 것을 치료하는 약은 그다지 많지 않다. 예로부터 칡꽃, 팥꽃, 쥐눈이콩, 뽕잎, 오디, 팥, 녹두, 창포 등이 술독을 푸는 약재로 알려져 있으나 그 효과는 신통치 않다.

술을 많이 마셔서 간장과 대장이 망가진 것을 치료하고 술독을 푸는 데는 호깨나무가 불가사의하다고 할 만큼 효력을 발휘한다. 알코올 중독과 숙취를 없애는 데에 최고의 명약이라고 할 만하다. 이 나무의 열매나 잎, 줄기를 차로 달여 마시면 술을 웬만큼 마셔도 잘 취하지 않고 이미 술에 취한 사람도 금방 술이 깨버린다. 알코올 중독으로 폐인처럼 된 사람, 또는 술을 많이 마셔서 간이 망가져서 지방간이나 황달이 온 사람, 대장이나 뇌에 이상이 온 사람도 이 나무를 차로 달여 마시면 오래 지나지 않아 거짓말같이 회복된다. 술로 인해서 생긴 모든 병을 고치는 데에는 호깨나무보다 나은 것이 없다고 할 정도이다.

그런데 지금까지도 우리나라에서 이 나무의 약성을 아는 사람은 극히 드물다. 〈동의보감〉, 〈향약집성방〉 같은 옛 의학책에도 적혀 있지 않고 민간에서도 약으로 쓴 일은 거의 없었던 듯하다. 그러나 우리나라와는 달리 중국의 여러 의학책에는 호깨나무가 술독을 풀 뿐만 아니라 대소변을 잘 나가게 하고 치질을 낫게 하며 관절염에도 효험이 있는 약재로 썩 중요하게 다루고 있다.

꿀처럼 단맛 나는 호깨나무 열매

호깨나무는 갈매나무과에 딸린 잎지는 넓은잎 큰키나무다. 헛개나무, 허리깨나무라고도 하며 한자로는 지구枳椇, 백석목白石木, 목밀木蜜, 현포리玄圃梨 등으로 쓴다. 우리나라에는 중부 이남의 깊은 산속 개울가에 드물게 자란다. 키는 20미터, 지름은 1미터 넘게까지 자란다. 잎은 넓은 달걀 모양으로 산뽕나무 잎을 닮았고 6월에 흰 꽃이 피어 10~11월에 열매가 가지 끝에 갈색으로 익는다.

호깨나무는 붉은 과경果梗(열매 자루)의 생김새가 특이하여 사람의 눈을 끈다. 가지 끝에 붙은 꽃꼭지가 씨앗이 익을 무렵에 살

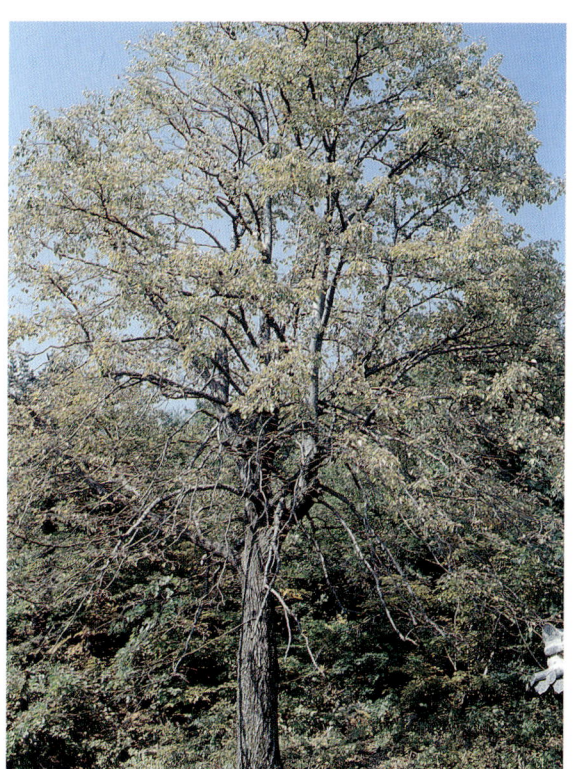

잘 자란 호깨나무. 술이 물이 되게 하는 나무로 유명하다.

이 쪄서 울퉁불퉁한 열매 자루가 되는데, 그 모양이 마치 산호珊瑚를 닮았으며 따서 먹으면 달콤하면서도 약간 떫은 맛이 난다. 옛 사람들은 이 과경의 맛이 꿀처럼 달다고 하여 나무꿀, 곧 목밀木蜜이라고 하였다. 또 중국의 곤륜산崑崙山 꼭대기에 있는 신선의 정원에 열리는 배라는 뜻으로 현포리라고 했다.

열매는 과경 끝에 동그랗게 달리는데 지름이 8밀리미터쯤 되고 갈색으로 익으며 세 개의 방에 씨앗이 각각 한 개씩 들어 있다. 씨앗은 갈색으로 겉껍질이 단단하고 윤이 나며 약간 납작하여 묏대추씨를 닮았다.

나무 전체의 모양새가 시원스럽고 단정하여 관상수로도 썩 품위가 있다. 목재는 질이 단단하고 치밀하여 그릇이나 악기, 조각작품 등을 만들기에 좋다.

우리나라에서는 설악산, 오대산, 지리산, 계룡산, 용문산, 백운산, 가야산, 덕유산, 한라산, 울릉도 등에 드물게 자란다. 간혹 몇백 년 묵어서 가슴 높이의 지름이 1.5미터가 넘는 것도 발견된다. 중·북부 지방보다는 따뜻한 남쪽 지방에 많은 편이고 산골짜기 계곡가에 드문드문 난다.

호깨나무는 우리나라뿐 아니라 중국과 일본에서도 자란다. 중국에서는 양자강 이남에 주로 자라는데 우리나라처럼 산골짜기에 저절로 나서 자라는 것보다는 감나무나 밤나무처럼 집 주위나 마을 가운데 심어 가꾸는 것이 더 많다. 중국에서 자란 것은 대개 열매가 작고 씨앗에 검은 빛이 돌며 단맛이 적다. 약효는 우리나라에서 자란 것보다 3분의 1이하로 떨어진다. 일본에서 자란 것 역시 우리나라에서 자란 것보다 약효나 품질이 훨씬 못하다.

호깨나무는 개울가 물기 있는 땅에서 잘 자란다. 줄기는 뿌리 부분

호깨나무 열매. 산호처럼 생겼다. 열매 자루는 단맛이 나는데 알코올 중독을 푸는 데 최고의 선약이다.

에서부터 여러 갈래로 갈라져 가족환을 이룬 것이 많으며 줄기가 곧고 매끈하며 키가 높게 자라서 밑에서는 잎이 제대로 보이지 않는다. 줄기에 상처를 내면 달콤한 향기가 사방에 진동하며 신선한 잎이나 열매를 끓일 때에도 구수하고 달콤한 향기가 온 집안에 가득하게 된다.

열매는 겨울철까지 가지 끝에 붙어 있다가 바람이 불면 흔들려서 떨어진다. 씨앗은 겉껍질이 단단하여 그대로 땅에 심으면 여간해서는 싹이 나오지 않으므로 호깨나무 묘목을 키우려면 10퍼센트쯤 되는 염산용액에 다섯 시간쯤 담가 두어서 겉껍질을 녹여낸 다음에 밭에 뿌리고 1~2센티미터 두께로 흙을 덮어 준다. 아니면 물로 적신 솜에 씨앗을 넣고 따뜻한 곳에 두어 싹을 틔운 다음에 땅에 심어도 된다. 가꾸기도 쉬워서 메마르고 가문 땅이 아니라면 아무 곳에서나 잘 자란다. 그러나 물이 흐르는 개울가나 물기가 많은 땅에 심은 것이 더 잘 자란다. 본디 야생 상태에서 잘 자라는 것이므로 화학비료나 농약 같은 것을 뿌릴 필요가 없다. 호깨나무는 자람이 왕성하여 한 해에 1미터 넘게까지 자란다. 씨앗을 틔우는 힘(맹아력萌芽力)도 강하여 밑동을 잘라 내면 곧 뿌리 부분에서 새순이 나서 자란다. 설악산에는 둘레가 두 아름이 넘고 키가 30미터나 되는 엄청나게 큰 호깨나무가 여러 그루 있다.

술을 물이 되게 하는 나무
중국의 여러 옛 의학책에는 호깨나무가 술독을 푸는 효과에 대한 재미있는 이야기가 몇 가지 적혀 있다. 중국의 맹선이라는 사람이 쓴 〈식료본초食料本草〉에 "옛날 어떤 남쪽지방에 사는 사람이 이 나무로 집을 수리하다가 잘못하여 토막 하나를 술독에 빠뜨렸더니 곧 술이 모두 물이 되었다."고 했다.

또 소송이라는 사람이 지은 〈도경본초圖經本草〉에도 호깨나무를 기둥이나 서까래로 써서 집을 지으면 그 집안에 있는 술이 모두 물이 되고 만다고 하였다. 또 주진형이 지은 〈본초보유本草補遺〉라는 책에도 "한 남자가 30년 동안 술을 계속해서 마시고 또 여색을 몹시 밝혀서 열이 심하게 나고 몸이 극도로 쇠약해졌다. 그래서 먼저 기혈氣血을 보하는 약을 먹인 다음에 술독을 풀기 위해 칡 뿌리를 먹였으나 땀만 약간 날 뿐 별로 효험이 없었다. 이는 기혈이 쇠약해진 데에 칡 뿌리를 썼기 때문이다. 술을 많이 마셔 기력이 약해진 데에는 호깨나무 열매를 넣는 것이 가장 좋다. 마침내 그 사람한테 호깨나무 열매를 달여 먹였더니 병이 곧 깨끗하게 나았다."고 적혀 있다.

이와 같은 옛 의학책의 기록이 조금도 과장이 아니라고 할 만큼 실제로 호깨나무 열매나 잎, 줄기는 술독을 푸는 데 신통한 효력을 발휘한다. 이 나무를 넣고 달인 차를 한 잔 마시고 나서 술을 마시면 평소주량의 3~4배를 마셔도 취하지 않는다. 술을 마시고 나서 숙취로 인하여 구토가 나고 목이 마르며 머리가 아프고 어지러울 때 호깨나무를 넣고 달인 차를 한 잔 마시면 얼마 지나지 않아 술이 깨고 숙취도 없어진다. 특히 소양체질인 사람은 그 효과가 눈부시게 빨라서 호깨나무를 달인 차가 목에 넘어가는 그 순간 머리가 시원해진다고 하는 사람도 있을 정도이다.

호깨나무 열매나 잎은 약간 단맛이 있어 마시기가 좋고 마시고 나면 입안에 향기로운 단맛이 한 시간쯤 남아 있어서 그 뒤에 어떤 음식을 먹어도 그 맛이 한결 좋아지므로 건강음료로도 일품이다. 음식을 먹고 나서 커피나 녹차 대신 마시면 몸에도 이롭고 맛도 즐길 수 있는 일거양득의 효과를 거둘 수 있다.

호깨나무 열매에는 과당, 설탕, 포도당, 카탈라제, 페록시다제 등의 당분이 13퍼센트쯤 들어 있고 칼슘을 비롯하여 칼륨, 철 등 미량 원소도 많이 들어 있다. 줄기에는 트리테르페노이드인, 호베니산이 들어 있고 잎에는 루틴이 들어 있어 고혈압에도 좋은 효과가 있다.

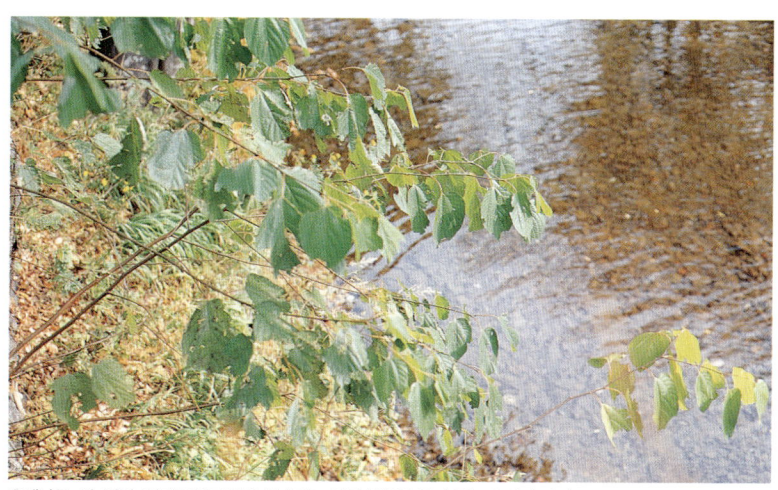

호깨나무. 잎, 껍질, 열매 자루가 간을 보호하고 알콜 중독을 풀어 주는 효력이 있다.

호깨나무는 열매, 잎, 줄기, 뿌리, 껍질 등 어느 부분이나 모두 약으로 쓸 수 있다. 옛 의학책에 열매는 오장의 기능을 순조롭게 하고 대소변을 잘 나가게 하며 술독을 풀고 풍습으로 인한 마비를 풀며 술과 여색을 심하게 밝혀 몸이 몹시 허약해진 것을 치료하는 데 쓴다고 하였다. 잎은 진하게 고약처럼 달여서 구토를 멎게 하거나 술독을 푸는 데 쓴다. 줄기는 몸이 몹시 쇠약하여 피를 토하거나 풍습으로 인해 뼈와 근육이 아픈 데에 쓰면 좋다고 하였다.

또 껍질은 음식이나 술을 먹고 체한 데나 쇠나 창에 다쳐서 생긴 독을 풀고 치질을 치료하는 데에 좋다. 이른 봄철 잎이 나기 전인 곡우 무렵 호깨나무 줄기에 상처를 내면 달콤한 맛이 나는 수액이 흘러나오는데 이 수액은 겨드랑이에서 나쁜 냄새가 나는 것을 치료한다. 호깨나무 수액은 고로쇠나무 수액이나 거제수나무 수액보다 맛과 향이 훨씬 좋다.

술로 인한 당뇨병을 고친 기록

450년 전 세종 임금의 왕명으로 편찬한 세계 최대의 의학백과사전인 〈의방유취〉제 124권 '소갈문'에는 호깨나무의 약효에 대한 재미있는 이야기가 실려 있다. 내용을 옮기면 대략 다음과 같다.

미산 지방에 사는 계영신은 키가 7척이나 되고 말술을 마시며 기름진 음식을 좋아하며 성품이 호탕한 사람이었다. 그런데 갑자기 소갈병(당뇨병)이 생겨서 하루에 물을 몇 말씩 마시고 음식도 전보다 갑절이나 많이 먹었다. 그래서 소갈병을 치료하는 약을 1년 넘게 먹었으나 낫기는커녕 병은 갈수록 더 심해졌다.

호깨나무 잎. 호깨나무를 집 안에 심어 두기만 해도 술이 익지 않는다는 말이 있다.

계영신은 자기가 곧 죽을 것으로 여겨 죽은 뒤에 장사를 지낼 준비를 하게 하면서 어린 아들을 이웃 사람한테 맡기면서 키워 달라고 부탁했다. 그런데 어느 날 서쪽 지방에 사는 훌륭한 의사인 장립덕의 아들이 와서 그를 진찰하더니 웃으면서 이렇게 말했다.

"당신은 죽을 뻔하였소. 그러나 걱정하지 마시오. 좋은 사향麝香을 술로 축여 알약 여남은 개를 만들어서 호깨나무 달인 물로 먹으면 나을 것이오."

계영신이 시키는 대로 하니 과연 얼마 지나지 않아 병이 나았다. 주위 사람들이 어떻게 해서 병이 나았느냐고 묻자 의사 장씨는 이렇게 대답했다.

"소갈병은 비장이 쇠약해지고 신장이 망가져서 비장이 물을 다스리지 못하고 신액腎液이 위로 오르지 못하기 때문에 생기는 것이오. 그런데 계영신의 맥을 보니 비장에는 열이 심하지만 신장은 쇠약해지지 않았소. 그러므로 이 사람의 병은 소갈병이 아니라 술을 지나치게 마셔서 비장脾臟에 허열虛熱이 성하여 생긴 것이오. 그 때문에 음식을 평소보다 갑절이나 많이 먹고 물도 많이 마신 것이지요. 그래서 사향과 호깨나무로 치료를 한 것이오. 사향은 술이나 참외, 과일의 독을 없애는 작용이 있어서 과일나무에 사향을 가까이 하면 열매가 달리지 않습니다.

호깨나무 또한 술독을 없애는 효능이 있지요. 집 밖에 호깨나무가 있으면 집 안에서 술을 빚어도 술이 익지 않고 또 호깨나무 밑에서 술을 담그면 술이 물처럼 되어 버립니다. 그러므로 이 두 가지 약으로 술독을 쳐서 없애니 그의 병이 나은 것이오. 송옥이란 사람은 호깨나무 열매의 맛이 우유와 같으므로 새들이 이 나무에 즐겨 모이며 둥지를 잘 짓는다고 말한 적이 있소. 또 민간에서도 그 열매를 닭의 발톱

병든 간 치유하는 어린 보릿잎

겨울을 지나 10센티미터쯤 자란 어린 보릿잎을 동맥이라고 한다. 이 보릿잎을 우리 선조들은 귀중한 약으로 썼다. 어린 보릿잎에는 비타민, 효소, 엽록소 등 온갖 영양소가 풍부하게 들어 있을 뿐 아니라 몸 안에 쌓인 독을 풀어 주는 효과도 있다.

간염이나 간경화증에는 어린 보릿잎을 뿌리째 캐어 그늘에서 말린 것 1킬로그램과 오리나무 껍질 1킬로그램, 조릿대 새순 600그램, 도토리 200그램을 물로 6시간 이상 달여서 수시로 차 마시듯 마시면 좋은 효과를 볼 수 있다.

보릿잎은 간의 열을 내리고 독을 풀며 간의 기능을 크게 도와 주고 소화를 잘 되게 하므로 간질환 환자의 치료에 크게 도움이 된다. 그러나 보릿잎은 성질이 차가우므로 몸이 찬 환자, 곧 소음이나 태음체질의 환자는 성질이 더운 약재, 이를테면 인삼이나 꿀 등과 함께 쓰는 것이 좋다.

보릿잎을 생즙을 내어 마셔도 좋다. 미국의 한 유명한 영화배우가 간암에 걸려 온갖 좋다는 치료법을 다 써 보았으나 효과를 못 보고 있던 중에 보릿잎과 밀싹을 녹즙을 내어 3개월 동안 먹고 암을 고친 일이 있다.

그러나 보릿잎은 맛이 쓰고 떫을 뿐만 아니라 독특한 냄새가 있어 마시기가 좀 거북스러운 단점이 있다. 일본이나 미국에서는 어린 보릿잎을 동결건조하여 가루로 만들어 건강식품으로 개발, 상당한 인기를 얻고 있다.

이나 문둥이 손가락이라고 하는데 다 그 열매의 생김새가 특이하기 때문에 생긴 이름이지요. 또한 열매를 먹으면 단맛이 나기 때문에 아이들이 즐겨 먹고 있지요."

🍃 호깨나무의 약성에 대한 옛 문헌 기록

〈성혜방聖惠芳〉에는 다음과 같은 기록이 있다. "술을 지나치게 마셔서 중독된 것을 치료하려면 호깨나무 줄기를 잘게 썬 것 1냥(35그램)을 물 한 대접에 넣고 물이 절반으로 줄어들 때까지 달여서 찌꺼기를 버리고 따뜻하게 하여 마시면 그 효력이 번개처럼 빠르다."

〈본초강목〉은 이렇게 말하고 있다. "호깨나무 열매는 맛이 달고 성질은 평하며 독이 없다. 두풍頭風(머리가 늘 아프고 부스럼이 나는 병)과 배가 아픈 것을 주로 낫게 한다. 나무 껍질은 오장을 조화롭게

보릿잎에는 온갖 미네랄과 비타민이 풍부하게 들어 있다. 보릿잎은 채소 중에서 미네랄이 가장 풍부하다고 하는 시금치보다 칼슘은 11배, 마그네슘은 3배, 칼륨은 18배나 많이 들어 있다. 이들 미네랄은 신경 계통의 기능과 근육을 원활하게 하는 데 꼭 필요한 성분이다. 또 호르몬을 생성하는 데도 중요한 역할을 한다. 보릿잎에는 효소 성분도 많이 들어 있다. 어린 보릿잎에 들어 있는 효소는 소화를 잘 되게 하고 신진대사를 촉진하는 작용이 있다.

보릿잎에는 엽록소인 클로로필이 많이 들어 있다. 천연 엽록소는 혈액의 혈색소와 비슷한 분자 구조식을 갖고 있어서 녹색의 혈액으로 부를 정도로 증혈 작용이 높다. 보릿잎은 빈혈이나 갖가지 염증, 상처로 인한 출혈 등에 효과가 높다.

어린 보릿잎에는 비타민도 매우 풍부하다. 비타민 B1은 우유의 30배, 비타민 C는 시금치의 33배, 카로틴은 시금치의 6.5배나 들어 있다. 비타민은 신진대사에 가장 중요한 역할을 맡고 있어서 그 중 한 가지만 모자라도 질병에 걸리기 쉽다.

어린 보릿잎은 겨울을 지난 것이어야 제대로 약효가 나타난다. 반드시 농약을 치지 않고 화학 비료를 주지 않은 흙에서 키운 것이어야 하고 말릴 때에도 그늘에서 말려야 한다. 보릿잎은 잘 마르지 않고 완전히 말려도 약간 젖어 있는 것처럼 느껴진다. 보릿잎은 가장 흔하면서도 거의 사용되지 않고 있지만 놀랍도록 다양하고 뛰어난 효과를 지닌 약초이다.

하고 다섯 가지 치질을 다스린다."

〈본초습유本草拾遺〉에는 다음과 같은 기록이 있다. "호깨나무 열매는 갈증을 멎게 하고 마음을 편안하게 한다. 가슴 속의 열을 없애고 오장을 매끄럽게 하며 대소변을 잘 나가게 한다. 그 효력은 꿀과 같다."

〈진남본초眞南本草〉에서도 "호깨나무 열매는 구역질을 멎게 하고 술독을 푼다. 벌레독을 물리치고 중풍과 풍습으로 인해 몸이 마비된 것을 낫게 한다."는 기록이 있다.

북한의 〈동의학사전〉도 호깨나무의 약성과 활용법을 다음과 같이 적고 있다. "가을에 열매를 꼭지 째로 따서 말린다. 맛은 달고 시며 성질은 평하다. 심경과 비경에 작용한다. 갈증을 멈추고 번열煩熱(몸에 열이 몹시 나면서 가슴이 답답한 증세)을 없애며 독을 풀고 대소변을 잘 누게 한다. 번열이 나면서 입이 마르는 데, 게우는 데, 오줌을 잘 못 누는 데 등에 쓴다. 하루 9~15그램을 달임약, 약술, 알약 형태로 먹는다. 비위가 허한 데는 쓰지 않는다."

몸 안에 쌓인 독을 풀어 준다

호깨나무는 간을 비롯하여 몸 안에 쌓인 온갖 독을 풀고 간이나 위, 대장의 기능을 높여 주는 작용도 뛰어나다. 술을 많이 마셔서 생긴 황달이나 지방간, 간경화, 간염 등 갖가지 간질환에는 호깨나무 한 가지만을 써도 좋지만 유황을 먹여 키운 오리, 율무, 팥, 띠뿌리, 다슬기, 머루덩굴 등을 더해서 달여 먹으면 그 효과가 훨씬 더 빠르다. 유황을 먹여 키운 오리를 구하기 어려우면 집오리를 대신 써도 된다. 이 방법은 약이라기보다는 온갖 간질환에 효험이 있는 음식으로 널리 권할 만하다. 어떤 질병이든지 약보다 음식으로 고칠 수 있다면 그 방법이 가장 좋은 것이다.

　술독을 푸는 데에는 호깨나무의 줄기나 잔가지, 열매, 잎 40~50그램에 물 한 되(1.8리터)를 붓고 물이 절반으로 줄어들 때까지 은은한 불로 달여서 차 마시듯 수시로 마시면 된다. 호깨나무 열매가 가장 효과가 좋으나 열매가 높은 가지 끝에 달리므로 따기가 쉽지 않다.

　줄기나 잎을 대신 써도 거의 같은 효험을 볼 수 있다. 열매나 잔가지, 잎에 물을 붓고 엿처럼 될 때까지 오래 달여서 그것을 수시로 한 순가락씩 떠서 먹는 것도 오래 두고 먹기에는 좋은 방법이다.

　호깨나무에는 상당히 센 이뇨작용이 있어서 오줌이 잘 안 나오는 증상이나 고혈압, 동맥경화증에도 일정한 효력이 있다. 손발이 마비되거나 근육과 뼈가 아픈 데, 소화가 잘 안 되는 데, 헛배가 부른 데, 복수가 차는 데에도 썩 좋다. 복수가 찰 때에는 호깨나무와 어성초, 까마중, 겨우살이를 함께 푹 달여서 먹으면 웬만한 증상에는 효과를 본다.

　호깨나무는 술로 인해서 간이나 위장, 폐, 대장, 뇌 등이 나빠진 것을 고치는 데 특효가 있을 뿐 아니라, 가슴 속의 열과 갈증을 없애고 구토를 멎게 하며 오줌을 잘 나가게 하고 변비를 없애며 뱃속을 편안하게 하는 등의 효과도 있다. 또 풍습을 없애고 근육을 풀어 주며 경락기능을 활발하게 하는 작용도 있어서 만성관절염을 치료하는 데에도 효과가 크다.

소변 잘 나오게 하고 관절염에도 효과
관절염은 습기가 많고 기후 변화가 심한 지방에서 많이 생긴다. 우리나라에서는 호반도시로 이름난 춘천과 남서해안의 섬 지방, 제주도 등에 유난히 풍습성 관절염 환자가 많다. 풍습성 관절염에는 호깨나무 열매 500그램(말린 것은 250그램), 또는 호깨나무 줄기를 잘게 썬 것 300그램을 유황을 먹여 키운 오리나 집오리 한 마리와 함께 푹 끓여서 먹으면 상당한 효험이 있다. 오리는 털을 뽑고 뱃속의 똥만 빼낸 다음 한 번 푹 끓였다가 식혀서 위로 떠오르는 기름을 걷어 내고 그 물에 호깨나무 열매나 줄기 썬 것을 넣고 약한 불로 오랫동안 달여서 먹는다.

하루 두세 번씩 한 번에 한 사발씩 먹되 국물과 고기를 다 먹도록 하며 한 마리를 2~3일 동안에 모두 먹도록 한다. 유황을 먹여 키운 오리는 보양작용과 해독작용, 그리고 염증을 삭이는 작용이 뛰어나서 원기를 세게 하고 몸 안에 쌓인 독을 풀며 근육과 뼈를 튼튼하게 한다.

황달에는 뱀딸기와 인진쑥이 좋다

담즙의 색소가 혈액 속으로 들어가 피부와 오줌이 누렇게 되는 황달도 간에 탈이 나서 생기는 병이다. 황달에는 뱀딸기가 가장 좋은 치료약의 하나이다. 또한 황달뿐만 아니라 간염, 복수가 차는 데, 췌장염, 당뇨병에도 매우 좋은 효험이 있다. 7~8월에 뿌리째 캐서 그늘에서 말려 하루 30그램에 물 한 되를 붓고 물이 반으로 줄어들 때까지 약한 불로 달여서 빈 속에 물 대신 마신다. 황달은 대개 20일쯤 마시면 낫는다. 간기능이 좋아질 때까지 마신다. 담석증이 같이 있을 때에는 석위나 복분자를 더하여 달여 마시도록 한다. 간염에는 뱀딸기 말고도 구룡목, 산청목, 노나무, 머루덩굴 같은 것들이 다 잘 듣는다.

인진쑥. 황달에 효과가 있다.

뱀딸기. 황달, 복수가 차는 데, 당뇨병 등에 매우 효과가 좋다.

황달에는 인진쑥이 매우 좋은 효과가 있지만 믿을 수 있을 만큼 품질이 좋은 것을 찾기 어렵다. 인진쑥을 너무 오래 먹으면 시력이 나빠지므로 조심해야 한다. 중국의 전설적인 명의 화타는 음력 3월에 채취한 인진쑥은 황달과 간 질환에 좋은 약이지만 4월 이후에 채취한 것은 불쏘시개로밖에 쓸 수가 없다고 하였다. 요즈음 인진쑥이 건강식품으로 유행하고 있는데 음력 3월에 채취한 것인지 따져 보아야 할 것이다.

호깨나무

한눈에 보기

과 명	갈매나무과
생약명	지구枳俱
속 명	허리깨나무, 헛개나무, 백석목白石木, 목밀木蜜, 현포리玄圃梨
분포지	산 속 양지바른 물가
개화기	5~6월
꽃 색	황록색
결실기	9~10월
열 매	산호 모양의 다육질 과경이 가지 끝에 달리고 그 끝에 둥근 열매가 달리는 데 그 속에 세 개의 작고 윤이 반짝반짝 나는 타원꼴의 씨앗이 들어 있다
높 이	10~20미터
채취시기	열매를 가을에 채취하고 잔가지는 가을과 겨울, 잎은 여름철에 채취한다
가공법	그늘에서 말린다
약 효	알코올 중독, 숙취, 간염, 간경화, 치질, 부종, 식중독, 당뇨병 등

9 신경통과 관절염에 좋은 엄나무

엄나무는 신경통과 관절염에 좋다고 하여 수난을 당하고 있는 나무이다. 엄나무에는 날카롭고 험상궂은 가시가 빽빽하게 붙어 있다. 우리 선조들은 가시가 달린 엄나무 가지를 대문이나 방문 위에 걸어 두면 못된 귀신이나 나쁜 질병이 집 안으로 들어오지 못할 것이라고 믿었다.

음양오행설로 볼 때 귀신은 음기의 상징이다. 귀신은 어둡고 축축하고 차갑고 썩은 것을 좋아한다. 그래서 귀신은 허물어진 성이나 낡고 빈 집, 오래된 우물, 썩은 고목, 음산한 골짜기나 동굴 같은 음습하고 더러운 곳에 잘 나타난다. 사람의 몸도 음습하고 더러운 환경에 있으면 온갖 질병에 걸리기 쉽다. 오장육부의 근육과 뼈와 혈액의 많은 질병이 차갑고 축축하고 더러운 것과 접촉했을 때 생긴다.

엄나무의 무시무시하게 생긴 가시는 양기의 상징이다. 양기는 음기를 몰아내고 막아 주는 작용이 있다. 나무의 가시는 바깥의 적으로부터 자신의 몸을 안전하게 지키기 위해 생긴 것이다.

바람과 습기로 인해 생긴 병에 특효가 있다

동양 전통의학에서 가시가 있는 모든 식물은 음기가 성해서 생긴 병, 곧 바람과 습기로 인해서 생긴 병을 몰아낼 수 있는 것으로 본다. 관절염이나 신경통, 갖가지 염증, 암, 귀신들린 병, 온갖 피부병 등에는 찔레나무나 아까시나무, 주엽나무 등 가시 달린 식물이 효과가 있다는 것이다.

엄나무는 물기와 바람을 몰아내는 효능이 있다. 엄나무는 기름지고 물기 많은 땅에서 잘 자라지만 엄나무 목재는 습기를 잘 타지 않는다. 물 속에 담가 두어도 잘 썩지 않고 축축한 곳에 둬도 습기가 잘 스며들지 않는다. 이런 엄나무의 특성 때문에 비올 때 신는 나막신을 엄나무로 많이 만들었다.

엄나무는 차고 축축한 기운이 몸에 침투하여 생긴 신경통이나 관절염, 요통, 타박상, 근육통, 마비, 늑막염, 만성위염, 입 안염증, 만성대장염, 어깨와 목이 뻣뻣한 것, 만성간염, 갖가지 종기, 종창, 옴, 피부병 등을 치료하는 효능이 있다. 엄나무는 아픔을 멎게 하고 중추신경을 진정시키는 작용이 있으므로 류머티스성 관절염으로 인한 격심한 통증이나 온갖 신경과 근

엄나무 가시. 엄나무 가시를 대문에 걸어 두면 귀신이 들어오지 못한다고 한다.

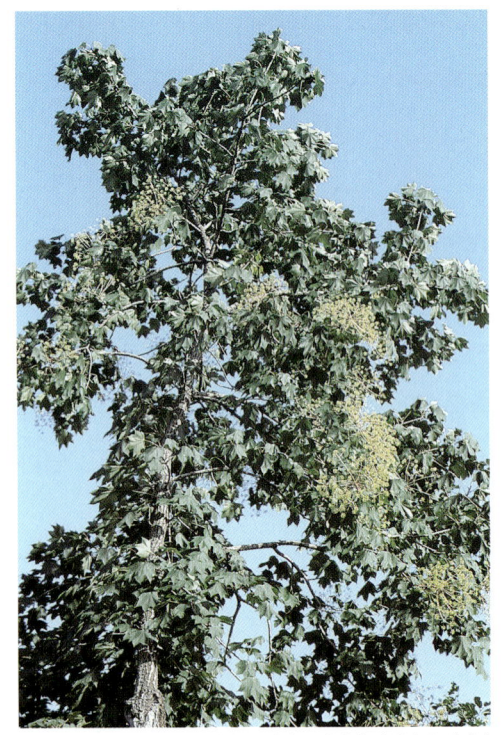

날카로운 가시가 붙어 있는 엄나무. 신경통, 관절염, 만성간염, 위궤양 등에 좋은 효과가 있다.

육의 통증에 잘 듣는다.

엄나무 속껍질 10~20그램에 물 200~300밀리리터를 붓고 약한 불로 물이 절반으로 줄어들 때까지 달여서 하루 세 번에 나눠 먹거나 엄나무를 잘게 썰어 큰 솥에 넣고 푹 달인 물로 식혜를 만들어 수시로 마시면 좋다. 이와 함께 아픈 부위에 엄나무 껍질을 짓찧어 붙이기도 한다.

엄나무는 속껍질을 약으로 쓴다. 여름철에 껍질을 채취하여 겉껍질을 긁어 내 버리고 하얀 속껍질만을 그늘에서 말려 잘게 썰어서 쓴다. 엄나무 속껍질의 맛은 씁쌀하고 성질은 서늘한 편이며 특이한 향기가 난다.

깜깜한 밤중에 오래 묵어 썩은 나무둥치나 비바람에 하얗게 바랜 동물의 뼈 같은 것들이 환하게 빛을 내는 것을 본 일이 있을 것이다. 오래된 배의 돛대에서도 시퍼런 불꽃이 타오르는 듯이 보이기도 하는데 뱃사람들은 이를 센트엘모의 불, 또는 귀신불이라 하여 무서워한다.

글쓴이가 어렸을 적 가야산 밑에서 살 때 일이다. 어느 날 약초를 채취하러 산에 갔다가 날이 저물었다. 마침 그믐이라 달빛마저 없고 날씨도 흐려서 사방이 칠흑같이 어두웠다. 앞이 보이지 않으니 나무

막대기 하나를 꺾어 들고 바닥을 두드려 보면서 길을 찾아 내려왔다. 깜깜한 숲길을 걸어오는데 멀리서 푸른 빛으로 타오르는 큰 불덩어리가 보였다. 마치 불이 이글거리는 거대한 숯불 덩어리 같았다. 가까이 가서 보니 썩은 나무 그루터기였다. 불이 타는 것처럼 환한 빛을 내뿜고 있었지만 손을 대어 봐도 전혀 뜨겁지 않았다. 그 나무 그루터기를 한 아름 가슴에 안고 길을 따라가면서 뿌렸더니 조각조각들이 모두 빛을 내어 마치 밤하늘의 별을 땅에 내던져 놓은 것 같았다. 이와 같은 현상은 대개 흐린 날 밤에 나타나는데 이는 공기 중에 있는 인 성분이 습기와 결합하여 오래 묵은 나무둥치 같은 것에 달라붙어 생기는 것이다.

엄나무는 땅속에 있는 음기와 공기 중에 있는 음기를 모아 저장하는 성질이 있다. 엄나무의 가시는 양기를 품고 있지만 껍질 속에는 음기를 모아 함축하고 있다. 그런 까닭에 썩어서 밤중에 빛을 내는 나무는 엄나무, 버드나무, 벌나무, 느릅나무 등 음기를 많이 품고 있는 나무들이다.

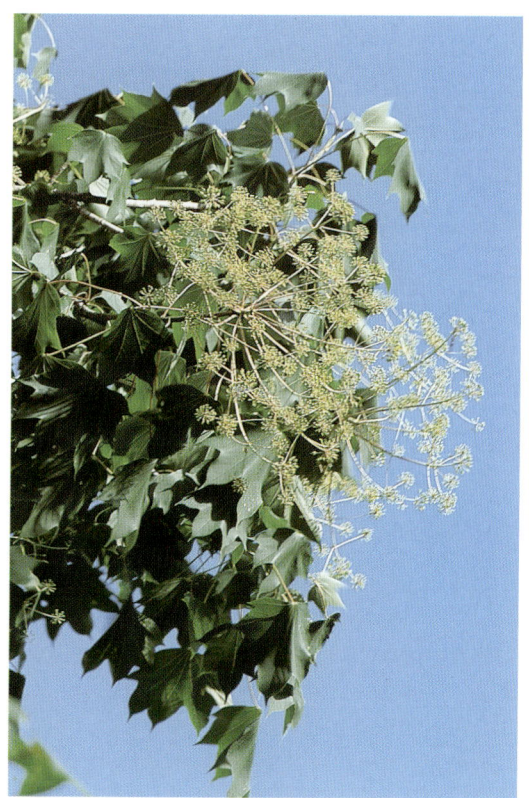

엄나무 꽃. 7~8월에 핀다. 꿀이 많으며 엄나무 꿀은 약효가 높은 것으로 유명하다.

음기운이 부족하여 생기는 간질환을 고친다

사람의 몸에서 음기를 주관하는 장부는 간장이다. 그래서 음 기운이 부족하면 간장에 탈이 나기 쉽다. 간장은 모든 영양분을 모아 저장하는데 동양철학에서는 사람의 혼이 간장에 깃들어 있는 것으로 본다. 엄나무는 음기운이 부족하여 생기는 갖가지 간질환, 곧 간부종이나 만성간염, 간경화 등 온갖 간질환에 효력이 있다. 엄나무는 파괴된 간 색소를 원상태로 회복시켜 주고 부족한 간기운을 보충해 준다.

🌿 간경화

만성간염이나 간경화에는 엄나무 껍질 1~1.5킬로그램에 물 5리터를 붓고 물이 3분의 1로 줄어들 때까지 약한 불로 달여서 한 번에 15~20 밀리리터씩 하루 세 번 밥 먹을 때 같이 복용한다. 간장부위가 아프고 헛배가 부르며 밥맛이 없는 증상이 차츰 없어지고 3~4개월 복용하면

피부병에 잘 듣는 엄나무 기름 만들기

신경통이나 풍습으로 인한 근육마비, 근육통, 만성위염, 만성간염 등에 엄나무 기름을 내어 복용하면 효과가 좋다. 엄나무 기름을 내는 방법은 다음과 같다.

두 말 이상 들어가는 오지항아리 두 개를 준비해 그 중 하나를 땅 속에 목만 나오도록 묻는다. 그리고 남은 항아리에 굵은 엄나무를 잘게 쪼개어 가득 담고 입구를 삼베 두세 겹으로 막은 다음 명주 끈으로 단단하게 묶고 항아리 겉을 굵은 새끼줄로 칭칭 감고 진흙을 이겨 3~5 센티미터 두께로 바른다. 이것을 땅 속에 묻은 항아리 위에 엎어 놓고 항아리가 서로 맞물린 부분을 진흙을 이겨 두껍게 발라 잘 봉한 뒤에 항아리 위에 왕겨나 톱밥을 열 가마니쯤 붓고 불을 붙여 태운다. 일주일쯤 지나 왕겨나 톱밥이 다 타서 꺼지고 나면 아래 항아리에 고인 기름을 꺼내어 항아리에 담아 냉장고에 보관하여 두고 필요할 때 꺼내어 약으로 쓴다.

신경통이나 요통, 만성간염, 간경화, 황달 등에는 한 번에 소주잔으로 반 잔 정도에 생수를 다섯 배쯤 타서 복용하고 옴이나 종기 갖가지 피부병에는 기름을 아픈 부위에 바른다. 온갖 종류의 피부병에도 신기하게 잘 듣는다.

웬만한 간질환은 낫는다.

엄나무와 닮았으나 잎이 조금 작고 윤기가 나며 가시가 전혀 없는 것이 있는데 이를 천우향나무라고 한다. 잎에서 황홀할 정도로 좋은 향기가 난다. 간경화증이나 간암 등에 최고의 약으로 알려져 있으나 일생 동안 약초를 채취하러 다니던 사람도 평생에 한 번 볼 수 있을까 말까 할 정도로 귀하다. 오대산 월정사 부근에 한 그루가 있어서 간경화증으로 복수가 심하게 차서 곧 죽게 된 사람을 치료해 준 적이 있는데 소문이 나서 무지한 사람들이 뿌리까지 뽑아가 흔적도 남아 있지 않다. 그 뒤에 춘천 근교의 삼악산에서 천우향나무 한 그루를 발견한 적이 있는데 이것 역시 다음에 가 보니 누군가가 뿌리까지 뽑아가 버렸다. 이제 이 귀하디 귀한 나무를 어디 가서 찾을 것인가.

🌿 늑막염 · 상기증

단전호흡을 하는 사람들이 호흡수련을 잘못하여 생긴 늑막염이나 기운이 위로 치밀어 생긴 상기증, 곧 주화입마走火入魔가 온 데에는 엄나무 뿌리를 생즙을 내어 한 잔씩 하루 세 번 마시면 잘 낫는다. 엄나무에는 사포닌, 쿠마린, 정유 등이 들어 있는데 사포닌 성분이 가래를 멎게 하고 염증을 없애는 작용을 하는 것으로 알려져 있다.

엄나무는 인삼과 비슷한 작용이 있어 인삼 대신 쓸 수 있다. 엄나무를 오래 복용하면 신장기능과 간장기능이 튼튼해지고 당뇨병이나 신경통, 관절염에 걸리지 않는다고 한다.

🌿 만성위염

엄나무 껍질 8그램, 백출 6그램, 고삼(검게 볶은 것) 6그램을 하루 두 첩씩 달여 재탕까지 하여 하루 세 번 밥 먹는 중간에 먹는다.

🍃 만성간염

해바라기 대 21그램, 엄나무 껍질과 두릅나무 껍질 각 15그램, 창출·목통·고삼 각 9그램을 물로 달여서 묽은 물엿처럼 만든다. 이것을 하루 양으로 하여 한 번에 3그램씩 하루 세 번 먹는다. 설사와 변비는 100퍼센트 없어지고 다른 여러 증상도 차츰 없어진다. 90퍼센트 이상 효과가 있다.

엄나무 껍질 1킬로그램에 물을 붓고 1.5리터가 되게 달여 한 번에 15밀리리터씩 하루 세 번 밥 먹는 중간에 먹는다. 3~6개월 먹는다. 10일 뒤부터 소화가 잘 되고 밥맛이 좋아지기 시작하여 명치 밑이 답답한 증상이 없어지고 다른 여러 증상들이 호전된다. 3개월 정도 치료하면 85퍼센트쯤이 효험을 본다.

엄나무

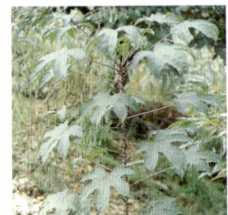

한눈에 보기	
과 명	오갈피나무과
생약명	해동海桐, 해동피海桐皮
속 명	개두릅, 음나무, 엄나무, 응개나무
분포지	산기슭과 중턱
개화기	7~8월
꽃 색	황록색
결실기	10월
열 매	둥글고 까맣게 익는다
높 이	25~30미터 자라는 잎지는 큰키나무
채취시기	봄철에 새순을 따서 나물로 먹고 껍질은 봄이나 가을에 채취한다. 잎은 여름에 채취한다
가공법	속껍질을 잘게 썰어 그늘에서 말린다
약 효	신경통, 관절염, 간염, 지방간, 신허요통, 늑막염, 기침, 위염, 위궤양, 치통, 피부병 등

10 결석 녹이고 양기 돋우는 참가시나무

몸 속에 생긴 돌 때문에 고통을 받는 사람이 적지 않다. 돌은 쓸개에도 생기고 간에도 생기고 콩팥이나 방광, 요로에도 생긴다. 담석증은 드러누워 데굴데굴 구를 만큼 통증이 극심한 데다가 수술로 돌을 꺼내거나 체외충격파 시술로 깨뜨려 없애도 얼마 지나지 않아 다시 생기곤 하여 성가시고 고통스럽기 이를 데 없다.

담석에는 콜레스테롤이 굳어진 콜레스테롤 결석과 담즙의 색소성분이 굳어진 빌리루빈 결석, 그리고 두 가지가 합쳐진 혼합결석이 있다. 담석은 남자보다 여자에게 많이 생기는 편이다. 또 몸이 뚱뚱한 사람, 음식을 많이 먹는 사람, 동물성 기름기와 설탕을 많이 먹는 사람한테 많이 나타난다. 담즙의 흐름에 탈이 났거나 담즙 성분의 균형이 깨어져 생기는 것으로 짐작하고 있을 뿐 아직 그 원인이 밝혀지지 않은 것이 많다.

참가시나무 잎과 열매. 참가시나무는 겨울에도 잎이 떨어지지 않는 참나무의 한 종류이다.

요로나 콩팥, 방광의 결석은 대개 오줌에 들어 있는 염류 성분이 오줌 속의 침전물에 달라붙어 생긴 것이다. 오줌이 오랫동안 몸 안에 남아 있거나 세균감염, 요로에 이물질이 있을 때, 물질대사 이상 등이 그 원인이며 결석이 작을수록 통증은 심하지만 돌은 빠지기 쉽다. 큰 콩팥결석은 증상이 없는 경우가 있지만 결석 때문에 오줌길이 막혀 콩팥에 가해지는 압력이 커지면서 극심한 통증이 나타난다. 참가시나무 잎은 담석과 신장결석을 녹여 없애는 데 특이한 효과가 있다.

겨울에도 잎이 지지 않는 숲의 왕

흔히 '가시나무'라고 하면 가시가 돋친 나무를 생각하기 쉽다. 그러나 가시가 없으면서도 이름이 가시나무인 나무가 있다. 참가시나무, 돌

가시나무, 북가시나무, 종가시나무 등이 가시가 없는 가시나무들이다.

　가시나무는 도토리가 열린다는 점에서 상수리나무, 떡갈나무, 신갈나무, 굴참나무, 물참나무 등과 같다. 도토리나 상수리 따위가 열리는 나무를 모두 아울러 참나무로 부르는데 참나무 가운데서 겨울철에도 잎이 떨어지지 않는 상록성의 참나무를 가시나무라고 부른다.

　참나무에는 겨울에 잎이 지는 것과 지지 않는 것이 있다. 겨울에 잎이 지는 참나무는 추운 지방에서도 잘 자라지만 겨울에 잎이 지지 않는 참나무는 따뜻한 남쪽지방 일부에서만 자란다. 그런 까닭에 남해안의 섬 지방 사람이 아닌 다음에야 가시나무를 아는 사람이 많지 않다. 겨울에도 잎이 푸른 참나무, 곧 가시나무류는 우리나라에서는 제주도, 완도, 거제도를 비롯한 남쪽의 일부 섬지방과 바닷가 지방에서만 자란다. 일본과 중국의 따뜻한 곳에서 많이 자라고 유럽에서는 지중해 연안에 흔하다.

　가시나무는 모양새가 웅장하고 단정하여 뭇 나무들 가운데 임금이라 할 만큼 품위가 있다. 유럽에서는 가시나무를 숲의 왕이라 부르며 고귀하고 신령스런 영혼이 가시나무에 깃들여 있는 것으로 믿어 왔다.

　가시나무는 대개 잎이 보통 참나무 잎보다 작고 두꺼우며 잎의 표면이 반짝반짝 윤이 나고 진한 녹색을 띤다. 긴 타원꼴인 잎은 톱니가 있고 따로나기로 붙으며 겉면은 반지르하게 윤이 나지만 뒷면은 희다. 암수한그루로 봄에 황갈색 꽃이 피어 가을에 도토리를 닮은 열매가 달린다.

　열매를 '가시'라 부르며 도토리처럼 묵을 만들어 먹거나 가루 내어 수제비를 만들어 먹을 수 있다. 가시나무 열매와 도토리는 맛과 성분, 생김새가 거의 같다. 한 가지 다른 점은 열매를 담고 있는 열매받침의 겉면이 도토리는 매끈하지만 가시나무 열매는 가로로 층이 나 있다는 점이다.

가시나무가 우리나라에서는 귀했던 까닭에 전통 한의학에서 약으로 쓴 일은 극히 드물었다. 그러나 중국과 일본에서는 열매, 잎, 어린 줄기 등을 설사를 그치게 하고 출혈을 멎게 하며 염증을 없애고 신장과 방광의 기능을 튼튼하게 하며 담낭결석이나 신장결석 등 갖가지 결석을 녹여 없애는 약으로 더러 써 왔다.

특히 가시나무 종류 가운데서 키가 가장 작은 종류인 참가시나무의 잎과 어린 줄기는 이웃 일본에서 담석, 신장결석, 요로결석 등 갖가지 결석에 특효라 하여 인기를 모으고 있고 유럽과 중국에서는 참가시나무 잎으로 결석 치료약을 만들고 있다.

부작용 없이 돌을 녹이는 천연 약재

참가시나무의 잎을 달여서 차처럼 마시면 몸 안에 있는 돌이 녹아서 없어지거나 오줌으로 빠져나온다. 별 통증 없이 몸 속의 돌을 없앨 수 있다. 잎뿐 아니라 잔가지나 껍질도 같은 효과가 있다.

참가시나무는 잎과 잔가지를 봄이나 여름철에 채취하여 깨끗하게 씻어 잘게 썬 다음 쪄서 그늘에서 말려 약으로 쓴다. 하루 50~70그램을 600~1000밀리리터의 물에 넣고 물이 3분의 1이 될 때까지 달여서 하루 세 번 밥 먹고 나서 마신다.

참가시나무만을 써도 효력이 있지만 병꽃풀을 더해 쓰면 더욱 효과가 빠르다. 병꽃풀은 연전초, 적설초 등으로도 부르는 꿀풀과에 딸린 풀로 옛날부터 콩팥과 방광의 결석을 녹여 없애는 약초로 알려져 왔다.

참가시나무 잎과 잔가지를 쪄서 말린 것 20~30그램, 병꽃풀 20~30그램을 물 600~1000밀리리터에 넣고 달여 하루 3~5번 나눠 마신다. 몸 속의 돌을 녹여 없앨 뿐 아니라 콜레스테롤 수치를 낮추고 소변을 잘 나가게 하고, 가래를 삭이며, 기침을 멈추고 염증을 없애며 신장의 기능을 튼튼하게 하여 정력을 세게 하는 등의 효능이 있다.

참가시나무는 본디 일본의 시코쿠 지방에서 몸 속에 있는 돌을 없애는 민간요법으로 써 왔던 나무이다. 우리나라 남쪽 섬 지방에서도 설사를 멈추게 하거나 피를 멎게 하고 종기나 종창을 치료하는 약으로 민간에서 더러 썼다고 한다.

그러던 것을 일본의 히로시마 대학 의학부에서 10년 동안 연구한 결과 이 나무가 몸 속에 생긴 돌을 녹여 없앨 뿐만 아니라, 돌이 생기지 않도록 억제하는 효력이 있다는 것을 과학적으로 입증했다. 실험 결과에 따르면 방광에 결석이 생기게 한 흰생쥐한테 60일 동안 참가

참가시나무 잎. 담낭결석, 신장결석, 요로결석 등 갖가지 몸 안에 생긴 돌을 녹여 없애는 작용이 있다.

시나무 잎과 껍질에서 추출한 약물을 먹였더니 결석이 생기지 않았고 또 이미 있던 결석은 없어졌다고 한다. 흰생쥐 오줌의 pH 농도가 두 배쯤 높아졌고 칼슘 배설량은 늘어나고 인 배설량은 줄어드는 작용도 있었다고 한다.

이것 말고도 심장의 활동을 억제하고 혈관을 수축하는 작용도 있었으나 담즙 분비에는 전혀 영향을 미치지 않는 것으로 나타났다고 한다. 또 참가시나무 달인 물에 결석 환자의 몸 속에서 꺼낸 결석을 넣었더니 모두 녹아 없어지거나 크기가 줄어들었다고 한다.

참가시나무는 아무런 부작용이나 독성 없이 몸 안에 생긴 돌을 없앨 수 있는 천연 약재이다. 결석의 크기에 다라 다르겠지만 1~5개월 안에 결석이 녹아 없어진다.

참가시나무 열매 먹고 수백 년을 산 메사니

제주도에는 참가시나무에 얽힌 다음과 같은 이야기가 전해 온다. 70년쯤 전 제주도의 어느 마을에서 있었던 일이라고 한다. 가뭄이 심해 도토리도 별로 달리지 않았던 어느 해에 밤마다 어떤 짐승이 나타나 고구마 밭과 옥수수 밭을 마구 파헤쳐서 엉망으로 만들어 놓곤 했다. 마을 사람들이 그 짐승을 잡으려고 덫을 설치하고 올가미도 만들고 함정도 파두었으나 잡히지 않았다.

대체 어떤 짐승인지 궁금하여 고구마 밭에 몰래 숨어서 밤새 지켰더니 한밤중에 뭔가 시커먼 짐승이 나타나 고구마를 캐서 먹는데 날쌔기가 비호같아 자세히 볼 수조차 없었다. 다음날 여러 사람이 큰 그물을 준비하여 숨어 있다가 그 짐승을 그물로 덮쳐 사로잡았다.

잡고 보니 온몸이 시커먼 털로 덮이고 머리카락은 엉덩이 아래까지 늘어진 벌거벗은 사람이었는데 카악카악 소리만 낼 뿐 말은 하지 못했다. 손짓발짓으로 의사소통을 하다가 종이와 먹을 갖다 줬더니 종이에다 자기가 산에서 살게 된 사연을 적었다.

놀랍게도 그 털복숭이 사람은 3백 년 전에 왜구의 노략질을 피하여 산으로 도망쳤던 사람인데 산열매도 흉년이 들어 배가 고파서 마을로 내려왔다고 했다. 사람들이 궁금하여 산에서 대체 무엇을 먹고 살았느냐고 물었더니 그는 가시나무 열매와 도토리를 야생 벌꿀 속에 오래 담가 두고 그것을 식량으로 삼았다고 대답했다.

사람들은 그의 말을 믿지 않고 손과 발을 꽁꽁 묶어 서울의 서커스단에 팔아 넘기려고 마차에 실어 보내는 중에 줄을 끊고 산으로 도망쳤다. 그 뒤로 털복숭이 인간은 다시 나타나지 않았다.

경상북도 성주군 월항면에 있는 절인 선석사에도 이와 비슷한 얘기가 전해온다. 50년 전쯤 몹시 추운 겨울날 저녁에 누군가 밖에서 대문을 요란스럽게 흔들어 댔다. 춥고 나가는 것이 귀찮아서 대문을 열어 주지 않았더니 한참 뒤 조용해졌다.

이튿날 아침에 공양주 보살이 밥을 지으러 나갔더니 온몸이 털복숭이인 사람이 아궁이에서 불을 쬐고 있었다. 글을 써서 의사소통을 했는데 임진왜란을 피해 산으로 도망쳐서 지금까지 산에서 살고 있는 것이라고 하였다. 마을사람들은 그를 앞세워 그가 살던 동굴을 찾아갔는데 동굴 속에는 큰 항아리 하나에 야생 벌꿀로 절인 도토리만 가득 들어 있을 뿐이었다. 그는 야생 벌꿀로 발효시킨 도토리를 먹고 350년을 살 수 있었다는 것이다.

우리나라에는 이처럼 야생 인간에 대한 전설 같은 얘기가 여러 곳에서 전해 온다. 이들 야생 인간을 '산에서 사는 사람'이라는 뜻인 '메사니' 또는 '미사리'로 부르며 이들을 불로장생술을 터득한 신선의

한 종류로 여기기도 한다. 특이한 것은 이들은 한결같이 도토리나 가시나무 열매를 주식으로 하고 있다는 점이다.

뛰어난 정력제이며 중금속 중독을 해소한다

실제로 도토리와 가시나무 열매는 우리 선조들이 구황식물로 가장 중요하게 여겼던 산열매다. 흉년이 들면 가난한 백성들은 으레 도토리로 목숨을 간신히 이어갔다. 오죽했으면 도토리를 꿀 같은 밤이라 하여 꿀밤이라고 부르고 도토리가 달리는 나무만이 진짜 나무라 하여 참나무라 불렀을까.

가시나무 열매는 영양이 풍부하다. 탄수화물, 지방, 단백질이 골고루 들어 있고 갖가지 미량원소도 다 들어 있다. 위와 장을 튼튼하게 하고 몸에 힘이 나게 하며 뼈를 단단하게 하고 오래 먹으면 몸이 가벼워져서 오래 살 수 있게 된다.

겉껍질을 벗기지 않은 채로 꿀 속에 담가 3년쯤 두면 도토리 본래의 떫은 맛이 없어지고 맛이 좋다. 이것을 하루 10~20알씩만 먹어도 배고프지 않고 힘이 난다고 한다. 가시나무 열매 대신 도토리를 써도 좋다. 가시나무 열매나 도토리의 떫은 맛을 없애려면 가시나무 열매나 도토리 가루에 소금을 적당히 섞어 두면 5~6시간 뒤에 떫은 맛이 싹 빠진다. 이것으로 음식을 만들면 맛도 좋거니와 몸 안에 있는 갖가지 중금속 중독을 해소하는 데 뛰어난 효력이 있다.

참가시나무는 강장·강정 작용이 높은 것으로도 이름나 있다. 일본 사람들은 이 나무를 으뜸가는 정력제 가운데 하나로 여긴다. 정력감퇴, 발기불능, 성기능 저하, 여성들의 불감증 등에 두루두루 효험이 있다. 잎과 잔가지를 쪄서 그늘에서 말려 달여서 차처럼 수시로 마시

참가시나무 열매. 도토리와 생김새가 같다. 꿀에 담가 발효시키면 무병장수 하는 선약이 된다.

면 자신도 모르는 사이에 신장의 기능이 세어진다. 하루 20~30그램에 물 600밀리리터를 붓고 30분쯤 달여서 그 물을 하루 네다섯 번에 나누어 마시면 된다. 여기에 구기자나무 뿌리나 광나무 열매 등을 넣으면 더욱 좋다.

참가시나무의 주성분은 떫은맛 성분인 탄닌질이다. 탄닌을 너무 많이 먹으면 변비가 생길 수도 있으므로 한꺼번에 많은 양을 먹지 말고 조금씩 오래 먹는 것이 좋다. 참가시나무 잎에는 여러 성분이 들어 있는데 그 중에서 결석을 녹이거나 억제하는 성분은 카테콜을 비롯한 탄닌질일 것으로 추측한다. 참가시나무뿐 아니라 모든 참나무의 잎, 줄기, 잔가지를 담석이나 신장결석 치료에 쓸 수 있으나 효력이 약하다.

참가시나무는 소변을 잘 나가게 하고 몸 속에 있는 콜레스테롤을 없애 주므로 비만증 치료와 동맥경화 예방에도 상당한 도움이 된다. 염증을 삭이는 효과도 높아 구내염이나 잇몸의 염증에 잎을 달인 물로 입가심을 하면 효과가 있다. 여성의 냉증이나 대하, 치질로 인한 출혈, 대장과 직장의 궤양으로 인한 출혈에도 좋은 효험이 있고 오래되고 잘 낫지 않는 설사에도 효과가 좋다.

만성이 되어 잘 낫지 않는 설사에는 참가시나무 잎이나 껍질 1킬로그램을 겉껍질을 긁어 내고 잘게 썬 다음 물 한 말(18리터)에 넣고 물이 다섯 되(9리터)가 될 때까지 달여서 찌꺼기를 건져 내고 다시 고약처럼 될 때까지 달여서 한 번에 찻숟가락으로 하나씩 하루 세번 따뜻한 술에 타서 마신다.

한눈에 보기

참가시나무

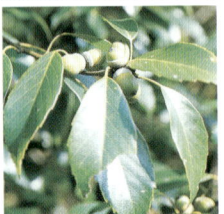

과 명	참나무과
생약명	참가시나무
속 명	참가시나무
분포지	제주도, 울릉도, 전라남북도, 경상남도의 따뜻한 지방의 산이나 들
개화기	4~5월
꽃 색	황록색으로 길게 늘어진다
결실기	10월
열 매	짙은 갈색의 도토리 모양
높 이	10~15미터 자라는 늘푸른 큰키나무
채취시기	잎이나 잔가지를 봄이나 가을에 채취하고 열매는 10월에 채취한다
가공법	잎과 잔가지를 살짝 쪄서 잘게 썰어 그늘에서 말린다
약 효	방광결석, 요로결석, 담낭결석, 부종, 양기부족, 기력쇠약, 요통 등

위궤양 · 위염 · 위암 특효약 예덕나무

위는 만병의 근원이라고 한다. 위장이 허약하면 온갖 질병에 걸리기 쉽고 위장 기능이 너무 튼튼해도 갖가지 질병에 걸리기 쉽다.

음식을 먹는 습관과 소화능력은 사람의 건강, 성품, 인격에 절대적인 영향을 미친다. 음식을 무엇이나 잘 먹고 잘 소화하는 사람은 대개 건강하며 정서적으로도 안정되어 있으며 성격도 원만하다. 그러나 편식을 하고 소화능력이 약한 사람은 허약하고 잔병이 많으며 성격이 까다롭고 정서가 불안하다.

몸과 마음이 다 같이 건강하려면 먼저 균형 잡힌 음식을 골고루 섭취해야 한다. 그러나 좋은 음식을 먹는 것만으로는 부족하다. 아무리 좋은 음식을 먹어도 소화능력이 떨어져 몸 안에서 흡수할 수 없으면 산해진미가 그림의 떡일 뿐이다. 섭취한 음식물이 소화기관을 거치면서 소화되고 분해된 영양분이 몸 안에 흡수되어 온몸의 세포에 잘 공

예덕나무 잎. 예덕나무 잎으로 밥이나 떡을 싸서 먹으면 향기가 배어서 맛이 좋아진다.

급되어야 건강을 유지할 수 있는 것이다.

 음식을 무엇이나 잘 먹는데도 몸이 자꾸 마르거나 붓거나 건강에 탈이 있을 때는 혹시 만성소화불량이 아닌지 자신의 몸을 살펴 보아야 한다. 소화불량은 가장 흔한 질병이다. 특히 짜고 매우며 자극적인 것을 많이 먹는 우리나라 사람들한테는 위장질환이 많을 수밖에 없다. 소화불량은 가장 흔한 질병이면서도 잘 낫지 않는 병이다.

가장 흔한 질병이면서 잘 낫지 않는 위장병

약국에서 가장 손쉽게 구할 수 있는 약이 위장약이나 소화제다. 소화불량에 주로 쓰는 약은 제산제나 베테인염산, 판크레아틴이 들어 있는 소화제다. 이런 소화제나 위장약들은 일시적으로 속이 쓰리거나 더부룩한 증상만을 차단할 뿐 위장병이나 소화불량을 근본적으로 치료하지는 못한다.

소화되는 과정은 단순히 위의 문제만이 아니라 간이나 장, 폐, 콩팥, 심장, 뇌 같은 다른 장부들과도 밀접한 관련이 있는 매우 복잡한 과정이다. 위산을 없애거나 염증을 없앤다고 해서 위장기능이 근본적으로 좋아지지 않는다. 다른 질병과 마찬가지로 근본적인 원인을 찾아 내어 인체의 다른 기능과 조화와 균형을 이루도록 치료하는 것이 옳다.

🌿 만성위염

위점막에 생기는 만성 염증성 질병이다. 식사를 무질서하게 하거나 소화되기 힘든 음식, 자극성 음식을 많이 먹어서 생긴다. 또는 이가 나쁘거나 음식을 잘 씹지 않고 삼키는 습관이 있거나 위에 부담을 주는 아스피린, 술파민제 같은 양약을 오래 먹어서 생기는 수도 있다.

위염에는 저산성 위염과 과산성 위염이 있다. 과산성 위염은 흔히 젊은 사람한테 많이 생긴다. 밥 먹고 나서 두세 시간 뒤에 신트림이 나면서 속이 쓰린 것이 특징이고 이때 음식을 조금씩 먹거나 소다를 먹으면 통증이 줄어들거나 없어진다. 밥맛이 없어서 밥을 못 먹는 일은 거의 없고 변은 딱딱한 편이다. 오래 앓으면 십이지장궤양으로 진전되는 수가 많다.

저산성위염은 위산과소증, 또는 위산결핍증이라고도 한다. 사람은 누구나 나이가 들면서 저산증에 걸리기 쉽다. 어느 한 통계에 따르면 60살이 넘은 사람의 절반 가량이 위산이 적게 분비되어 소화불량을 비롯한 갖가지 질병에 걸리기 쉽다고 한다. 저산증으로 인하여 나타나는 증상은 매우 많다. 소화가 잘 안 되고 속이 더부룩하며 속이 쓰리고 배에 가스가 차며 방귀가 자주 나오고 구토가 나며 위가 가끔 경련을 일으키고 설사를 하거나 변비가 생기며 항문이 가렵고 소화되지 않은 음식이 변에 섞여 나오는 것 등이 모두 위산과소로 인하여 나타나는 증상들이다. 이밖에 갖가지 음식으로 인한 알레르기, 손톱이 갈라지는 것, 딸기코, 여드름, 빈혈, 루푸스, 골다공증, 천식, 당뇨병, 건선, 아토피성 피부염, 간염, 담석, 갑상선 질병 등 온갖 질병이 위산저하증과 관련이 있다.

소화가 잘 안되고 속이 더부룩할 때 사람들이 가장 흔하게 복용하는 것이 소화제다. 소화제는 대부분이 제산제다. 제산제는 이름 그대로 위액의 산도를 낮추는 약이다. 위액의 산도가 부족하여 탈이 나 있는데 제산제를 복용하면 위액의 산도는 더 낮아질 수밖에 없다. 저산증 환자가 제산제를 복용하면 처음에는 증상이 약간 가벼워지는 것 같지만 갈수록 소화불량이 심해지게 된다. 더구나 나이가 들수록 위산이 적게 나오는 까닭에 제산제를 먹으면 먹을수록 위장이 완전히 망가지게 된다. 저산증 환자는 위산이 들어 있는 담즙 소화제나 몸 안의 산도를 조절하는 기능이 있는 식물성 소화제를 복용하는 것이 좋다.

만성위염을 비롯한 인체의 여러 염증에는 고백반 가루와 황백 가루로 치료가 가능하다. 고백반과 황백 가루는 식사와 식사 사이에 4그램씩 먹는다. 속에서 생기는 거의 모든 출혈을 다스리는 데에는 향부자를 볶아서 40그램씩 서너 번 마시면 출혈이 멎는다.

몸이 차가워서 생긴 소화불량은 따뜻한 물을 밥 먹기 전과 밥 먹고 난 뒤에 한 잔씩 마시면 낫는 경우가 많다. 그렇게 하면 달리 소화제를 복용하지 않아도 낫는 경우가 많다. 몸이 찬 사람은 찬 것만 들어가면 소화가 되지 않는다. 간담이 허약하여 소화불량이나 구토가 생기는 데에는 호깨나무나 산청목을 달여서 먹는 것이 좋다.

🌿 밥맛이 없고 소화불량일 때

자귀나무 껍질 400그램, 고삼 400그램, 반하 200그램을 각각 따로 가루 내어 한데 합쳐서 오동나무 열매 만하게 알약을 만든다. 이것을 하루 세 번 밥 먹고 난 뒤에 15알에서 25알까지 먹는다. 밥맛이 없고 소화가 잘 안 될 때, 장 기능이 좋지 않을 때 먹으면 좋은 효과가 있다.

🌿 위하수 · 위무력

위하수나 위무력증, 위확장증은 삼초의 기능이 약해서 생기는데 복부의 근육을 강하게 수축할 수 있는 약초를 써야 한다. 잔중혈(양쪽 젖가슴 사이 한가운데)에 쌀알만한 뜸을 뜨면서 고백반, 황백, 향부자 같은 것을 쓰는 것이 좋다. 고백반과 황백 가루는 밥 먹는 중간에 4그램씩 먹는다. 3~4개월 동안 먹는다.

🌿 체증

체증은 서양의학에는 없는 병이다. 현대의학에는 체증이라는 질병이 없고 음식물이 식도에 쌓여 있다고 하면 이를 믿는 의사도 없을 것이다. 음식물을 먹는 중에 갑자기 놀라거나 긴장을 하면 식도 양쪽에 있는 횡격막이 긴장하여 식도를 조이거나 막게 된다. 그러면 음식물이 횡격막 윗쪽의 식도에 쌓여서 위장으로 내려가지 못하게 되는데 이러한 상태를 체증이라 한다. 음식물이 식도에 쌓이면 식도의 양쪽 벽이 늘어나서 작은 주머니처럼 된다. 식도에서는 음식물이 소화되지 않으므로 식도에 음식물이 오랫동안 쌓여 있게 되는 것이다.

 간혹 체한 것을 내리는 사람한테 가서 체증을 내리면 몇 달 전 혹은 몇 년 전에 먹었던 음식이 전혀 소화되지 않은 채로 나오기도 하는데 이것이 다 식도가 늘어나서 생긴 주머니에 쌓여 있던 것이다. 체증이 심한 사람은 식도벽이 늘어나서 생긴 주머니가 펠리칸의 목에 붙은 주머니만큼이나 큰 것도 있다. 밥 한 그릇이 들어갈 만큼 커져 있는 경우도 있다.

찬 음식을 먹을 때, 딱딱한 음식을 먹을 때, 추울 때 찬 음식을 먹거나 긴장하거나 마음이 불안한 상태에서 음식을 먹을 때 체증에 걸리기 쉽다. 음식을 급하게 먹거나 위장기능이 약한 사람, 심장이 허약한 사람도 체증에 걸리기 쉽다.

딸꾹질은 횡격막이 긴장할 때 생긴다. 딸꾹질을 자주 하는 사람은 체증이 생기기 쉽다. 딸꾹질이 날 때에는 가능하면 음식을 먹지 않는 것이 좋고 먹더라도 따뜻한 죽 같은 것을 먹는 것이 좋다.

횡격막이 긴장해서 움츠러들면 식도가 좁아져서 음식물이 식도에 걸려 체증이 생긴다. 음식물이 식도에 쌓이면 식도벽이 늘어나서 주머니처럼 되고 그 속에 음식물이 가득 들어 있게 된다. 체증이 약할 때에는 소화제를 먹으면 내려가지만 고기를 먹고 체했거나 심하게 체했을 때에는 갈침을 쓰거나 체한 것을 내리는 방법을 써야 한다. 갈침은 신선한 칡넝쿨의 끝을 짓찧어 뭉툭하게 하여 번개같이 식도를 통해 위장까지 넣었다가 꺼내는 치료법으로 급하게 체한 것을 즉시 내려 준다. 갈침으로 체한 것을 내리는 의술이 몇십 년 전까지 있었으나 지금은 완전히 없어졌다.

체한 것을 내리는 일을 직업으로 삼고 있는 사람은 지금도 더러 있는데 이를 대물림하여 가업으로 삼고 있는 경우도 있다. 그러나 체를 너무 자주 내리는 습관이 들면 좋지 않다. 무엇보다도 근본적으로 체하지 않게 하는 것이 중요하다.

예덕나무. 남쪽 바닷가에 자라며 위암, 위궤양, 위염 같은 위장병에 뛰어난 효과가 있다.

위암 · 위궤양 치료에 명약

예덕나무는 우리나라 남쪽 지방의 바닷가에 흔히 자라는 나무다. 대극과에 딸린 중간키나무로 따뜻한 남쪽지방의 바닷가에 더러 자란다. 예덕나무라는 이름은 예절과 덕성을 모두 갖춘 나무라는 뜻이다. 잎은 오동잎처럼 넓고 6~7월에 담황색 꽃이 이삭 모양으로 피고 가을에 진한 갈색 열매가 익는다. 추위에 약하여 중부지방에서는 겨울을 나지 못한다.

예덕나무를 한자로는 야오동野梧桐, 또는 야동野桐이라고 쓰고 일본에서는 적아백赤芽柏 또는 채성엽採盛葉으로 부른다. 야오동은 나무 모양이 오동나무를 닮았다는 뜻이고, 적아백은 봄철에 돋아나는 새순이 붉은 빛깔이 난다고 하여 붙인 이름이며, 채성엽은 잎이 크고 넓어서 밥이나 떡을 싸기에 좋다고 하여 붙인 이름이다. 뜨거운 밥을 예덕나무 잎으로 싸면 예덕나무의 향기가 밥에 배어서 매우 아취가 있다. 일본에서는 이 잎으로 밥이나 떡을 싸는 풍습이 있다.

예덕나무는 일본에서 암 특효약으로 알려졌던 나무다. 예덕나무에 대해서는 다음과 같은 이야기가 있다. 수십 년 전에 일본에 '오스까' 라는 명의가 살았는데 그는 배를 만져서 질병을 진단하는 이른바 복진법腹診法과 장중경(1700여 년 전 중국의 명의)의 상한론傷寒論 처방을 활용하여 수많은 암환자를 비롯하여 온갖 난치병을 많이 고친 것으로 이름이 높았다.

그런데 오스까 씨의 집 주변에 한 돌팔이 노인이 있었다. 그 노인은 의학공부를 한 적이 없으면서도 오히려 오스까 씨보다 더 많은 암환자를 고쳤다. 오스까 씨는 틀림없이 그 노인한테 특별한 비방이 있을 것이라고 생각하고 찾아가서 정중하게 인사를 드린 뒤에 암을 고칠 수 있는 처방을 가르쳐 달라고 하였다. 노인은 뜻밖에도 선선히 가르쳐 주었다. 오스까 씨는 그 노인이 일러준 대로 약재를 구하여 환자를 치료했는데 그 효과가 매우 좋았다. 노인이 수많은 암환자를 치료한 약은 다름 아닌 예덕나무였다.

예덕나무는 특히 위암이나 위궤양, 십이지장궤양에 효과가 좋은 것으로 알려져 있다. 위를 튼튼하게 하고 소화를 잘 되게 하며 담즙을 잘 나오게 할 뿐만 아니라, 고름을 빼내고 염증을 삭이는 작용이 몹시 세다. 또 신장이나 방광의 결석을 녹이고 통증을 없애는 작용도 있다. 갖가지 암, 치질, 종기, 유선염, 방광이나 요로 결석 등에 치료약으로 쓸 수 있다. 일본이나 중국에서는 예덕나무 잎이나 줄기껍질을 가루 내어 알약이나 정제로 만들어 약국에서 암치료제로 판매하고 있다.

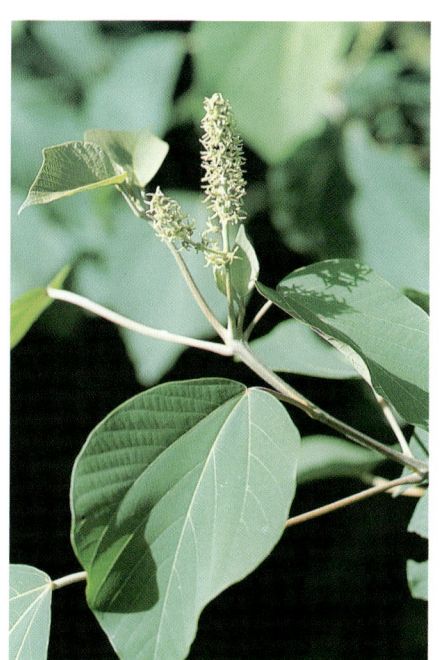
예덕나무 꽃. 7월에 핀다.

염증을 없애고 고름을 빼내는 작용

예덕나무 순을 나물로 먹을 수도 있다. 이른 봄철 빨갛게 올라오는 순을 따서 소금물로 데친 다음 물로 헹구어 떫은 맛을 없애고 잘게 썰어 참기름과 간장으로 무쳐서 먹으면 그런 대로 맛이 괜찮다.

약으로 쓸 때는 잎, 줄기, 껍질을 모두 사용한다. 위암이나 위궤양 등에는 15~30그램을 물 2리터에 넣고 약한 불로 물이 3분의 1이 될 때까지 달여서 하루 세 번에 나누어 복용한다.

치질이나 종기, 유선염 등에는 잎이나 잔가지 1킬로그램을 물 6~8리터에 넣고 5분의 1이 될 때까지 달여서 뜨겁지 않을 정도로 식힌 다음 아픈 부위를 씻거나 찜질을 한다. 하루 3~5번 하면 효과가 좋다.

뜸을 뜬 뒤에 상처가 잘 낫지 않으면 예덕나무 생잎을 태워 가루로 만들어 아픈 부위에 뿌리면 잘 낫는다. 예덕나무 껍질에는 베르게닌 성분이 들어 있어 염증을 없애는 작용이 있고 잎에는 루틴이 들어 있어서 혈압을 낮춘다. 이밖에 알칼로이드 성분과 이눌린 성분 등이 들어 있는 것으로 알려져 있다.

어느 남쪽 지방에 사는 사람이 예덕나무 묘목을 많이 심어 두고는 벌나무라는 이름을 붙여서 간암, 간경화 특효약이라고 판매하고 있는데 예덕나무와 벌나무는 다르다. 벌나무는 십 년쯤 전에 타계한 민간 의학자 인산 김일훈 선생이 지은 책 〈신약神藥〉에 최고의 간질환 치료제라고 적혀 있는 나무다. 인산 김일훈 선생은 옛날에는 벌나무가 계룡산 등지에 드물게 자라고 있었으나 사람들이 다 뽑아가 버려서 지금은 몹시 희귀해져 거의 찾아볼 수 없게 되었다고 했다. 그 책이 나간 뒤로 수많은 사람들이 벌나무를 찾아다녔으나 지금까지 그 나무를 찾아낸 사람이 없었다.

예덕나무는 따뜻한 남쪽 지방에만 자라는 나무이므로 계룡산에서는 자라지 못한다. 예덕나무는 여러 위장병을 치료하는 데 효과가 있는 나무이며 간질환을 치료하는 나무가 아니다. 예덕나무는 우리나라 남쪽 지방에서 제법 흔하게 볼 수 있지만 약으로 쓰는 경우는 거의 없다. 위장병 환자한테 예덕나무를 복용하도록 많이 권해 보았는데 대부분 좋은 효과가 있다고 했다.

한눈에 보기

예덕나무

과 명	대극과
생약명	예덕나무, 야오동野梧桐
속 명	야동野桐, 적아백赤芽柏, 채성엽採盛葉
분포지	전라남도, 경상남도, 제주도의 바닷가
개화기	6월
꽃 색	황록색
결실기	10월
열 매	세모꼴의 공 모양 열매가 익으면 세 개로 갈라지고 그 속에 암갈색 열매가 들어 있다
높 이	10미터 가량 자라는 잎지는 중간키나무
채취시기	잎을 여름에서 가을에 채취한다
가공법	그늘에서 말려서 쓴다
약 효	위염, 장염, 위궤양, 간염, 위암, 갖가지 암, 결석, 종기, 부종 등

6장
만성질환과 암을 치유, 예방하는 약초

항암효과가 뛰어난 황금가지, 겨우살이

옛날 로마 근처에 있는 네미라는 마을에 숲과 동물, 풍요의 여신인 다이아나와 그녀의 남편 비르비우스를 섬기는 신전이 있었다. 이 신전의 제사장은 '숲의 임금'으로 일컬어졌는데 남자라면 누구라도 될 수 있는 자격이 있었다. 그러나 새로운 제사장이 되기 위해서는 신전 주위의 숲에 있는 성스러운 나무에서 '황금가지'를 꺾어 그것으로 제사장을 찔러 죽여야만 했다. 이런 방법으로 제사장 직분이 대대로 이어져왔다.

과연 황금가지가 어떤 것이기에 이것을 손에 넣은 사람만이 제사장의 지위에 오를 수 있었을까. 영국의 인류학자 제임스 프레이저는 이 질문에 대한 답을 얻기 위해 13권에 달하는 방대한 책을 썼다.

성스러운 나무에서 자란 '황금가지'는 대체 무엇을 가리키는 것일까? 그것은 바로 참나무에 기생하는 겨우살이를 가리킨다. 유럽에서

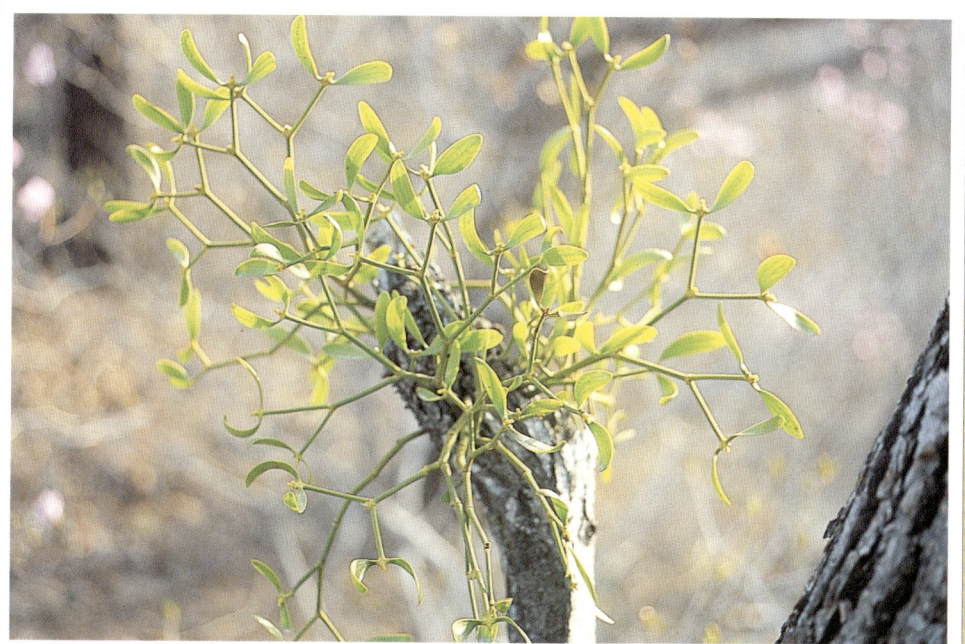
참나무에 기생하는 겨우살이. 곡기생이라고 부르며 유럽에서 암 치료제로 널리 쓴다. 황금가지라는 별명이 있다.

는 참나무를 매우 신성하게 여겼고 참나무에 기생한 겨우살이를 영생불사永生不死의 상징으로 여겨 절대적인 존재로 숭배했다. 서양에서뿐만 아니라 동양에서도 겨우살이를 하늘이 내린 영초靈草라고 하여 신성하게 여기고 경외의 대상으로 삼았다. 세계 어느 나라에서나 겨우살이가 번개와 벼락을 막아 주고 화재를 피하게 하며 귀신과 병마를 내쫓는 신통력이 있는 것으로 믿었다.

귀신과 질병을 동시에 쫓는 황금나무

옛날 태양신을 숭배한 켈트족 드루이드교의 제사장은 황금으로 만든 낫으로 겨우살이를 베어 제단에 바치고 제사를 지낸 뒤에 백성들에게 나누어 주어 집의 추녀 밑이나 마구간의 천장에 매달아 두게 했다. 이렇게 하면 사람이나 집짐승들이 병에 걸리지 않을 뿐더러 못된 귀신이 얼씬하지 못한다고 믿었다. 이 풍습은 지금도 오스트리아, 스위스, 스웨덴 같은 데서 민간에 이어져 오고 있다.

우리나라에서도 아이를 못 낳는 여인이 겨우살이를 몸에 지니면 아이를 가질 수 있다고 믿었고 전쟁터에 나갈 때 부적처럼 지니면 다치지 않는다고 믿었다. 드루이드 교도들은 겨우살이를 담갔던 물을 만병통치약으로 믿어 이 물을 '옴니아 사난스Omnia sanans', 곧 모든 병을 고치는 물이라고 하였다. 간질병의 묘약으로 널리 알려지기도 했고 모든 독을 푸는 약이라고도 했으며 죽은 사람도 살려낼 수 있고 신神도 죽일 수 있는 약이라고 여겼다.

겨우살이는 참나무, 오리나무, 밤나무, 버드나무, 팽나무 같은 낙엽 활엽수의 줄기에 뿌리를 박아 물과 영양분을 흡수하면서 살아가는 늘 푸른 여러해살이 기생목이다. 모든 나무가 잎을 떨어뜨린 한겨울에 공중에서 홀로 푸름을 자랑하니 옛사람들이 이를 보고 신성하게 여기지 않을 수 없었을 것이다.

겨우살이는 잎과 줄기가 모두 진한 녹색이고 가지가 두 갈래로 계속 갈라지며 가지 끝에 잎이 마주나기로 난다. 잎은 두껍고 앞뒤가 같으며 선인장처럼 물기가 있고 연해서 잘 부러진다. 그러나 가지는 탄력이 있어서 거센 바람에도 여간해서는 부러지지 않는다.

겨울에 노랗고 투명한 콩알 모양의 열매가 달리는데 이것을 까치나 산비둘기 같은 산새들이 즐겨 먹는다. 열매에는 끈적끈적한 점액이 많이 들어 있어 새들이 이것을 먹고 나서 부리에 붙은 씨앗을 떼어내려고 다른 나뭇가지에 부리를 비빌 때 씨앗이 들러붙게 된다. 점액이 마르면서 접착제처럼 씨앗을 나뭇가지에 단단하게 고정시키고 그 상태로 겨울이 지나고 봄이 오면 씨앗에서 싹이 나와 나뭇가지에 뿌리를 맺게 된다. 번식방법이 썩 기발한 나무이다.

고혈압과 관절염, 당뇨병에 탁월한 효험

우리나라에는 꼬리겨우살이와 겨우살이, 참나무겨우살이, 붉은겨우살이, 동백나무겨우살이의 다섯 종류가 있다. 겨우살이는 황금가지라는 찬사를 받을 만큼 다양하고 뛰어난 약효를 지닌 식물이다. 먼저 겨우살이는 동맥경화와 고혈압을 치료하는 데 탁월한 효과가 있다. 혈압을 완만하게 떨어뜨리면서 그 효과가 오래 지속되며 혈액 속의 콜레스테롤 수치를 낮추고 동맥경화로 인한 여러 심장병을 낫게 하며 심장 근육의 수축기능을 세게 한다.

하루 30~60그램을 달여 먹으면 동맥경화로 인한 중풍을 예방할 수 있다. 여기에 산사, 마늘 등을 같이 쓰면 더할 나위 없는 고혈압 치료제가 된다. 협심증에도 겨우살이를 먹으면 통증이 가라앉는데 이것은 겨우살이가 관상동맥을 확장하고 혈액의 흐름을 빠르게 하기 때문이

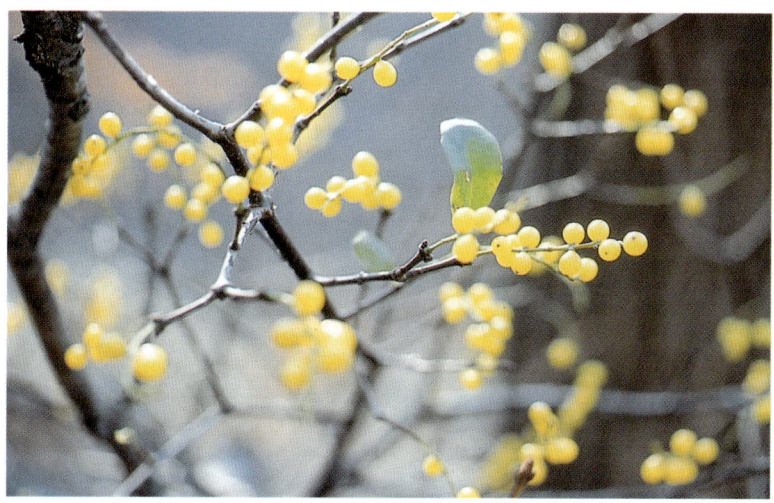

꼬리겨우살이 열매. 꼬리겨우살이는 보통 겨우살이보다 약효가 더 높지만 흔하지 않다.

다. 고혈압 치료약을 먹던 사람이 겨우살이를 복용하고는 약을 끊은 사례가 많을 만큼 뛰어난 고혈압 치료약이다.

겨우살이는 근육과 뼈를 튼튼하게 하고 간과 신장을 이롭게 하므로 류머티스성 관절염을 비롯하여, 풍습성風濕性 질병에도 효력이 크다. 성질이 차지도 덥지도 않으므로 체질에 상관없이 쓸 수 있으며 만성병으로 몸이 몹시 쇠약해졌을 때 오랫동안 먹으면 기운이 나며 부작용도 전혀 없다.

관절염이나 신경통, 요통 치료에도 효과가 좋다. 당귀, 천궁, 두충, 속단, 위령선, 도인 등을 더해 써도 좋지만 겨우살이 한 가지만을 써도 좋은 효과를 볼 수 있다. 말려서 가루 내어 알약으로 짓거나 달여 먹으면 중풍으로 인한 반신불수나 사지마비 등을 푸는 효과도 있다. 겨우살이는 마비를 풀고 척추와 말초신경이 손상된 것을 회복시키는 작용이 있다. 대개 3개월 이상 꾸준히 복용해야 효과를 본다. 중풍으

고혈압·관절염을 치료하고 암을 예방하는 겨우살이차

겨우살이는 면역기능을 올려 주고 암세포를 억제하며 혈압을 낮추고 관절염을 낫게 한다. 겨우살이를 늘 차로 끓여 마시면 온갖 질병을 예방하고 치료할 수 있다. 특히 고혈압과 협심증, 중풍, 손발의 마비, 다리나 허리가 쑤시고 아픈 데 등에 효과가 좋다.

참나무에서 자란 겨우살이를 겨울이나 이른 봄철에 채취하여 잘게 썰어서 말린다. 말린 겨우살이 15~30그램에 물 한 되를 넣고 한 시간 가량 약한 불로 달이면 진한 빛깔로 우러난다. 이 물을 한 번에 한 잔씩 하루 3~5번 물이나 차 대신 마신다. 녹차나 커피보다 맛이나 향이 한결 낫다. 너무 진하여 쓴맛이 나면 달일 때 겨우살이를 약간 적게 넣거나 물을 타서 마신다.

겨우살이차는 많이 마셔도 부작용이 없고 오래 마시면 신경쇠약, 불면증 같은 것이 없어지고 혈압이 높은 사람은 차츰 혈압이 안정되어 올라가지 않는다. 임신한 여성이 겨우살이차를 마시면 낙태할 염려가 없고 뱃속의 아기가 편안하고 건강하게 자란다.

겨우살이차는 항암효과와 면역력을 높이는 작용이 있으므로 늘 마시면 암을 예방한다. 겨

로 인한 마비는 오래될수록 치료가 어려우므로 한시라도 빨리 치료를 시작하는 것이 바람직하다.

겨우살이는 당뇨병에도 신기하다고 할 만큼 효력을 발휘한다. 당뇨병과 그 합병증으로 인한 폐결핵에는 겨우살이, 소태나무 껍질, 숙지황, 산수유, 마, 목단피, 복령, 택사, 모려 가루를 함께 쓰면 폐결핵이 먼저 낫고 당뇨병은 나중에 낫는다. 6~10개월쯤이면 완치가 가능하다. 겨우살이만 하루 80~100그램씩 약한 불로 오래 달여서 차처럼 수시로 마셔도 당뇨병에 효과를 볼 수 있다.

아이를 가진 여성의 유산을 막는 안태약으로도 겨우살이를 쓴다. 임신 중에 자궁에서 피가 나오거나 아랫배와 허리가 아프면 유산할 징조인데 이럴 때 겨우살이, 하수오, 당귀 등을 달여 먹거나 가루 내어 알약을 지어 먹으면 유산을 막을 수 있고 피나는 것도 멎는다.

겨우살이는 마음을 안정시키고 피나는 것을 멎게 하는 작용이 있

우살이차를 마시고 암을 고쳤거나 관절염, 중풍, 고혈압, 심장병 등을 고친 사례가 많다. 그러나 겨우살이는 약성이 순하여 효과가 단번에 나타나지 않고 천천히 나타난다. 무릎이 아파서 지팡이를 짚고 다니는 사람이 몇 달 복용하다 보면 자신도 모르는 사이에 지팡이를 내던지고 걸어 다닐 수 있게 하는 것이 겨우살이차다.

겨우살이를 달인 물로 밥을 지어 먹어도 좋고 국을 끓여서 먹어도 된다. 겨우살이를 달인 물로 밥을 지으면 연한 노란색 빛깔이 나는 밥이 되고 밥에서 겨우살이향이

난다. 겨우살이와 흑설탕을 같은 양으로 섞어 버무려서 항아리에 담아 따뜻한 곳에 두어 6개월~1년 가량 발효시키면 맛있는 음료가 된다. 이 발효액에 물을 서너 배 타서 한 잔씩 하루 서너 번 마신다. 뼈와 근육이 튼튼해지고 요통, 관절염, 불면증, 신경쇠약, 고혈압, 심장병 등이 좋아지거나 낫고 당뇨병이 개선된다.

커피나 녹차를 마시기보다는 겨우살이나 생강나무 잎 등을 차로 달여 마시거나 발효시켜 마시면 건강에 훨씬 도움이 될 것이다.

다. 여성의 생리불순, 자궁염, 산후에 나쁜 것이 잘 빠져나오지 않는 데 등에도 효과가 좋다. 젖이 잘 나오지 않을 때에는 황기와 으름덩굴을 같이 넣어 달여 먹으면 젖이 많아진다.

옛 의학책에는 상기생桑寄生이라 하여 뽕나무에서 자란 겨우살이만을 약으로 쓴다고 하였으나 우리나라에는 뽕나무겨우살이가 자라지 않는다. 뽕나무겨우살이는 참나무와 오리나무 등에 자라는 겨우살이와는 생김새가 다르다. 잎이 넓고 줄기가 갈색이며 열매도 갈색으로 익는다.

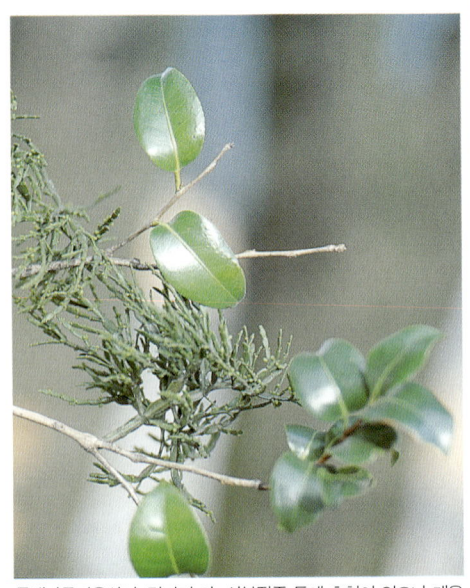

동백나무겨우살이. 갖가지 암, 신부전증 등에 효험이 있으나 매우 드물게 난다.

중국에는 대략 3백 가지쯤의 겨우살이가 있으며 그 대부분을 약으로 쓴다. 겨우살이는 기생하는 나무의 종류에 따라서 약효가 다르게 나타난다. 숙주가 되는 나무한테서 물과 영양을 빼앗으므로 당연히 숙주나무의 성질을 닮기 마련이다. 그러므로 아무 나무에서나 함부로 채취해서 약으로 쓰면 안 된다. 독이 있는 나무에서 자란 겨우살이를 잘못 먹으면 목숨을 잃을 수도 있다.

우리나라에서 나는 겨우살이 중에서는 반드시 참나무나 떡갈나무에서 자란 것만을 약으로 쓴다. 버드나무나 밤나무에서 자란 것을 달여 먹으면 머리가 몹시 아프거나 여러 가지 부작용이 생긴다. 채취는 아무때나 할 수 있으나 겨울부터 이른 봄 사이에 하는 것이 제일 좋다. 장대에 낫을 달아서 채취한 다음 잘게 썰어서 그늘에 말려 약으로 쓴다.

참나무 숲에 새둥지처럼 붙어 있는 겨우살이. 겨우살이는 고혈압, 관절염, 협심증, 중풍 등에 두루 좋은 효과가 있다.

유럽에서 가장 널리 쓰는 천연 항암제의 하나

겨우살이는 항암효과가 매우 높다. 요즘 유럽에서 가장 널리 쓰는 천연 암치료제가 바로 겨우살이 추출물이라고 한다. 독일에서만도 한 해에 3백 톤 이상의 겨우살이를 가공하여 항암제 또는 고혈압, 관절염 치료약으로 쓰고 있다. 그런데 최근 우리나라에서 자란 겨우살이가 유럽에서 자라는 겨우살이보다 항암효과가 훨씬 높다는 사실이 밝혀졌다.

겨우살이는 독이 없고 모든 체질의 사람에게 맞으며 신진대사 기능을 좋게 하고 통증을 멎게 하는 작용이 있으므로 어떤 암환자든지 안심하고 복용할 수 있다. 겨우살이의 주성분은 올레아놀산과 사포닌, 아미린, 아라킨, 비스찐, 고무질 등인데 이들 성분은 암세포의 성장을 억제한다.

다른 나라에서 실험한 것에 따르면 동물실험에서 겨우살이를 달인 물이 암세포를 77퍼센트 억제하였고 흰 생쥐에게 이식한 암세포의 성장을 90퍼센트 이상 억제했다고 한다. 위암에는 겨우살이 생즙을 짜서 한 잔씩 마시고 갖가지 암에 겨우살이 30~60그램을 진하게 달여서 수시로 차 마시듯 마시면 효험이 있다. 신장암과 간암에 특히 효과가 좋고 간경화로 인해 복수가 찰 때에는 까마중과 어성초, 호깨나무를 같은 양으로 하여 달여서 복용하면 웬만한 복수는 해결된다. 민간에서는 겨우살이만을 부지런히 달여 먹고 신장암과 위암 등을 고친 보기가 있다. 또 겨우살이가 술독을 풀어 준다는 얘기도 있고 유정, 정력감퇴, 음위(임포텐츠), 양기부족 등에 큰 효과를 보았다는 사람도 많이 있다.

겨우살이로 담근 술은 기동주寄童酒라고 부른다. 생리가 일정하지 않은 데, 월경과다, 자궁출혈, 대하 등에 천하의 명약이라 할 만하다. 특히 산후에 이 술을 조금씩 마시면 몸 안에 있는 어혈이 깨끗하게 풀려 나온다. 또 겨우살이를 35도 이상의 술에 1년쯤 담가 두었다가 그 술을 끓여서 뜨거울 때 마시면 고혈압, 신경통, 관절염, 근육통에 효과가 크다. 겨우살이를 겨울철에 채취하여 깨끗하게 씻은 다음 잘게 썰어 항아리에 넣고 겨우살이 분량의 3~4배쯤 술을 붓고 밀봉하여 서늘한 곳에 두어 1년쯤 숙성시키면 독특한 향기가 나는 기동주가 된다. 이것을 하루 두세 번, 한 번에 소주잔으로 반 잔에서 한 잔 정도를 마신다.

술은 35도 이상 되는 곡주를 쓰는 것이 좋다. 술을 마시지 못하는 사람

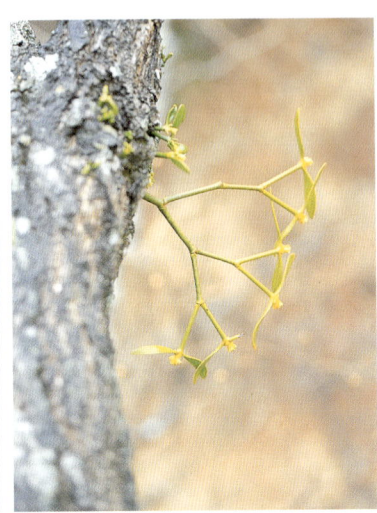

겨우살이는 우리나라에서 자란 것이 약효가 으뜸이다.

은 겨우살이를 물로 달여 마셔도 같은 효과를 볼 수 있다. 물 한 되에 겨우살이 40~60그램을 넣고 물이 반으로 줄어들 때까지 달여서 그 물을 하루 3~7번에 나눠 마신다.

고혈압, 중풍으로 인한 마비, 반신불수, 관절염, 신경통, 근육통, 현기증, 고혈압으로 인한 두통, 협심증, 심계항진, 요통, 빈혈, 갖가지 부인병, 암, 태동불안, 동맥경화, 신장염, 소변이 잘 안 나오는 데, 위궤양으로 인한 출혈, 폐결핵으로 인한 출혈 등에 두루 효과가 있다. 겨우살이를 오래 먹으면 눈이 밝아지고 이가 튼튼해지며 머리카락이 빠지지 않는다고 한다.

겨우살이 잎은 신경쇠약에 상당한 효과가 있다. 하루 10~30그램을 달여 차로 마시면 가슴 두근거림, 불면증이 없어진다. 또 노랗게 익은 열매를 오래 고아서 고약처럼 만들어 유방암, 피부종양 등에 바르면 좋은 효과가 있다.

우리나라서 자란 것이 약효 으뜸

로마의 박물학자 플리니우스는 여러 종류의 겨우살이를 열거한 다음에 드루이드 교도들은 오직 참나무에 기생하는 겨우살이만 신성하게 여겨 숭배한다고 했다. 참나무에 기생한 것만이 간질, 불임증, 종양에 탁월한 효과가 있고 소화에도 뛰어난 효과가 있는 것으로 믿었던 것이다.

드루이드 교도는 겨우살이를 만병통치약(all-healer)이라 불렀고 지금도 프랑스, 아일랜드, 스코틀랜드의 일부에서는 만병통치약이라면 겨우살이를 뜻한다고 한다. 우리나라에서는 산삼이 만병통치약이지만 유럽에서는 겨우살이가 만병통치약이었다.

겨우살이가 기생하는 나무는 자람이 느리고 수명도 짧다. 또 겨우살이가 숙주나무에 박은 뿌리 때문에 그 나무는 목재로서도 쓸모가 없게 된다. 겨우살이 뿌리가 뚫고 들어간 틈으로 해충이나 병균이 침입하기도 한다. 그러나 겨우살이가 빼앗는 영양분의 양이 적기 때문에 숙주가 되는 나무가 죽는 일은 별로 없다.

참나무, 버드나무, 밤나무, 오리나무 등에 기생하는 겨우살이와는 달리 동백나무겨우살이는 숙주가 되는 나무의 목숨을 빼앗는다. 동백나무에 겨우살이가 기생하면 3~5년 뒤에 나무가 말라죽고 만다. 동백나무겨우살이는 줄기가 납작하고 잎과 줄기의 구별이 없다.

말린 겨우살이를 오랫동안 두면 황금빛으로 변한다. '황금가지' 라는 이름도 이 때문에 생겨난 것이다. 우리나라에도 겨우살이를 방안이나 부엌, 마구간에 걸어 두면 뱀, 지네, 쥐며느리 같은 독벌레들이 집안으로 들어오지 못하고 열병이나 못된 귀신이 피해 간다고 믿는 풍습이 있다. 항암효과가 세계에서 가장 뛰어난 우리나라의 겨우살이는 진짜 황금에 못지않은 가치를 지닌 '보물나무' 임에 틀림없다.

한눈에 보기

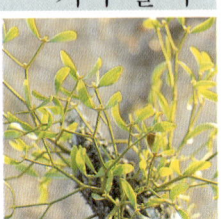

겨 우 살 이

과 명	겨우살이과
생약명	곡기생 榭寄生
속 명	저시살이, 겨우살이, 기생목
분포지	참나무, 팽나무, 물오리나무, 밤나무, 자작나무에 기생
개화기	11월~12월
꽃 색	노란색
결실기	12~2월
열 매	지름 6밀리미터 가량의 연한 노란색 둥근 열매
높 이	1미터쯤 자라는 여러해살이 기생목
채취시기	가을에서 겨울, 또는 이른 봄
가공법	잘게 썰어 그늘에서 말린다
약 효	고혈압, 협심증, 당뇨병, 신경통, 요통, 관절염, 면역강화, 부종, 갖가지 암, 요통, 생리통, 신경쇠약, 중풍 등

고혈압 · 변비 · 관절염을 물리치는 줄풀

줄풀은 강가에 살던 사람에게 친근한 풀이지만 그 이름을 제대로 알고 있는 사람은 많지 않다. 이삭이 올라오기 전까지는 잎 모양이 갈대나 부들을 닮았으므로 갈대나 부들로 잘못 알고 있는 사람이 많기 때문이다. 그러나 자세히 보면 줄풀은 갈대나 부들보다 잎이 훨씬 넓고 크며 더 무성하게 자란다.

줄풀은 강이나 연못, 방죽 같은 데에 무리를 지어 자란다. 벼과에 딸린 여러해살이풀로 키는 1~2미터쯤 자라고 진흙 속에 굵고 짧은 뿌리가 옆으로 뻗으면서 자란다. 줄, 줄폭, 조호, 광엽고, 고장초, 교초, 안호 등의 여러 이름이 있다. 오래 묵으면 뿌리가 쟁반처럼 둥글게 되고 굵어지며 간혹 여름철에는 뿌리에서 버섯이 나서 자라기도 하는데 이 버섯은 맛도 좋거니와 위암이나 식도암 같은 소화기관의 암에 뛰어난 효과가 있는 것으로 알려져 있다. 연한 뿌리 부분이나 봄철에 돋아나는 연한 순을 죽순이나 연근처럼 요리하여 먹으면 맛도 좋고 건강을 지키는 데에도 도움이 된다.

잎은 길이 50센티미터에서 1미터, 넓이는 2~3센티미터쯤이며 아래쪽이 둥글고 끝은 뾰족하다. 8~9월에 30~50센티미터쯤 되는 연한 황록색 꽃이 피어 10월에 길이 2센티미터쯤 되고 길쭉하게 생긴 씨앗이 익는다.

우리 선조들은 줄풀의 길고 넓적한 잎을 따서 떡이나 과자를 싸는 데 쓰기도 하고 잎이나 줄기를 말려서 방석이나 거적, 도롱이, 부채 같은 것을 만들기도 하였다. 또 이삭이 깜부기병에 들어 까맣게 된 가루를 모아 먹을 만들어 쓰기도 했으며 흑갈색 염료를 만들기도 했다.

게르마늄이 가장 많이 들어 있는 식물

줄풀의 열매는 옛날에 구황식품으로 흔히 먹었다. 서양에서는 줄풀의 열매를 와일드 라이스Wild Rice, 곧 야생쌀이라고 부른다. 한자로는 고미菰米, 또는 교백자茭白子, 고실菰實 등으로 부른다.

줄풀은 유기질이 매우 풍부한 강바닥의 진흙탕 속에서 자라므로 뿌리 틈에는 조개, 미꾸라지, 메기, 가물치, 거머리, 뱀, 개구리 같은 생물들이 많이 산다. 잎 가장자리가 날카로워 살갗에 스치면 상처가 생기기 쉽다. 옛날 줄풀 사이에서 웃통을 벗고 물고기나 조개를 잡던 사람들의 팔이나 몸통에는 으레 줄풀에 긁힌 상처가 나 있기 마련이었다.

줄풀의 뿌리는 갈대 뿌리와 마찬가지로 물을 걸러서 정화한다. 오염된 물이 줄풀 뿌리를 통과하면 깨끗하게 정화되는 것이다. 줄풀은 하천 생태계에서 매우 중요한 작용을 한다. 미꾸라지, 메기, 가물치, 개

줄풀은 오염되지 않은 연못이나 늪에서 자란다. 게르마늄이 많이 들어 있으며 당뇨병, 고혈압, 변비, 관절염, 비만증 등에 좋은 효과가 있다.

구리 같은 생물들이 줄풀 주변에 많이 모이는 것은 여러 가지 유기물이 풍부해서이기도 하지만 맑은 물을 마실 수 있기 때문이기도 하다.

줄풀은 불가사의한 효력을 지닌 약초이다. 잎이나 줄기, 뿌리를 그늘에 말렸다가 차로 끓여 마시거나 발효시켜 먹으면 거의 만병통치라 할 만큼 여러 질병에 두루 뛰어난 효력을 발휘한다. 당뇨병, 고혈압, 중풍, 심장병, 변비, 비만, 동맥경화 등 갖가지 질병에 뛰어난 치료 효과가 있을 뿐 아니라 몸 안에 있는 독을 풀어 주고 대장과 위를 튼튼하게 한다. 줄풀에는 갖가지 미네랄이 풍부하게 들어 있을 뿐만 아니라 유기 게르마늄이 가장 많이 들어 있는 식물이기도 하다.

줄풀의 뿌리는 맛이 달고 성질은 차다. 속이 답답하여 물을 자주 마시는 것과 술로 인한 숙취를 풀며 소화를 돕는 효능이 있다. 당뇨병과 소변이 잘 안 나오는 것, 또는 소변이 너무 많이 나오는 것을 치료한다. 고혈압이나 심장병에도 좋은 효능이 있다. 화상이나 동상, 피부병에는 줄풀 뿌리를 까맣게 태운 후 가루를 내어 바셀린이나 들기름에 개어서 바르면 잘 낫는다. 뱀한테 물렸을 때도 같은 방법으로 치료하면 효험을 본다. 화상에는 줄풀 뿌리를 까맣게 태운 숯을 달걀노른자와 섞어서 바르고 줄풀 뿌리를 진하게 달여서 복용한다. 여름철 더위를 먹어서 생기는 복통에는 신선한 줄풀 뿌리 60~100그램을 물로 달여서 하루 세 번에 나누어 마신다. 6~8월에 부드러운 뿌리를 캐서 국이나 무침, 튀김 등 여러 가지 요리를 만들어 먹으면 좋다.

고혈압, 변비, 관절염을 없앤다

줄풀의 열매는 가을철에 따서 겉껍질을 벗겨 내고 햇볕에 말려 먹는다. 쌀 대신 밥을 지어 먹거나 떡을 만들어 먹을 수 있다. 탄수화물, 단백질, 섬유질, 지방질 그리고 비타민 B_1, B_{16}, 칼슘, 인, 철분 등 갖가지 미량 원소들이 많이 들어 있어 영양이 풍부하다. 인삼의 주요성

줄풀 달인 물에 목욕을 하면

줄풀의 잎과 뿌리, 줄기에는 단백질과 정유, 회분 그리고 미량 원소가 많이 들어 있다. 줄풀을 끓인 물에 목욕을 하면 섭씨 100도로 끓여도 죽지 않는 특이한 효소가 생긴다. 이 효소는 줄풀을 달인 물에 사람의 체액이 닿았을 때만 생긴다고 한다. 이 효소의 작용으로 줄풀을 끓인 물은 상온에서 오랫동안 두어도 상하거나 변질되지 않는다. 이 물로 목욕을 하면 피부 깊숙이 숨어 있는 온갖 병균과 노폐물, 독소들이 몸 밖으로 빠져나와 몸이 날아갈 듯이 가벼워질 뿐만 아니라 살결이 어린아이 피부처럼 고와지고 습진, 옴, 종기, 땀띠 따위의 온갖 피부병들이 낫는다. 줄풀은 뛰어난 목욕재료이자 피부미용제라고 할 수 있다.

줄풀은 언뜻 보기에 갈대를 닮았으나 갈대보다 키가 크고 잎이 넓다.

분인 사포닌도 여러 종류가 들어 있는 것으로 나타났다.

줄풀은 갈증을 없애고 열을 내리며 소변을 잘 나오게 하고 위와 장을 고르게 하여 설사와 변비를 없애고 허약한 체질을 튼튼하게 바꾸어 주는 효과가 있다. 또 줄풀 열매를 오랫동안 먹으면 당뇨병을 고칠 수 있다. 당뇨병이나 고혈압, 위장병, 변비, 신장병, 심장병 환자한테 가장 좋은 치료식품이라고 할 수 있다. 하루 10~30그램을 물로 달여서 먹거나 밥을 지어서 먹거나 떡이나 국수 등을 만들어 먹는다.

옛날에 경기도 김포 지방에 줄쌀이라는 것이 있었다. 줄풀과 벼를 교배시켜 만든 것으로 벼알이 굵고 길쭉하게 생겼는데 밥맛이 좋고 당뇨병이나 부종, 심장병 등에 약효가 뛰어나서 최고의 쌀로 쳐 주었다. 이미 수백 년 전에 우리 선조들은 유전공학을 이용하여 새로운 벼 품종을 개발했던 것이다. 그러나 줄쌀은 그 종자가 사라진 지 이미 오래 되었으니 안타까운 일이다.

줄풀의 꽃줄기가 깜부기병이 들어 까맣게 된 것을 교백이라고 한다. 교백은 열을 내리고 당뇨병, 황달, 이질, 결막염, 알코올 중독, 협심증, 변비, 부종, 열병 등에 두루 좋은 효과가 있다. 그러나 성질이 몹시 차기 때문에 너무 많이 먹으면 양기가 손상될 수 있다.

뛰어난 해독제이자 피부 미용제

줄풀은 최고의 해독제이기도 하다. 줄풀의 뿌리가 오염된 물을 걸러서 맑게 하는 것처럼 오염된 혈액을 걸러서 정화하고 몸 속에 있는 온갖 나쁜 것들을 몸 밖으로 빠져 나오게 한다. 농약 중독이나 식중독, 알코올 중독, 화학약품 중독 같은 갖가지 중독에 줄풀 뿌리를 생즙을 내어 마시거나 달여서 마시면 신기하다 싶을 만큼 효과를 본다. 화상이나 동상에는 뿌리나 줄기를 달인 물로 씻으면 잘 낫는다.

줄풀 뿌리. 줄풀은 면역력을 길러 주고 몸 속에 있는 독을 풀어 준다.

줄풀은 인체의 면역력을 키우는 데에 효력이 크다. 오장육부의 균형을 바로잡아 호르몬 분비를 정상적으로 되게 하고 혈액이나 기의 흐름을 조절한다. 잎이나 뿌리를 잘게 썰어 그늘에서 말려 차로 늘 끓여 마시면 노화를 막고 젊음을 유지하는 데 도움이 된다. 체질이 튼튼해져서 여간해서는 병에 걸리지 않고 병에 걸리더라도 쉽게 낫는다.

줄풀은 류머티스성 관절염에도 치료 효과가 크다. 줄풀을 달인 물로 목욕을 자주 하거나 발효시켜서 오래 복용하면 류머티스성 관절염을 치료, 예방할 수 있다. 줄풀 달인 물로 목욕을 하면 관절 부위에 있는 염증이나 독소들이 몸 밖으로 빠져나온다. 줄풀에 들어 있는 게르마늄 성분이 몸 안에서 산소의 양을 늘려 주고 세포의 노화를 막으며 정신을 맑게 하고 마음을 안정시키며 암세포의 성장을 억제하는 등의 작용을 한다. 무기 게르마늄과는 달리 식물에 들어 있는 유기 게르마

늪은 독성이나 부작용 없이 온갖 질병을 치료한다. 게르마늄이 많이 들어 있는 줄풀이야말로 하늘이 우리 겨레한테 준 신초神草라고 할 수 있겠다.

알코올 중독이나 술을 많이 마셔서 간이나 장이 나빠진 데에는 신선한 줄풀 뿌리 40~100그램을 생즙을 내어 마시거나 달여서 마신다. 줄풀 뿌리 달인 물을 마시고 나서 술을 마시면 잘 취하지 않고 또 술에 취한 사람한테 줄풀 뿌리 생즙이나 달인 물을 마시게 하면 곧 깨어나며 숙취가 남지 않는다. 줄풀은 숙취로 인한 두통이나 갈증을 없애는 데에도 좋은 약초 중의 하나다.

줄풀은 농약이나 중금속 등으로 오염된 물에서는 잘 자라지 못한다. 강이나 저수지의 물이 오염되면서 그 흔하던 줄풀도 점점 보기 힘들게 되었다. 부들 같은 오염된 땅에서도 잘 자라는 풀한테 쫓겨나서 이제는 자랄 땅을 잃어가고 있는 것이다. 이 땅의 흙이 더 깨끗해지고 물이 맑아져야 줄풀이 왕성하게 자라나 많은 사람들을 건강하게 할 수 있을 것이다.

한눈에 보기

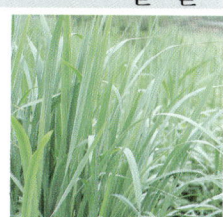

줄 풀

과 명	벼과
생약명	고장초, 고미苽米
속 명	줄, 줄폭, 줄풀
분포지	연못, 늪, 냇가
개화기	8~9월에 큰 이삭꽃이 핀다
꽃 색	연한 황록색
결실기	9~10월
열 매	벼이삭 모양이지만 벼보다 훨씬 크다
높 이	50~200센티미터
채취시기	7~8월에 줄기를 채취하고 5월에 뿌리를 채취한다
가공법	잘게 썰어서 그늘에서 말린다
약 효	변비, 고혈압, 관절염, 부종, 당뇨병, 비만증, 면역강화, 피부병, 갖가지 암, 위염, 위궤양 등

암세포를 죽이고 어혈을 없애는 옻나무

아름다운 꽃은 먼저 꺾이고 곧은 나무는 먼저 잘린다. 세상에서 쓸모 있는 것은 제 명대로 살기 전에 해를 입는다. 그래서 미인은 박명하고 천재는 요절한다고 했다. 옻나무도 쓸모가 많아 해를 쉽게 당하는 그런 나무다.

옻은 고대에서부터 도료로서 매우 쓸모가 많았다. 그래서 옻나무를 많이 심었고 큰 나무로 자라기 전에 다 잘라서 썼다. 2천 3백 년 전에 중국 송나라 몽현에서 옻밭지기를 지내기도 했던 철학자 장자莊子는 '무용無用의 용用', 곧 쓸모 없는 것이 진짜 쓸모가 있음을 예찬하며 이렇게 한탄했다.

산의 나무는 쓸모가 있으므로 잘려나가고,
기름은 불에 타기 때문에 스스로를 태운다.

어린 옻나무. 옻나무에 들어 있는 진은 가장 훌륭한 방부제이며 살충제로 암세포를 죽이고 몸 속에 있는 덩어리를 없애 준다.

계수나무는 먹을 수 있기에 잘려서 먹히고,

옻나무는 옻진을 쓸 수 있기 때문에 잘려서 없어진다.

세상에서 쓸모 없는 것이야말로 천명을 누릴 수 있다는 장자의 가르침이야말로 난세를 살아가는 데 꼭 필요한 초월자의 지혜인지도 모른다.

옻나무는 그 칠이 오래 전부터 사람의 관심을 모았다. 2천 5백 년 전 공자孔子가 편찬한 〈시경詩經〉에 '산에는 옻나무가 있고' 라는 글귀가 나타나는 것으로 보아 그 이전부터 옻이 사용되었다는 것을 알 수 있다.

우리나라에서도 고조선 때 이미 옻이 사용되었을 것으로 보인다. 한사군의 하나라고 하는 낙랑은 요즘 역사학자들이 그 존재를 부정하고 있기는 하지만, 어쨌든 낙랑고분으로 알려진 고분에서 발굴된 칠기들은 수천 년이 지난 오늘날까지 은은하고 화려하며 고고한 품위와 빛깔을 잃지 않고 있다.

초식동물들이 옻순을 가장 좋아하는 이유

옻나무는 한 개의 잎대궁에 작은 잎들이 마주 달리고 끝에 하나가 달린다. 잎대궁에서 잎 끝까지 길이가 25~40센티미터, 작은 잎은 길이 7~20센티미터, 너비 3~6센티미터이고 달걀 모양이거나 타원형이며 끝이 뾰족하고 한 대궁에 7~13개씩 달린다.

이른 봄 새순을 꺾어서 날로 먹고 나물로 무쳐서 먹기도 하는데 부드럽고 맛이 괜찮다. 옻나무에는 무서운 독이 있지만 새순에는 독이 적다. 그러나 함부로 먹으면 위험하다.

옻순을 먹는 민족은 세계에서

옻나무 껍질. 닭과 함께 달여 먹으면 갖가지 위장병이 낫는다.

우리 민족뿐이다. 우리 겨레는 옻순만이 아니라 독초로 알려진 식물을 많이 먹고 있다. 두릅나무의 어린 순. 심지어 천남성이나 미나리아재비까지도 물에 오래 담가서 독을 웬만큼 빼고 먹는다. 천남성이나 미나리아재비는 그냥 먹으면 입안과 위장이 타버리고 호흡이 마비되어 죽는 무서운 독초다.

야생 초식동물들은 대개 옻순을 잘 먹는다. 노루나 사슴, 사향노루는 옻순을 좋아하여 쫓아 버려도 다시 와서 옻나무 곁에 산다. 여름에는 옻순을 뜯어 먹고 겨울에는 옻나무 껍질을 벗겨 먹는다. 염소를 방목해 보아도 옻순을 제일 잘 먹는 것을 알 수 있다. 옻순을 먹고 자란 짐승들은 약효가 뛰어나다고 한다. 옻나무는 뜯어 먹히지 않으려고 독을 만들었으나 이들 초식동물한테는 아무 소용이 없다.

옻나무는 단풍이 아름답다. 가을 야산 양지쪽에 새빨갛게 이글이글 타는 단풍은 거의 틀림없이 개옻나무거나 옻나무 친척인 붉나무, 그리고 화살나무다.

옻나무 껍질은 회색이 섞인 황색으로 유월부터 시월까지 껍질에 상처를 내면 특이한 냄새가 나는 잿빛 진이 나오는데 이것이 옻이다. 피부가 약하고 체질이 민감한 사람이 옻에 닿으면 몸이 가렵고 살이 부르트고 퉁퉁 부어올라 고생하게 된다. 심하게 옻을 타는 사람은 옻 냄새를 맡거나 옻나무 근처에 가거나 칠기점 앞을 지나가기만 해도 옻이 오른다. 옻 1밀리그램의 1천 5백 분의 1만 몸에 닿아도 옻이 오르는 것이다.

옻은 우루시올이라는 물질인데 혈액형이 O형인 소양체질의 사람은 가까이 않는 것이 좋다. 그러나 보통사람은 옻이 올라도 심하지 않고 몇 번 오르고 나면 면역이 생겨 옻을 안 타게 된다.

옻나무에는 70퍼센트쯤의 옻진이 들어 있는데 껍질에 금을 내어 흘러나오는 진을 대나무 칼 같은 것으로 긁어 모아서 쓴다. 옻은 동남아시아 특산으로 우리나라 칠이 제일이고 일본, 중국 칠이 그 다음이며 북베트남 칠은 안남칠安南漆이라 하여 품질이 낮은 것으로 친다.

옻을 타는 사람이 옻에 면역이 생기게 하는 방법

옻을 타는 사람이 옻에 면역이 생기게 하는 방법으로 다음과 같은 것이 있다. 날마다 생옻을 날계란에 넣어 마시는데, 아침 밥을 먹기 전에 처음에는 녹두알만큼 넣고, 차차 양을 늘리면서 일주일 정도 마시면 누구라도 옻을 안 타게 된다. 옻독을 계란이 중화시키는 것이다.

옻이 올랐을 때는 애기똥풀과 수양버들

옻이 올랐을 때 5~6월에 애기똥풀 전초를 짓찧어서 즙을 낸 것 5밀리리터에 박하 잎을 짓찧어 생즙을 낸 것 2밀리리터, 96퍼센트 알코올 3밀리리터를 잘 섞어서 병에 넣고 마개를 꼭 닫아서 보관해 두고 옻이 오른 부위에 하루 3~5번 바르면 잘 낫는다. 가려움증, 피부가 열이 나면서 따갑고 가벼운 염증 등이 생긴 환자는 2~3일 만에 낫고, 온몸이 퉁퉁 붓고 물집이나 농양이 생기며 미란이 생겨 진물이 흐르는 등 증상이 심한 환자들은 4~5일 또는 일주일이면 완치된다.

옻이 올라서 저절로 나으려면 1~2개월이 걸리고 다른 약을 써도 잘 낫지 않아 고생하는 경우가 많은데 흔한 애기똥풀로 쉽고 빨리 낫게 할 수 있다. 애기똥풀은 이밖에 은행 열매로 인한 피부염이나 다른 풀로 인한 피부염에도 좋은 효력이 있다.

수양버들의 잎과 줄기도 옻독을 푸는 효과가 있다. 여름에는 수양버들의 잎과 줄기 껍질을 짓찧은 다음 물을 적당하게 넣고 2~3시간 두었다가 걸러서 생즙을 쓴다. 겨울에는 수양의 가지를 1~2센티미터 길이로 자르고 거기에 물을 열 배쯤 부은 다음 3분의 1이 되게 졸인 뒤 걸러서 쓴다. 이것을 한 번에 80밀리리터씩 먹으면서 환부에 바른다. 2~6일 사이에 완전히 낫는다. 수양버들이 아니더라도 거의 모든 버드나무가 옻독을 푸는 효과가 있다.

새로 산 가구나 밥상에 옻독이 남아 있을 때에는 재래식 화장실에 며칠 동안 두면 옻독이 죽는다. 이독치독以毒治毒의 원리로 변소의 구린내가 옻독을 중화시키는 효과가 있는 것 같다.

언젠가 산에서 야영을 하던 중에 일행 중 몇 사람이 눈 주위가 빨갛게 부어오르고 몹시 가렵다고 해서 알아 보니, 연료로 쓴 장작에 옻나무가 있었다. 옻나무는 말라 죽어도 잘 썩지 않는 성질이 있다. 옻나무는 속이 노랗기 때문에 쉽게 알 수 있다. 옻진이 방부 역할을 하기 때문에 몇 년이 지나도 속이 노란 채로 남아 있는 것이다.

민간에서 위장병, 속병에 좋다며 옻 껍질에 닭을 넣고 고아서 많이 먹는다. 〈본초강목〉에서 어혈을 풀고 월경이 잘 나오게 하는 약으로 기록하면서도 그다지 중요한 약재로 쓰지 않는 것은 옻이 오르기 쉬워서일 것이다. 옻은 머리 염색약으로도 많이 쓴다. 옻나무 꽃은 5월에 핀다. 잎대궁 사이에서 자란 꽃대에 황록색의 많은 꽃들이 뭉쳐 피며 아래로 처진다. 열매는 10월에 익는데 노란색으로 둥글고 윤기가 있다. 지름 6~8밀리미터 정도 크기다. 익기 전에는 녹색이지만 익으면서 노란빛을 띠고 뭉쳐서 아래로 처져 주렁주렁 달린다.

가장 훌륭한 방부제이며 살충제

옻은 가장 훌륭한 방부제이며 살충제다. 그러므로 인체의 세포를 보존하여 상하지 않게 하면서 갖가지 질병을 다스린다.

옻은 위장에서는 위를 따뜻하게 하고 염증을 없애며 소화를 잘 되게 하여 모든 위장병을 치료하고, 간에서는 어혈을 풀고 염증을 다스리며, 심장에서는 청혈제淸血劑가 되어 온갖 심장병을 다스리고, 폐에서는 살충제가 되어 결핵균을 없애며, 콩팥에서는 이수약利水藥이 되

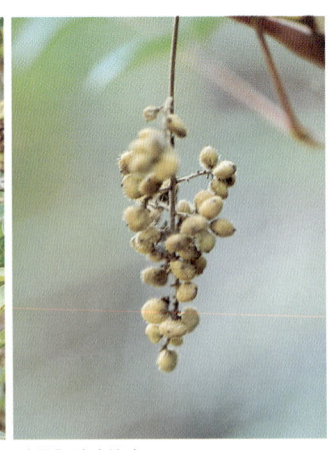

옻나무 잎과 열매. 옻나무는 약효도 훌륭하지만 독도 무섭다. 옻독을 중화하려면 닭, 토끼, 오리 등을 같이 쓴다.

어 온갖 신장질병을 다스린다. 옻은 오장육부의 여러 병을 다스릴 뿐만 아니라, 신경통, 관절염, 피부병 같은 데에도 훌륭한 약이 된다. 옻은 비위脾胃의 병과 신腎·방광의 병, 늑막염, 골수염 등과 자궁암 및 여러 부인병에 폭넓게 쓰는데 그 쓰임새가 매우 다양하다.

옻은 가장 좋은 약이기도 하지만 그 독도 무섭다. 옻에 약한 사람이 옻을 함부로 먹거나 손을 대면 심하게 옻이 올라 죽을 수도 있다. 그래서 옻독을 중화하기 위해서 흔히 닭이나 오리, 염소 등에 함께 넣어 요리하는 것이다. 옻은 소음이나 태양체질인 사람, 곧 혈액형이 AB형이나 B형인 사람에게는 아주 좋은 약이 될 수 있으나 태음체질, 곧 혈액형이 A형인 사람한테는 별로 효과가 없고, 소양체질인 O형인 사람에게는 위험하다.

옻을 복용하다가 옻이 오르면 백반이나 녹반을 물에 진하게 풀어 바르면서 복용한다. 닭, 오리 등과 중화시켜서 먹으면 옻이 그다지 심하게 오르지 않고 오래 안 가서 저절로 없어진다. 주의할 것은 옻을 복용하고 나서 혈관주사를 맞으면 절대로 안 된다는 것이다. 옻이 올랐을 때 혈관주사를 맞으면 그 부작용으로 목숨을 잃는 수가 있다. 몸의 상처에 옻진이나 옻나무를 삶은 물이 닿아도 위험하다.

옻에 관한 옛 의학책의 기록을 종합, 요약하면 대략 다음과 같다.

"옻의 성미는 맵고 따뜻하며 독이 있다. 근육과 뼈를 강하게 하고 끊어진 상처를 낫게 하며 오장을 안정시켜 준다. 몸 속의 벌레를 죽이며 어혈을 풀어 주고 기침을 멎게 하며 속이 걸리고 맺힌 것을 낫게 하고 요통을 치료한다. 여자의 경맥을 통하게 하고 출산 후 어지러울 때 효과가 있으며 나쁜 독을 풀어 준다. 막힌 월경을 잘 통하게 하며 어혈을 없애는 작용이 강하므로 어혈이 없는 사람이나 임산부, 허약한 사람한테는 쓰지 않는다. 게를 함께 먹지 말아야 한다."

옻진으로 위장병·위암·자궁암 다스리기

🌿 만성위염·위암·자궁암

닭을 뜨거운 물에 넣어 털을 뽑은 다음 내장을 꺼내어 버리고 배 안에 마늘 15그램을 넣는다. 그런 다음 배 안에 옻진 1.5그램을 고루 바르고 배 안에 들어 있는 마늘이 쏟아지지 않도록 실로 꿰맨다. 물을 닭이 잠길 정도로 붓고 천천히 6~8시간 동안 끓여 국물이 500밀리리터쯤 되면 꺼내어 식힌다.

저녁에 국물을 단번에 다 먹고 더운 방에서 가벼운 이불을 덥고 30~40분 동안 땀을 낸다. 땀을 너무 많이 내면 안 된다. 땀을 낸 다음 땀을 닦고 천천히 몸을 식힌 다음 닭고기를 반쯤 먹고 다음 날 아침에 남은 고기를 마저 먹는다. 이때 목이 말라도 절대로 찬물을 먹지 말아야 하며 찬 것을 만지거나 찬바람도 쏘이지 말아야 한다. 닭곰탕을 한 번 해 먹어서 효과가 없으면 10~15일 간격을 두고 두세 번 만들어 먹는다. 한 번씩 만들어 먹을 때마다 옻나무 진의 양을 1그램씩 늘린다.

　소양체질인 사람이나 혈액형이 O형인 사람은 옻이 심하게 오를 수 있으므로 조심해야 한다. 양을 3분의 1 이하로 먹거나 아니면 조금씩 늘려 가면서 먹는 것이 안전하다. 약으로 쓸 닭은 시골에서 놓아 먹인 재래종 닭이나 오골계를 써야 한다. 양계장에서 키운 닭은 백해무익일 뿐이다.

🌿 위암·위하수

털빛이 검은 닭이나 토끼의 배를 갈라 내장을 꺼내고 옻나무 진 1그램과 마늘 50그램을 넣은 다음 닭이나 토끼를 단지에 넣고 푹 고아서 먹고 한 시간 동안 땀을 푹 낸다. 약을 먹고 하루 동안 찬바람을 쐬거나 찬물, 찬 음식을 먹지 말아야 한다. 보통 서너 마리 먹으면 위하수로 인한 증상이 없어진다. 위암이나 자궁암에는 수십 마리를 먹어야 한다. 반드시 시골에서 놓아서 먹인 닭이나 오골계를 써야 한다.

한눈에 보기

옻나무

과 명	옻나무과
생약명	칠
속 명	옻나무
분포지	산기슭 햇볕이 잘 들고 바람이 잘 통하며 기름진 땅
개화기	6월
꽃 색	황록색
결실기	9월
열 매	지름 6~8밀리미터의 연한 황색 열매가 주렁주렁 송이져서 달린다
높 이	10~15미터 자라는 잎지는 큰키나무
채취시기	가을에 껍질을 채취하거나 5~7월에 진을 받아서 쓴다
가공법	옻나무 진을 채취해 두었다가 옻닭을 만들어 먹는다
약 효	어혈, 뱃속의 덩어리, 간염, 간경화, 신장염, 부종, 갖가지 암, 위염, 위궤양, 위하수, 냉증, 당뇨병 등

4 온 산천에 널려 있는 만병통치약, 조릿대

대나무는 줄기와 잎이 아름답고 깨끗하여 사람들한테 사랑을 받는다. 대는 그 성질이 맑고 차고 푸르며 곧다. 청아하고 고고한 품위와 맵시, 매서운 추위 속에서 오히려 돋보이는 짙푸른 기개, 깨끗하게 속을 비워 두는 결백함 등의 모든 성질이 절개와 청렴결백을 목숨처럼 여기는 우리의 옛 선비와도 같다.

우리나라는 선비의 나라이고 그 선비정신을 대표하는 나무가 대나무라 할 수 있겠다. 대의 청담淸淡 한아閒雅한 기운은 군자의 품위가 있어 청정하고 고결한 마음과 가장 잘 어울렸다. 대는 고결한 사람의 정서와 가까운 친구일 뿐만 아니라 간질, 간염, 당뇨병, 갖가지 암, 위염, 위궤양 등 갖가지 난치병을 다스리는 귀한 약재이기도 하다.

여러 종류의 대나무 가운데서 우리나라에 가장 흔한 대나무인 조릿대는 암, 당뇨병, 고혈압, 동맥경화, 정신불안, 간염, 여드름, 습진, 알코올 중독, 기침, 위염, 위궤양 등을 치료하고 예방하는 효과가 빼어나게 높다.

암세포 죽이고 스트레스 날려 보낸다

조릿대는 벼과에 딸린 늘푸른 작은키나무다. 키는 1미터에서 2미터쯤 자라고 줄기의 지름은 6밀리미터쯤으로 대나무 가운데 가장 작은 종류다. 줄기를 누런빛이 나는 포엽苞葉이 감싸고 있다가 2~3년 뒤에 떨어지며 잎은 길쭉한 칼 모양으로 나며 길이는 한 뼘쯤 된다.

꽃은 본 사람이 거의 없을 정도로 몹시 드물게 핀다. 3~6송이의 꽃이 모여 작은 이삭을 이루는데 꽃을 둘러싸고 있는 포엽이 짙은 보라색이어서 보라색으로 보인다. 대개 6~20년 만에 꽃이 피는데 꽃이 피어 열매를 맺고 나면 대밭의 일부 또는 전체가 누렇게 말라 죽거나 세력이 몹시 약해진다. 열매는 보리나 밀처럼 생겼는데 녹말이 많아 식량으로 쓸 수 있다.

대나무 열매를 죽실竹實, 죽미竹米, 야맥野麥 등으로 부르는데 찰기가 있고 맛은 수수와 비슷하며 밥이나 떡을 만들어 먹으면 맛이 괜찮다. 한라산이나 지리산 속에 사는 사람 중에는 조릿대 열매를 몇 가마니씩 모아 두고 식량으로 삼는 사람이 드물게 있다. 이것으로 술을 빚기도 하고 국수를 만들어 먹기도 한다.

조릿대 열매가 몸을 가볍게 하고 기운을 돋우며 오래 살게 한다는 옛 기록도 있다. 한라산이나 지리산 등 남쪽 지방의 조릿대 숲은 몇십 년 만에 한 번씩 일제히 꽃이 피어 모두 말라 죽고는 그 열매가 떨어져 새로운 대밭이 만들어지곤 한다. 옛날 울릉도에서 폭풍우로 뱃길이 끊기고 양식이 떨어져 섬 사람들이 모두 굶어 죽게 되었을 때 마침

제주도 한라산에 자라는 섬조릿대. 잎에 흰 테가 생긴다. 조릿대는 암, 당뇨병, 위궤양, 간염 등 온갖 만성병에 효력이 뛰어난 만능약초이다.

섬의 조릿대가 일제히 꽃을 피우고 열매를 맺어 이것을 먹고 목숨을 연명한 적이 있다고 한다.

조릿대에는 몇 가지 종류가 있다. 우리나라 육지에서 흔히 볼 수 있는 조릿대 말고 울릉도에서 자라는 키가 큰 종류인 섬조릿대, 키가 작고 잎도 작으며 겨울철에는 잎 가장자리가 말리고 갈라져서 마치 줄무늬를 가진 듯이 보이는 제주조릿대, 완도와 백양산에서 자라는 섬대, 그리고 우리나라 특산식물로 함경북도 명천군에서 자라는 신이대가 있다.

조릿대를 다른 이름으로는 산죽山竹, 지죽地竹, 조죽, 입죽笠竹 등으로 부르고 생약명으로는 담죽엽淡竹葉, 임하죽, 토맥동 등으로 부른다. 잎과 줄기, 뿌리를 모두 약으로 쓰며 꽃이 피지 않은 것은 언제든지 채취할 수 있다. 그늘에서 말렸다가 잘게 썰어 달여 먹거나 가루 내서 쓴다. 달인 물로 아픈 부위를 씻거나 입욕제로 쓰기도 한다.

백 가지 질병에 뛰어난 효능

조릿대는 항암작용, 기침을 멎게 하는 작용, 살균작용, 염증을 삭이는 작용, 해독작용, 마음을 안정시키는 작용, 진통작용, 이뇨작용 등의 다양한 약리 작용이 있다. 특히 항암작용이 세고 위 십이지장염과 궤양을 치료하며 간염과 당뇨병에 효험이 크다. 조릿대의 약리작용을 간략하게 정리한다.

잘 자란 조릿대. 조릿대는 항암작용이 매우 뛰어난 약초이다.

열내림 작용이 매우 세다. 갑자기 열이 올라 정신이 혼미하고 헛소리를 할 때 조릿대 잎과 석고를 같이 달여 그 물을 마시면 곧 열이 내리는데 이것이 죽엽석고탕이라는 이름 높은 해열약이다. 특히 어린아이들이 갑자기 열이 날 때 조릿대 잎을 달여 먹이면 효과가 좋다. 아이에게 첫돌이 지난 뒤부터 조릿대 잎 달인 물을 날마다 조금씩 4~5년 동안 먹이면 커서 잔병치레를 하지 않고 두뇌가 총명해진다. 조릿대 잎에는 면역력을 키우고 마음을 차분하게 가라앉히는 힘이 있기 때문이다. 어린아이의 보약으로 조릿대를 따를 만한 것이 없다.

위염, 위궤양, 십이지장염, 십이지장궤양 등 갖가지 염증을 없애는 작용이 있다. 조릿대 잎은 특히 위 십이지장궤양을 치료하는 효과가 크다. 실험에 따르면 위 십이지장궤양 환자 30명에게 조릿대 달인 물을 먹었더니 10~30일 동안 배아픔, 속쓰림, 명치끝이 답답한 증세, 트림 같은 증상이 거의 다 나았다고 한다. 위산과다로 인한 위궤양 환자 네 명 중 한 명을 뺀 세 명이 정상으로 되었고, 위산이 너무 적었던 환자 네 명도 모두 정상으로 되었으며 45일 동안 치료한 결과 90퍼센트 이상이 효과를 보았다고 한다.

혈압을 내리는 효과가 뚜렷하다. 조릿대 잎은 고혈압과 동맥경화를 예방하고 치료하는 작용이 있다. 북한에서의 연구에 따르면 고혈압 환자 21명을 조릿대 잎으로 치료하였더니 20~30일 뒤에 두통, 머리 무거운 느낌, 심장 부위의 아픔, 손발이 저린 증세, 말이 잘 안 나오는 증세가 80퍼센트 이상 없어졌고 가슴 두근거림, 시력장애, 기억력 감퇴, 어지럼증, 불면증도 60~75퍼센트 없어졌다고 했다. 혈압은 최고혈압 평균 26, 최저혈압은 평균 20이 내렸으며 핏속의 콜레스테롤 수치도 뚜렷하게 내렸다고 한다. 조릿대는 몸의 독을 빼내고 소변을 잘 나가게 할 뿐만 아니라, 천연유황 성분이 강장작용을 하므로 불로회춘의 묘약이 될 수 있다.

당뇨병의 혈당치를 낮추는 데 큰 효험이 있다. 조릿대 잎은 옛날부터 가슴이 답답하고 목이 마르는 증상, 곧 소갈消渴을 치료하는 약재로 이름이 높았다. 실험에 따르면 여러 방법으로 효과를 못 본 환자 22명을 2개월 동안 조릿대 잎으로 치료하여 80퍼센트 이상이 뚜렷한 효과를 보았다고 한다. 평균 18일 뒤에 목마른 증상과 물을 많이 마시는 증상, 몸이 나른한 증상 등이 60퍼센트 이상 없어졌고 혈당치도 두 달 뒤에는 70퍼센트 이상이 150 이하로 내려갔다고 한다. 가벼운 당뇨병에는 80퍼센트, 심한 당뇨병에는 50퍼센트의 치료 효과가 있었는데 젊은 사람들한테 나타나는 심한 당뇨병과 인슐린을 불규칙적으로 쓴 환자, 표준 몸무게가 6킬로그램 이상 줄어든 환자한테는 전혀 효과가 없거나 오히려 더 심해졌다고 했다.

화병火病에는 조릿대가 최고

조릿대 잎은 혈당량을 낮출 뿐만 아니라 혈압을 낮추고 몸무게를 늘리며 심장을 튼튼하게 하고 갖가지 질병에 대한 저항력을 길러주는 효과도 아울러 지니고 있으므로 당뇨병 치료약으로 가장 추천할 만하다. 조릿대는 심장의 열을 다스리고 위장의 열을 씻어 내며 간장의 열독을 풀어 마음을 편안하게 하고 오줌을 잘 나가게 하여 심화心火를 고치는 데 더할 나위 없는 훌륭한 치료약이 된다. 심화증이란 가슴이 답답하고 초조하며 열이 나고 소변이 벌겋게 되어 나오며 얼굴이 술 마신 것처럼 붉어지고 갈증이 심해 입 안과 혀에 염증이 생기기도 하는 병으로 오랫동안 스트레스를 받거나 뭔가 억울한 일을 당했을 때 흔히 생긴다.

조릿대는 뇌신경을 진정시키는 작용이 있으므로 스트레스를 많이

쓸모 많은 조릿대 잎, 입욕제와 샴푸로 쓰고 밥에도 넣고

조릿대는 한여름 더위에 지쳐 머리가 무겁고 목이 마르며 밥맛이 없는 사람에게 더위를 이기게 하고 갈증을 없애 준다. 당뇨병으로 열이 있는 사람은 조릿대 잎을 달여 먹으면 효과가 있으며 몸 안에 수분이 모자라서 생기는 토사곽란(입으로는 토하고 아래로는 설사하면서 배가 뒤틀리듯이 몹시 아픈 병증), 코피, 피를 토할 때에도 효과가 있다.

여성이 몸을 풀고 나서 열이 나고 팔다리가 마비되며 머리가 아프고 식은땀이 날 때에도 다른 약재와 같이 쓰면 효과를 본다. 기침과 가래를 없애는 작용도 있고 태아를 안정시키는 효과도 있으며 잇몸염증, 인후염 등에도 조릿대 잎을 달여 먹으면 좋다.

조릿대 잎을 차로 늘 마시면 온갖 질병을 예방할 수 있다. 봄철에 줄기와 잎을 잘라 깨끗하게 씻어 그늘에 말려두었다가 하루 10~15그램씩 뜨거운 물에 넣어 차로 수시로 마신다. 대추와 감초, 생강을 넣으면 더욱 좋다. 신진

받는 요즘 사람들에게 썩 좋다. 조릿대에는 크실로즈, 아라비노즈, 글루코즈, 만노즈, 갈락토즈 같은 다당류와 아스파라긴산, 글루타민산, 셀린, 트레아닌플로린, 알라닌치스테인 등의 아미노산이 많이 들어 있다. 이 밖에 지방, 칼슘, 규산, 비타민 B_1과 K도 풍부하게 들어 있다.

특히 비타민 K가 혈액이나 체액 속에 녹아 들어가 혈액을 맑게 하고 칼슘이온을 늘려 체질을 바꾸는 작용을 한다. 조릿대 잎을 이른 봄철에 채취하여 잘게 썰어 그늘에서 말려 5년쯤 묵혀 뒀다가 100시간쯤 물로 오래 달여 농축액을 만들어 조금씩 먹으면 허약체질을 튼튼하게 바꾸고 몸 안에 쌓인 독을 풀며 면역기능을 높이는 데 으뜸가는 약이 된다.

조릿대 잎을 오랫동안 묵혔다가 오래 달여야 하는 이유는 찬 성질을 없애기 위해서다. 조릿대를 비롯하여 모든 대나무는 그 성질이 차갑다. 대나무를 차분하게 들여다보면 찬 기운이 느껴진다. 이 찬 성질

대사의 기능을 좋게 하여 피로를 없애고 뇌신경을 튼튼하게 하며 몸 속의 독을 내보내고 고혈압, 당뇨병, 두통, 간염, 위 십이지장궤양, 갖가지 암의 치료와 예방에 도움이 된다.

조릿대 잎을 입욕제로 목욕물에 넣으면 땀띠, 여드름, 습진 등이 잘 낫고 살결이 깨끗해진다. 몸에 냄새가 심하게 나고 살결이 거칠어졌을 때에도 조릿대 달인 물로 목욕을 하면 한결 좋아진다. 말린 조릿대 잎 100그램을 물 두세 되에 넣고 두세 시간 동안 약한 불로 끓여서 그 물을 욕조에 붓고 남은 찌꺼기는 무명 주머니에 넣어 욕조 속에 넣은 다음 목욕을 하면 된다. 10~30분씩 하루 한두 번 목욕을 한다. 조릿대 잎 달인 물로 머리를 감으면 윤이 나고 때도 잘 타지 않으며 머릿결이 고와진다.

조릿대 뿌리나 줄기, 잎을 달인 물로 밥을 지어먹을 수도 있다. 약간 푸르스름한 빛의 밥이 되는데 약한 향기가 나고 맛도 좋다. 오래 먹으면 뼈와 근육이 튼튼해지고 오장육부의 기능이 좋아지며 온갖 질병에 대한 내성이 강해져서 무병장수하게 된다.

은 몸 안의 열을 내리고 열 때문에 가슴이 답답한 것을 풀어 주기도 하지만 혈압이 낮은 사람이나 몸이 찬 사람에게는 오히려 해를 끼칠 수도 있다.

조릿대는 만성간염에도 뚜렷한 치료 효과가 있다. 잎과 줄기 말린 것 10~20그램을 잘게 썰어 물로 달여 하루 세 번 밥 먹기 전에 마시면 만성 간염으로 인해 입맛이 없고 몸이 노곤하며 소화가 잘 되지 않고 헛배가 부르며 머리가 아프고 간 부위가 붓고 아픈 증상 등이 사라진다.

효과가 빠른 편이어서 대개 3~5일이면 효과가 나타나기 시작하여 20~60일이면 거의 모든 증상이 없어지고 소변의 우로빌리노겐 수치나 혈액 속의 빌리루빈 수치도 정상으로 된다.

그러나 모든 환자에게 똑같이 효과가 있는 것은 아니어서 한 실험에 따르면 환자 48명 중 훨씬 좋아진 경우가 12명, 좋아진 경우 30명, 오히려 더 심해진 것이 6명으로 전체 치료효율이 87.4퍼센트였다고 한다. 부작용으로는 조릿대 달인 물을 먹기 시작한 지 4~10일 뒤부터 견디기 힘들 정도로 몹시 가렵고 두드러기가 생긴 환자가 각각 두 명씩 있었고 몸이 나른한 증상이 더 심해진 사람도 여섯 명 있었다고 한다.

부작용 없는 암 치료제

조릿대는 항암작용이 매우 세다. 잎과 줄기, 뿌리에 들어 있는 다당류들이 암세포를 죽이고 억제한다. 일본에서 자라는 조릿대 잎에서 추출한 다당류가 간 복수암에 100퍼센트 억제작용이 있다는 것이 실험에서 입증되었고 북한에서도 조릿대 잎에 상당한 암세포 억제작용이

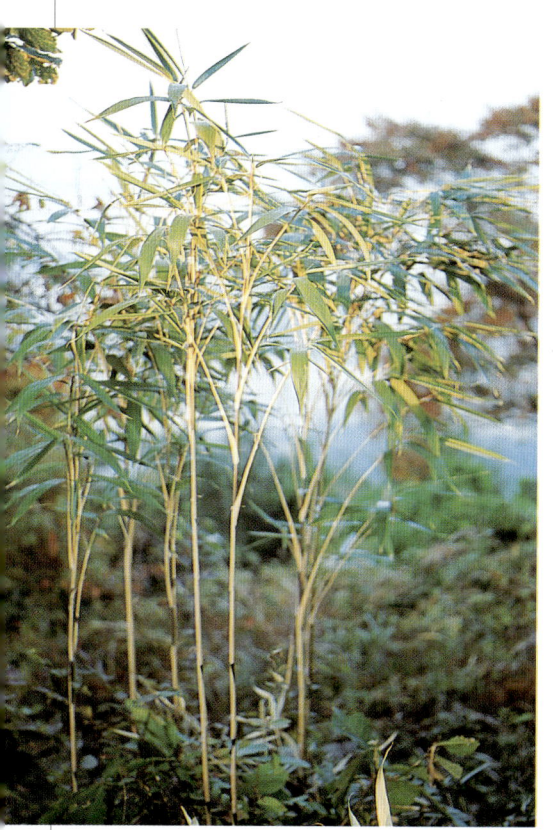
조릿대 잎을 차로 달여 늘 마시면 면역력이 세어지고 허약체질이 튼튼하게 바뀐다.

있다는 것을 실험으로 증명하였다.

홍콩에서 출간된 〈어떻게 암을 예방하고 치료할 것인가〉라는 책에는 구강암에 걸린 환자가 수술한 지 3개월 뒤에 재발하여 조릿대 추출물을 먹였더니 한 달 뒤에 아픔이 없어졌고 종양의 크기도 줄어들어 4개월 뒤에는 완전히 나았다고 적혀 있다.

우리나라에서도 민간에서 조릿대를 갖가지 암 치료에 사용하여 효과를 본 보기가 적지 않다. 조릿대는 간암, 위암, 폐암, 식도암, 후두암, 난소암 등 온갖 암에 두루 효험이 있다. 늦은 봄이나 초여름철에 조릿대의 새순을 따서 즙을 내어 먹거나 봄철에 채취한 잎을 잘게 썰어 그늘에서 말려 차로 끓여 수시로 마신다.

하루 10~20그램에 물을 한 되(1.8리터)쯤 붓고 물이 반으로 줄어들 때까지 달여서 수시로 차 마시듯 마신다. 또는 조릿대 뿌리를 캐서 잘게 썰어 그늘에 말린 것 20그램을 달인 물로 가지 씨앗을 볶아서 가루 낸 것을 한 번에 한 숟가락씩 하루 세 번 먹는다.

가지 씨앗에도 상당한 항암효과가 있어 조릿대와 합치면 효력이 더욱 세어진다. 이 방법은 모든 암에 효과가 있을 뿐 아니라 간질이나 만성간염에도 효과가 좋다. 다만 가지 씨앗은 본래 우리나라에 있던 재래종이라야 한다. 종묘상에서 파는 것은 여러 가지 약물 처리를 하는 경우가 많으므로 절대로 먹어서는 안 된다.

조릿대 잎으로 떡을 싸서 두면 여러 날이 지나도 상하지 않는다. 조릿대 잎이 방부작용을 하기 때문이다. 이 음식을 상하지 않게 하는 성분들이 암세포를 죽이고 억제하는 작용을 한다. 조릿대는 암세포만을 억제하고 성한 세포에는 전혀 피해를 주지 않으며 병에 대항하여 싸우는 능력을 키워 준다.

한눈에 보기

조 릿 대

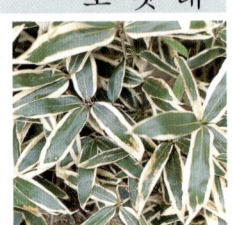

과 명	대과
생약명	산죽山竹
속 명	산죽, 조릿대
분포지	산 속 나무 그늘
개화기	6월
꽃 색	연한 노란색
결실기	9월
열 매	벼이삭 모양
높 이	60~100센티미터 자라는 늘푸른 여러해살이 떨기나무
채취시기	사시사철 채취
가공법	잘게 썰어 그늘에서 말린다
약 효	위염, 기침, 당뇨병, 면역강화, 부종, 무좀, 피부병, 위암, 갖가지 암, 열이 날 때, 간염, 황달, 위궤양, 고혈압, 스트레스, 화병火病 등

신장과 방광의 탈을 다스리는 까마중

인체를 지구에 비유하면 신장은 강이나 바다로 표현할 수 있다. 갖가지 생활하수와 오염물질이 강과 바다로 흘러들지만 강이나 바다에서는 이를 정화하고, 정화된 물은 열과 바람에 증발되어 대기로 올라갔다가 비가 되어 다시 강이나 바다로 흘러든다.

신장은 인체의 각 장기에서 혈액을 통해 운반되어 오는 갖가지 오염물질과 독성물질을 정화하여 맑은 혈액으로 바꾸어 보낸다. 신장은 네프론이라는 미세혈관으로 구성되어 있는데 더러운 피가 네프론을 통과하면 맑게 바뀐다. 부신은 신장 위에 붙어 있는 기관으로 갖가지 호르몬을 만들어 낸다. 우리 몸은 대략 60여 가지의 호르몬을 분비하는데 부신에서만 40여 가지의 호르몬을 분비한다.

신장에 좋은 약초와 음식

신장에 좋은 약초와 음식은 바다에서 나는 것과 물에서 나는 모든 것, 그리고 산과 들에서 자라는 식물 가운데 짠맛이 나는 것과 딸기 종류, 꽈리, 여러 가지 물풀 등이다.

신장염이나 방광염, 요도염, 신부전증에 가장 좋은 효과가 있는 약초는 까마중이다. 하루에 40그램쯤 되는 까마중에 물 한 되를 붓고 물이 3분의 1이 될 때까지 약한 불로 달여서 수시로 물 대신 마신다. 병이 깊을 때에는 빈속에 하루 다섯 번 이상 마신다.

신장결석이나 요로결석에는 해금사, 참가시나무, 석위, 꼭두서니 뿌리, 산딸기(복분자) 뿌리 등을 쓴다. 석위를 까마중의 두 배로 넣고 산딸기 뿌리는 까마중과 같은 양을 넣는다. 이 방법은 담석증에도 좋은 효과가 있다.

생식기능은 신장기능에 속해 있지만 그 일부는 간에 연결되어 있다. 이를테면 여성의 생리혈은 간의 셋째 잎에 저장되어 있다가 생리 때가 되면 자궁내막으로 혈액을 내려보낸다. 간 내막에서 내려보내는 혈액이 자궁내막을 부풀어 올리면 출혈이 시작되는 것이 곧 생리이다.

옛말에 어른 열 사람보다 어린이 하나를 치료하는 것이 어렵고, 어린이 열보다 여자 한 사람을 치료하는 것이 더 어렵다고 하였다. 여자는 마음이 섬세하고 생식기능이 복잡하여 세심하게 치료하지 않으면 효과를 보기가 어렵다.

생식기능의 질병에 남녀 누구한테나 무난하게 쓸 수 있는 것이 까마중과 복분자이다. 염증이 생겼을 때에는 황백과 고백반이 좋고 출혈을 멎게 하는 데에는 향부자가 좋으며 냉증이나 대하에는 까마중과 흰접시꽃·붉은접시꽃 뿌리, 홍화, 아욱 다섯 가지를 달여서 먹는 것이 좋다. 생식기능의 질환에는 꽃이 좋다. 불임증은 대개 냉적이 쌓여

까마중 꽃. 까마중은 묵은 밭이나 들에 흔히 자라는 잡초이다.

서 오는 경우가 많은데 백도라지와 흰접시꽃 뿌리 각 한 근과 대황 120그램, 흰 수탉 한 마리를 중탕으로 끓여 먹으면 특효가 있다. 한 마리로 낫지 않으면 세 마리쯤 먹는다.

까마중은 신장과 방광질환의 명약

까마중은 가지과에 딸린 한해살이풀이다. 잎은 타원꼴로 어긋나게 붙으며 키는 1미터쯤 자란다. 여름철에 조그맣고 하얀 꽃이 피어 가을에 콩알만한 열매가 까맣게 익는다. 열매에 즙이 많아 아이들이 따서 먹기도 한다. 약간 단맛이 있어 그런 대로 먹을 만한데 한꺼번에 많이 먹으면 입술과 손가락이 까맣게 물든다. 어린 잎은 나물로도 먹는다.

한자로는 용규龍葵, 고규苦葵, 수가水茄, 흑성성黑星城, 천천가 등으로 쓰고 사투리로 까무중이, 깜두라지, 먹딸, 강태, 개꽈리, 까까중 등으로 부른다. 까맣게 익은 열매가 중머리를 닮았기 때문에 까마중이라는 이름이 생겼다. 우리나라 어디에서나 햇볕이 잘 드는 길가의 빈 터나 밭둑 같은 데서 흔히 자란다.

까마중은 여름부터 가을 사이에 잎과 줄기, 뿌리를 모두 채취하여 그늘에서 말려 잘게 썰어서 약으로 쓴다. 대개 생것 600그램을 말리면 160그램쯤으로 줄어든다. 들이나 길 옆에서 자란 것보다는 산 속의 거름기 없는 흙에서 자란 것이 약성이 더 높다.

온갖 균을 죽이고 염증을 삭인다

까마중은 오랜 옛적부터 옹종, 종기, 악창을 치료하는 약으로 흔히 써 왔다. 〈당본초〉, 〈도경본초〉, 〈본초강목〉 같은 옛 중국 의학 책에는 까마중이 열을 내리고 오줌을 잘 나가게 하고 원기를 도와 주며 잠을 적게 자게 하고 종기로 인한 독과 타박상, 어혈을 다스리며 갖가지 광석물의 독을 푸는 작용이 있다고 적혀 있다.

까마중은 염증을 없애고 온갖 균을 죽이며 기침을 멎게 하며 몸 안에 쌓인 독을 푼다. 티푸스균, 포도알균, 녹농균, 적리균, 대장균 등을 죽이며 열매를 오래 먹으면 눈이 밝아진다. 열매에 들어 있는 아트로핀이라는 성분이 눈동자를 크게 하므로 안구조절근육이 마비되어 생기는 근시 환자에게 도움이 된다.

까맣게 익은 까마중 열매. 까마중 열매를 먹으면 눈이 밝아진다고 한다.

까마중은 맛은 쓰고 약간 달며 성질은 서늘하다. 중풍을 예방하고 열을 내리며 남자의 원기를 세게 하고 여성의 어혈을 풀며 온갖 종기와 종창을 다스린다. 피로회복, 신장결석, 진정약, 진경약, 땀내기약으로 쓴다. 꽃은 가래를 삭이는 약으로, 잎은 피를 멎게 하는 약으로, 또는 설사, 급성대장염, 간이 부었을 때 쓰고, 잎과 줄기를 달여서 치질, 궤양, 상처, 종기, 버짐, 습진, 뾰루지, 광석물 중독 등을 치료하는 데 쓴다. 진통작용이 있어 두통, 류머티스성 관절염, 통풍, 암으로 인한 통증에도 쓴다.

까마중에는 솔라닌이라는 성분이 들어 있다. 솔라닌은 감자 싹이나 가지줄기 등에도 있는데 약간 독성이 있다. 솔라닌은 물에서는 거의 풀리지 않고 많은 양을 먹으면 중독되지만 적은 양은 염증을 없애고 심장을 튼튼하게 하고 오줌을 잘 나가게 하며 방사능 독을 푸는 등 여러 가지 약리효과가 있다. 그러므로 까마중에 들어 있는 정도의 양은 인체에 아무런 피해를 주지 않는다.

뛰어난 항암효과

까마중은 항암작용이 매우 센 약초 중 하나로 암 치료약으로 널리 쓴다. 동물실험이나 실제 임상에서도 백혈병을 비롯하여 갖가지 암세포에 뚜렷한 억제작용이 있음이 입증되었고 민간에서도 위암, 간암, 폐암 그리고 암으로 인해 복수가 차는 데 등에 활용하고 효험을 본 보기가 적지 않다.

까마중은 위암, 간암, 폐암, 자궁암, 유방암, 백혈병, 식도암, 방광암 등 어떤 암에든지 쓸 수 있다. 단방으로 쓸 때에는 뿌리째 뽑아 그늘에서 말려 잘게 썬 것 160그램에 물 1.8리터를 붓고 푹 달여서 그 물을 차 대신 수시로 하루에 다 마신다.

까마중은 간암이나 간경화로 인해 배에 물이 고일 때에도 좋은 효과가 있다. 까마중 생것은 600그램, 말린 것은 160그램을 푹 달여서 그 물을 수시로 마신다. 또는 까마중, 어성초, 겨우살이 각 50그램을 진하게 달여서 마시면 웬만한 복수는 해결된다.

까마중에 짚신나물, 오이풀 등을 함께 쓰면 항암작용이 더 세어질 뿐만 아니라 짚신나물과 오이풀의 떫은 맛을 줄일 수 있다. 까마중 40~50그램, 짚신나물 30~40그램, 오이풀 20~30그램을 하루에 달여서 마신다.

식도암, 위암, 장암 같은 소화기관의 암에는 까마중 30그램과 뱀딸기 15그램에 물 한 되를 붓고 절반으로 줄어들 때까지 달여서 마신다. 또는 까마중 30그램, 속썩은풀 60그램, 지치 뿌리 15그램을 달여서 하루 두 번에 나눠 복용한다.

까마중은 갖가지 암, 기관지염, 복수가 차는 데에도 좋은 효과가 있다.

간암에는 까마중 60그램, 남천 잎 30그램을 달여서 하루 세 번에 나눠 마신다. 자궁경부암에는 까마중 30~60그램을 물로 달여 하루 세 번에 나눠 마신다.

까마중으로 난치병 고치기

🌿 만성기관지염
까마중 30~40그램, 도라지 뿌리 9~12그램, 감초 3~5그램에 물 한 되를 붓고 반으로 줄어들 때까지 달여서 하루 세 번으로 나눠 밥 먹고 나서 복용한다. 10일 동안 먹었다가 5~7일 동안 끊었다가 다시 10일 동안 먹기를 반복한다. 만성기관지염 환자 969명에게 이 치료법을 썼더니 87퍼센트가 효과를 보았다고 한다.

🌿 피를 토할 때
까마중 20~40그램, 인삼 7~12그램을 가루 내어 한 번에 10그램씩 물로 먹는다.

🌿 잘 낫지 않는 종기 · 악창
까마중 잎과 줄기를 짓찧어 붙인다. 또는 까마중을 가루 내어 뿌린다.

🌿 상처 · 타박상
까마중 줄기와 잎, 열매를 짓찧어 소금을 약간 섞어 아픈 부위에 붙이고 까마중을 달여서 마신다.

🍃 피로회복 · 정력증진

그늘에서 말린 까마중 100그램을 흑설탕 150그램과 함께 소주 1.8리터에 넣고 2~3개월쯤 공기가 통하지 않게 마개를 꼭 막아 두었다가 걸러서 하루 20~30밀리리터씩 잠자기 전에 마신다. 피로가 싹 가시고 불면증이 없어진다.

🍃 불면증 · 신경쇠약

까마중 어린 줄기와 잎 100~150그램(말린 것은 25~40그램)을 쌀과 함께 죽을 쑤어 먹는다. 또는 까마중 달인 물로 밥을 지어 먹거나 국을 끓여 먹는다. 오래 먹으면 몸이 가벼워지고 온갖 병이 없어지며 장수한다.

🍃 기침 · 가래

그늘에서 말린 까마중 열매 10~15그램을 가루 내어 물에 타서 먹는다. 하루 두 번 아침 저녁으로 먹는다. 까마중 열매 덜 익은 것은 독이 있으므로 반드시 잘 익은 것만을 써야 한다.

🍃 암으로 인해 가슴이나 배에 물이 고일 때

까마중 160그램에 물 한 되를 붓고 푹 달여서 차처럼 수시로 마신다. 생것은 600그램을 쓴다. 뿌리, 줄기, 잎 전부를 쓴다. 생것을 먹으면 중독될 수 있으므로 절대로 날로 먹어서는 안 된다. 까마중은 항암효과도 뛰어나므로 직장암, 간암, 방광암, 폐암, 위암, 백혈병 등에도 크게 도움이 된다. 늘 차로 달여 마시면 눈이 밝아지고 정력이 좋아지며 암, 신장결석, 비만증 등을 예방할 수 있다.

🍃 탈항

까마중 150그램을 물로 달여서 그 증기를 항문에 쏘인다. 이 방법은 특히 여성의 산후탈항에 효과가 크다.

🍃 습진 · 피부가려움증

까마중을 진하게 달여서 그물로 습진이 생긴 부위나 가려운 곳을 자주 씻는다. 온몸이 가려우면 그 물로 목욕을 한다.

🍃 오줌이 잘 안 나오는 데

까마중, 으름덩굴, 고수풀 각각 10그램에 물 한 되를 붓고 반으로 줄어들 때까지 달여서 마신다.

🍃 신경통 · 관절염 · 통풍

까마중을 짓찧어 아픈 부위에 붙이고 또 까마중 40~50그램을 물로 달여서 수시로 마신다. 까마중은 통증을 멎게 하는 작용이 있다.

까 마 중

한눈에 보기

과 명	가지과
생약명	용규龍葵
속 명	까무중이, 깜두라지, 먹딸, 강태, 개꽈리, 까까중
분포지	묵은 밭, 길가
개화기	5~7월
꽃 색	흰색
결실기	7~10월
열 매	지름 6~7밀리미터의 둥근 열매가 까맣게 익는다
높 이	20~100센티미터 자라는 한해살이풀
채취시기	6~9월에 전초(잎, 줄기, 뿌리 등 온 포기)를 채취한다
가공법	잘게 썰어서 말린다
약 효	부종, 복수가 차는 데, 위암, 식도암, 자궁암, 폐암, 갖가지 암, 불면증, 신경쇠약, 갖가지 염증, 옹종, 종기, 악창, 기침, 기관지염, 무좀, 습진, 피부병 등

약이 필요 없게 만드는 잣나무

 잣나무는 모든 나무 가운데 으뜸이요, 그 열매인 잣은 모든 열매 가운데 으뜸이다. 우리 땅에 나는 모든 토종 가운데 왕자인 식물이 잣나무다. 우리 겨레는 이 잣나무로 하여 세계 어느 민족보다 복 받은 민족이다.

 북풍한설이 몰아치는 한겨울에도 진한 녹청빛 잎을 지닌 채로 자로 잰 듯이 곧게 서 있는 표연한 자태는 불의와 타협할 줄 모르는 불굴의 의지와 고결한 선비정신의 표상이었다. 절간의 뜨락에 의연히 서 있는 잣나무는 '뜰 앞에 잣나무로다' 라는 화두가 널리 알려질 만큼 진리를 깨닫기 위한 선정禪定의 상징이었다.

 뿐만 아니라 수백 년 동안 푸름을 잃지 않는 속성과 고고하면서도 단아한 품위가 있어 장생불사와 신선세계의 상징으로 널리 칭송되기도 했다.

잘 자란 잣나무. 잣나무는 목재로도 훌륭하다.

중국인들이 부러워하던 겨레의 나무

잣나무는 우리 겨레의 나무다. 예로부터 중국 사람들은 우리의 잣을 부러워하여 잣나무를 신라송新羅松, 잣을 신라송자新羅松子라 부르면서 매우 귀하게 여겨 이를 얻으려고 무던히도 애를 썼다. 중국에는 잣나무가 나지 않는다. 잣나무는 우리나라와 만주, 시베리아 일부에만 나는데 그 가운데서도 우리나라에만 집중적으로 분포한다. 만주와 시베리아 남쪽은 수천 년 동안 우리 겨레의 영토였으므로 잣나무는 한국 문화권에만 자라는 자랑할 만한 특산식물이라고 할 수 있다.

잣나무는 키 30미터, 직경 1.5미터쯤까지 자라는 바늘잎 큰키나무로 수명은 5백 년 넘게까지 산다. 우리나라 중부 이북 지방에 많이 자라고 남쪽 지방에서는 높은 산에서 심어 가꿀 수 있다. 산중턱이나 골짜기 사이의 기름진 땅에서 잘 자란다.

잎은 바늘 모양으로, 다섯 장의 잎이 뭉쳐 한 다발을 이루므로 오엽송이라고도 한다. 잎의 길이는 10센티미터쯤인데 가장자리에 잔 톱니가 있어 만지면 약간 껄끄러운 느낌이 든다. 잎을 자세히 보면 세모꼴이며 두 면에 흰 선이 그어져 있다. 이는 기공선氣孔線으로 잎의 숨구멍이다.

암수한그루로 5월경 가지 끝에 2~5개씩 녹황색 암꽃이 달리고 새로 난 가지 밑에 덩어리로 피어 뭉쳐 붉은 빛이 나는 수꽃이 5~6개씩 달린다.

잣나무는 자람이 느린 편이어서 열매를 맺기까지는 적어도 12년이 걸린다. 꽃이 피어 잣 열매가 결실하는 데도 2년이 걸린다. 5월에 꽃이 피어 솔방울 같은 모양으로 달려 있다가 다음 해부터 커지기 시작하여 가을이 되면 손바닥만한 길이에 타원꼴인 잣송이가 달린다. 잣송이 속에는 일그러진 세모꼴의 잣이 백 개쯤 들어 있다.

잣나무에는 이름이 많다. 이름이 많다는 것은 그만큼 사람들에게 사랑을 받았다는 것을 뜻한다. 백자목柏子木, 신라송新羅松, 조선오엽송朝鮮五葉松, 과송果松, 백목柏木, 송자송松子松, 오립송五粒松, 유송油松, 홍송紅松, 해송海松 따위의 여러 이름이 있는데 이 가운데 홍송이란 말은 목재가 아름다운 붉은 빛을 띠기 때문에 붙인 것이고 유송이란 말은 송진이 많기 때문에 붙인 이름이다. 이것 말고 잎에 흰 가루를 덮어씌운 듯 창백한 녹백색을 띠고 있는 까닭에 흡사 서리를 뒤집어쓴 것 같다 하여 상강송霜降松이라는 아명雅名도 있다.

잣은 뛰어난 자양강장제

잣나무 열매인 잣은 예로부터 '신선이 먹는 음식'으로 알려질 만큼 그 영양가와 약효를 높이 쳤다. 중국 사람들이 의약의 신으로 받드는 신농씨 무렵에 살았던 적송자赤松子는 잣을 많이 먹어 신선이 되었다고 한다. 중국인들도 우리나라 잣을 제일로 쳐서 이시진도 〈본초강목〉에서 "신라송자 약효가 으뜸"이라 했다. 송나라 태조 때에 나온 〈개보본초開寶本草〉에도 "신라 잣은 신선도神仙道를 닦는 사람들이 먹으며 신라에서 온다. 중국에서 난 솔씨는 알이 잘고 약효가 보잘것없다."고 기록하였다. 신라 잣은 당나라에서 인기가 높아서 신라에서 당나라로 간 유학생들은 잣을 팔아서 학비와 생활비로 썼다고 한다.

중국의 〈패사稗史〉에는 다음과 같은 기록이 있다.

"신라의 사신들이 오갈 때마다 솔씨를 많이 가져 왔다. 이것을 옥각향玉角香 또는 용아자龍牙子라고도 하였는데 고관들의 집에 선물로 많이 주었다."

이처럼 일찍부터 신라 잣의 우수성이 널리 알려진 까닭에 조선시대에 중국은 우리나라 잣을 탐내어 공물貢物로 많은 잣을 바칠 것을 요구했고 잣을 따서 바치기 위하여 백성들이 수치스러운 고생을 겪어야 했다.

잣은 영양가가 풍부하고 고소한 맛과 향이 일품이어서 자양강장제로 최고이다. 백 그램에서 670칼로리의 열량이 나와 모든 곡식과 열매 중에서 가장 많은 열량이 나오며 비타민 B와 철분, 회분 등이 많이 들어 있다. 잣에는 기름이 70퍼센트 이상 들어 있는데 올레인산, 리놀산, 팔미틴산 같은 필수지방산이 많다.

글쓴이도 약초 답사를 하며 전국을 여행하던 중에 깊은 산에서 날마다 잣을 한 홉씩 까먹으며 여러 날을 연명한 일이 있는데 잣은 매우 훌륭한 비상식량이었다.

잣을 이용한 음식은 보통 잣죽이나 잣엿이 알려져 있지만 그것 말고도 잣을 섞어 굳힌 백자당柏子糖, 잣백산, 잣산자 같은 유밀과나 잣단자柏子團, 잣가루로 묻힌 잣가루강정 등 고유의 민속음식이 많다. 고려의 명종 임금은 잣술(백자주栢子酒)을 담가서 늘 애용했다는 기록이 있는데, 잣술은 허약체질을 고치는 귀한 약술로 궁중과 고관대작들한테 조선조 중엽까지 만드는 방법이 비전되어 왔다.

수정과나 식혜에도 잣 몇 개를 띄우는데 그 풍미는 우리 음식만이 가진 멋이다. 신선로에도 은행과 함께 없어서는 안 될 재료의 하나다.

겨우내 잣만 까 먹고 살았다는 백두산족

잣은 모든 열매 중에서 가장 깨끗한 식품이다. 잣나무는 오염이 없는 깊은 산에서 자란다. 산성비나 토양오염으로 인해 흙이 다이옥신이나 중금속에 노출되어 있는 상황에서 잣은 가장 안전한 식품이다. 흙의 표층이 중금속이나 다이옥신에 오염되어 있다 해도 잣나무의 목질부분이 오염물질을 걸러 주는 필터 역할을 해서 오염물질이 지상에서 10~30미터 높이에 있는 잣 열매에까지는 닿지 않기 때문이다.

잣은 머리를 맑게 하고 기운을 돋우며 치매를 예방하고 비만증을

잣송이와 잣. 잣은 비만증 치료에 매우 탁월한 효과가 있다. 반드시 날로 먹어야 한다. 익혀서 먹으면 오히려 몸에 해롭다

치료하는 데 가장 훌륭한 식품이다. 잣은 몸 속에 있는 중성지방질을 녹여 내고 혈액순환을 좋게 하고 마음을 안정시키며 심장을 튼튼하게 한다. 잣에 들어 있는 필수지방산은 살결을 곱게 하고 혈압을 내리며 몸 안에 있는 중성지방질을 분해하고 기력을 늘린다.

잣은 수천 년 전부터 전해 오는 으뜸가는 건강장수식품이며 약이다. 약으로 오래 먹으려면 술에 하룻밤 담갔다가 말린 다음 둥굴레 즙으로 두세 시간 달인 다음에 다시 말려서 쓴다.

〈성혜방聖惠方〉에는 잣을 먹는 방법에 대해 이렇게 적혀 있다.

"잣을 껍데기를 까서 짓찧어 고약 같이 만들어 두고 달걀 하나만큼씩 좋은 술과 함께 하루 세 번 먹는다. 백 일을 먹으면 몸이 가벼워지고 3백 일이 지나면 하루에 5백 리를 걸을 수 있다. 오래 먹으면 신선이 된다고 하였다."

여러 해 전 연변을 여행할 때 백두산 북쪽 삼림 속에 있는 민가에서 여러 날을 묵은 적이 있다. 그곳에서 들은 얘기에 따르면 백두산 지역의 옛적 화전민들은 가을에 감자 수확을 끝내면 잣나무 숲을 찾아가 잣송이를 있는 대로 따서 모은다고 한다. 잣알을 방 하나에 가득 채우

고는 겨우내 가족들이 모여 앉아 잣만 까 먹으며 겨울을 난다고 했다. 이 지역 사람들은 영하 수십 도까지 기온이 내려가고 눈이 몇 길씩 쌓여도 별로 추위를 느끼지 않는데 그 이유가 잣알의 기름기 때문이라고 했다.

우리나라에서는 경기도 가평군에서 잣이 가장 많이 나고 강원도 홍천, 평창 등지에서도 많이 난다. 홍천군의 강원대학교 연습림이나 가평군 북면 전패봉 일대에 가면 아름드리 잣나무 숲이 10리를 두고 이어진 것을 볼 수 있는데 이것은 일제시대에 심은 것이다. 요즈음 값이 싼 대만산 잣이 대량으로 수입되어 한국산 잣 값이 폭락하는 사태가 벌어지고 있는데 대만 잣은 우리나라 잣나무와는 전혀 다른 나무에서 열리는 것으로 맛과 영양가치, 약효가 한국 잣의 십분의 일에도 못 미치는, 잣이라고 할 수도 없는 나무 열매다.

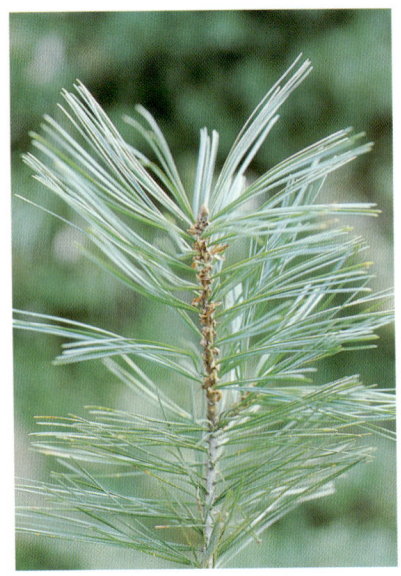

잣나무는 잎이 한 다발에 다섯 개씩 난다.

잣은 나무 꼭대기와 가지 끝에 달리므로 잣을 따는 일은 대단히 힘들고 위험한 일이다. 20~30미터 되는 잣나무를 뾰족한 쇠가 박힌 신발을 신고 올라가 장대로 잣송이를 두들겨 땅으로 떨어뜨려 따는데, 잣나무가 많은 지역에서는 해마다 잣을 따다가 떨어져 죽는 사람이 여럿 생긴다.

잣나무로 온갖 질병 다스리기

잣뿐 아니라 잣잎이나 잣나무 진도 훌륭한 약재가 된다. 잣나무를 이용한 치료법 몇 가지를 더 적는다.

🍃 기침

잣 40그램, 호도살 80그램을 갈아서 고약처럼 만들고 끓인 꿀 20그램을 넣어 버무려서 한 번에 한 숟가락씩 밥 먹고 나서 끓는 물에 타서 먹는다.

🍃 변비

잣, 측백나무 씨, 삼 씨를 같은 양으로 하여 갈아서 백랍으로 버무려 오동나무 씨만하게 알약을 만들어 한 번에 50알씩 황기 달인 물로 하루 세 번 먹는다.

🍃 대변에 피가 섞여 나올 때

잣 40그램을 좋은 소주 반 홉에 담가서 2~3일 두었다가 달여서 마신다.

🍃 이질

잣 껍질 4그램에 생강을 조금 넣고 달여서 몇 번 마시면 잘 낫는다.

🍃 중풍 초기

잣나무 잎 한 묶음, 파 흰 부분과 뿌리 한 묶음에 물 두 사발을 붓고 술을 약간 타서 반쯤 되도록 달인다. 이것을 하루 5~7번씩 한 번에 밥숟가락으로 두 숟가락씩 먹으면 효과가 있다.

🍃 아토피성 피부병

잣을 짓찧어 5~10그램씩 따뜻한 물로 먹는다.

🍃 관절통 · 골절통 · 뼈마디가 쑤시는 데

소나무 관솔, 잣나무 관솔 각 20근을 술 40근에 21일 동안 담갔다가 이것을 날마다 한두 잔씩 오래 먹으면 매우 효력이 있다. 이 술은 부인들의 산후풍에도 좋고 다리에 쥐가 날 때에도 잘 듣는다. 또 따뜻하게 데워서 마시면 어혈, 타박상, 요통이 신통하게 잘 낫는다.

🍃 종기

잣을 달걀 흰자위와 함께 짓찧어 붙이면 잘 낫는다.

🍃 가래가 나오는 기침

잣나무 속껍질을 짓찧어 즙을 내어 밀가루로 반죽한 후 달걀만 하게 떡을 만들어 쪄서 아침 일찍 두세 개씩 먹는다.

🍃 잣으로 무병장수하는 방법

봄철에 깊은 산에서 잣나무 잎을 따서 가루를 낸 다음 찹쌀풀로 오동나무씨 크기만하게 알약을 만들어 하루 세 번 밥 먹기 전에 30알씩 복용하면 마음이 안정되고 간이 튼튼해지고 양기가 강해지며 흰 머리가 다시 검어지며 눈과 귀가 밝아져서 장수할 수 있다. 솔잎을 써도 좋으나 잣잎이 효과가 빠르다.

🍃 티눈

티눈에는 잣을 열 알 정도 껍질을 까서 속알맹이를 짓찧어 티눈 부위를 약간 긁은 다음에 붙이고 숟가락 끝을 불에 달구어 피부가 데지 않을 정도로 하루 세 번 지져 준다. 씨에 있는 많은 양의 정유 성분이 티눈 부위를 뚫고 들어가면서 각질증식을 억제하며 통증을 멎게 한다.

🌿 구안와사(안면신경마비)

잣잎을 짓찧어 술 한 되에 이틀 동안 담가 두었다가 다시 따뜻한 곳에 하루를 두었다가 먹는다. 큰 잔으로 한 잔 마시고 땀을 흠뻑 낸다.

🌿 신경통

잣나무 어린 가지 열 근을 한 치(3센티미터) 길이로 썰어 술 열다섯 근에 한 달 동안 담근 뒤, 이것을 하루 세 번 밥 먹을 때 술잔으로 한두 잔씩 오래 먹으면 효력이 크다.

🌿 산후풍이나 모든 신경통

잣술을 담가서 먹으면 좋다. 살짝 볶은 잣 한 되를 술 두 되에 담가 일주일 후부터 하루 세 번 밥 먹고 나서 술잔으로 한두 잔씩 마신다. 이 잣술은 몸을 튼튼하게 하고 따뜻하게 하여 등산을 하거나 추울 때 마시면 추위와 습기에서 오는 모든 질병을 막을 수 있다.

🌿 비만증

잣 9~12그램을 하루 두세 번에 나누어 빈속에 먹는다. 잣죽을 자주 쑤어 먹어도 좋다. 잣에 들어 있는 지방 성분은 중성지방을 녹일 뿐만 아니라 단백질이 많이 들어 있어 몸이 허약해지지 않으면서도 몸무게를 줄일 수 있다.

🌿 습관성 유산

잣·백출 각 6그램, 황금·당귀·백작약·아교 각 4그램을 한 첩으로 하여 하루 두 첩을 물로 달여 밥 먹는 중간에 먹는다. 먹기 쉽고 부작용이 없다. 평균 20일이면 효과가 나타난다.

🌿 모유 부족

산모가 젖이 모자랄 때는 푸른 잣송이 한 개를 짓찧어 물 두 사발을 붓고 달인다. 물이 100~150밀리리터로 줄어들 때까지 달여서 따뜻하게 데워서 마신다. 잣송이 한 개 달인 것을 한 번에 먹으며 하루 세 번 먹는다. 젖이 전혀 안 나오거나 적게 나오는 데, 젖이 나오다가 중간에 줄어들거나 안 나오는 데 쓰면 모두 일주일 안에 효험이 있다. 푸른 잣송이가 없을 때에는 잣 10그램에 솔잎이나 소나무순 100그램을 짓찧어 넣고 달여서 먹는다.

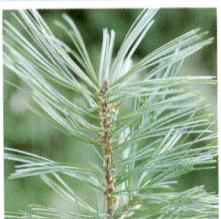

잣나무

한눈에 보기

과 명	소나무과
생약명	해송海松, 해송자海松子
속 명	잣나무, 신라송新羅松, 오엽송五葉松
분포지	우리나라 높은 산에 자생하고 요즈음은 산에 많이 심어 가꾼다
개화기	5월
꽃 색	연한 황색
결실기	꽃이 피고 나서 이듬해 9~10월
열 매	길이 15~20센티미터의 송이 속에 일그러진 삼각형 모양의 씨앗이 들어 있다
높 이	20~30미터 자라는 늘푸른 바늘잎나무
채취시기	잣 열매는 9~10월, 잎은 5~6월에 채취한다
가공법	잎은 말려서 가루 내고 열매는 껍질을 까서 먹는다
약 효	비만증, 고혈압, 신경쇠약, 건망증, 젖이 잘 안 나올 때, 신경통, 관절염, 흰머리카락을 검게 하는 데, 냉증, 기력쇠약, 기침, 기관지염, 폐렴, 변비, 피부병, 건망증, 신경통 등

7 항암효과가 뛰어난 가래나무

　가을이면 강원도 깊은 산에는 가래 열매가 익어서 떨어져 땅에 뒹군다. 알맹이가 호도를 닮았는데 호도보다는 조금 더 작고 길쭉하게 생겼다. 돌맹이로 딱딱한 겉껍질을 깨뜨리고 먹어 보면 호도보다 맛이 더 고소하다. 가래나무 숲 아래서 잠시만 풀섶을 뒤져도 가래 열매를 한 자루 주울 수 있다.

　강원도 깊은 산 속에 사는 사람들은 가을철 가래 열매 익을 때가 되면 가래가 많이 달린 나무를 통째로 베어 눕히고 가래를 따서 모은 다음 풀로 덮고 그 위에 흙을 살짝 덮어 둔다. 한 달쯤 지나면 풀과 떫은 가래 겉껍질이 속에서 발효되어 김이 무럭무럭 나는데 이때 가래 알맹이만 골라내어 광에 쌓아두고 겨울철 내내 까서 먹는다. 화롯불에 가래 열매를 올려 놓고 2~3분 지나면 '피이~ 피이~' 하는 소리가 나면서 딱딱한 껍질에 금이 가며 김이 새어나온다. 그때 꺼내어 낫 끝

가래나무 열매. 호도와 비슷하다. 위염이나 십이지장궤양 등에 쓴다.

을 금간 틈에 밀어 넣어 알맹이를 빼어 먹는다. 그 재미는 먹어 보지 않은 사람은 모른다.

가래 열매는 호도와 마찬가지로 폐를 튼튼하게 하고 기침을 멎게 하며 기억력을 좋게 하고 머리를 맑게 하는 등의 약효가 있으나 민간 의학에서는 가래 열매보다는 가래나무 껍질을 추목피楸木皮라고 하여 약으로 더 많이 쓴다.

악창과 종기에 좋은 가래나무

가래나무의 약효에 대해서는 〈향약집성방〉에 다음과 같이 적혀 있다.

"맛은 쓰고 성질은 약간 차며 독이 없다. 토하고 구역질이 나는 것을 고치고 몸 속과 피부에 있는 온갖 벌레를 죽인다. 악창, 종기, 옹종, 치질 등에 고약을 만들어 붙이면 피고름이 잘 빠지고 새살이 살아나며 힘줄과 뼈가 튼튼해진다. 잎을 짓찧어 다친 상처나 종기에 붙이거나 달여서 피고름이 나오는 헌 데를 치료하기도 한다. 겨울에는 마른 잎을 달여서 쓴다. 〈범왕방范汪方〉에는 모든 종창과 옹종이 터지지 않은 데에는 가래나무 잎을 열 겹으로 붙이면 낫는다고 하였다."

가래나무는 열을 내리고 독을 풀며 설사를 멈추고 시력을 아주 좋게 하는 효력이 있다. 이질, 대하, 눈이 충혈된 것을 치료한다. 열을 내리고 습한 것을 없앤다. 5~15그램을 달여서 먹는다. 급성결막염에는 가래나무 껍질과 조릿대 잎, 황련을 달여서 먹거나 가래나무를 진하게 달인 물로 눈을 씻는다.

가래나무 잎은 혈당을 낮추는 효과가 있다. 그러나 잎에는 독이 있어 잎이나 껍질을 짓찧어 물에 풀면 물고기가 중독되어 떠오른다. 농촌에서 살충제로 쓸 수 있다.

가래나무 열매는 위염이나 십이지장궤양 같은 경련성 복통에 효과가 좋다. 색깔이 푸른 덜 익은 가래나무 열매를 짓찧어 소주에 두세 시간 담가서 찌꺼기를 버리고 거른 후 10~20밀리리터씩 먹는다.

가래나무 껍질은 항암작용이 뛰어나다. 전에 발목 부위에 피부암에 걸린 사람이 가래나무 껍질을 진하게 달여서 암 부위에 계속 바르고 조금 연하게 달여서 먹는 한편 가래나무 껍질과 잎을 짓찧어서 아픈 부위에 붙였더니 종양에서 진물이 계속 흐르다가 차츰 나았다고 했다. 이밖에 갖가지 암에 효과를 보았다는 사례가 있다. 중국이나 북한에서는 가래나무 껍질을 대표적인 암치료약으로 쓴다.

가래나무 껍질은 만성장염, 이질, 간염, 간경화증,

잘 익은 가래나무 열매.

요통, 신경통, 무좀, 습진 같은 갖가지 피부병에도 효과가 뛰어나다. 나무껍질보다는 뿌리껍질을 쓰는 것이 더 좋으며 독이 약간 있으므로 한꺼번에 너무 많이 복용하지 말아야 한다. 무좀이나 습진, 황선 같은 피부병에는 고약을 만들어 바르거나 진하게 달인 물로 아픈 부위를 씻는다. 가래나무를 이용한 치료법 몇 가지를 소개한다.

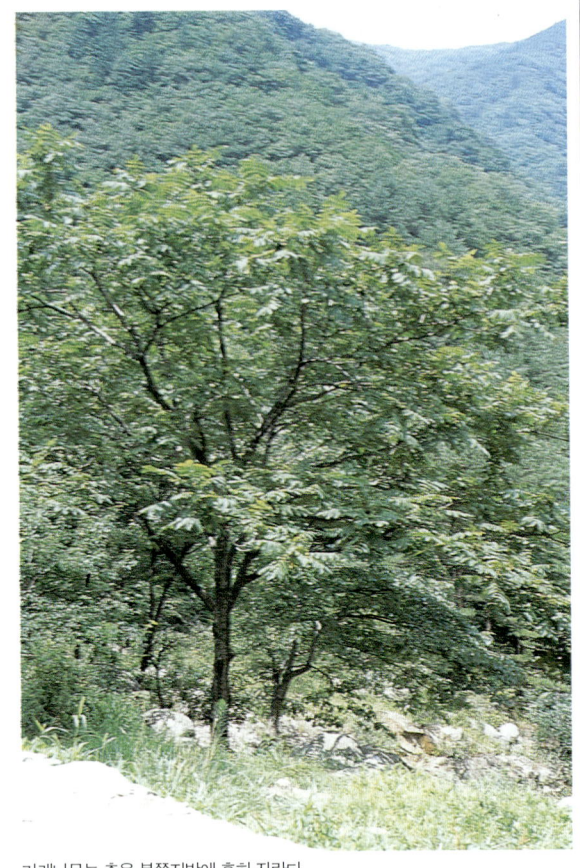

가래나무는 추운 북쪽지방에 흔히 자란다.

🌿 이질

가래나무 껍질 200그램, 가래나무 뿌리껍질 50그램, 두릅나무 껍질 100그램에 물 2리터를 붓고 12시간 동안 우려서 1.3리터의 추출액을 얻는다. 다음에 찌꺼기 전량과 가래나무 껍질 50그램, 두릅나무 껍질 100그램, 이질풀 400그램을 사흘 동안 약한 불로 달여서 700밀리리터의 농축액을 얻는다. 추출액과 농축액을 합하고 황백 가루 100그램, 고삼 가루 50그램, 두릅나무 뿌리껍질 가루 50그램, 창출 가루 600그램을 넣고 한 알의 무게가 1그램이 되게 알약을 만들어 한 번에 4~5알씩 하루 세 번 밥 먹기 한 시간 전에 먹는다.

🌿 간염 · 간경화증

가래나무 뿌리껍질 · 다래나무 껍질 · 두릅나무 껍질 · 이스라지 나무 가지 각 1킬로그램, 창출 2킬로그램을 잘게 잘라서 섞은 다음 물을 20~30리터 붓고 서너 시간 동안 10리터가 될 때까지 달인다. 그런 다음 이것을 걸러서 끓여 600그램의 물엿처럼 만든다. 여기에 전분이나 인진쑥 가루를 섞어 한 알이 2그램이 되게 알약을 만든다. 이것을 만성 간염에는 한 번에 두 알씩 하루 세 번 밥 먹기 한 시간 전에 먹는다. 간경화증에는 한 번에 세 알씩 하루 세 번 밥 먹기 30분 전에 먹는다. 3~7일 뒤부터 좋아지기 시작하여 차츰 모든 증상이 좋아진다.

🌿 요통

가래나무를 적당한 길이로 자른 것 10킬로그램을 물 30리터에 넣고 솥에서 천천히 달이고 졸여서 1.2~1.5킬로그램의 가래나무 엿을 만든다. 이것을 여러 겹의 천에 얇게 바른 다음 아픈 곳에 붙이고 붕대를 감는다. 하루 걸러 한 번씩 5~10번 붙인다. 갑자기 생긴 요통에 거의 100퍼센트 효과가 있다.

🌿 황선

가을철에 채취한 가래나무 열매 생껍질 2킬로그램, 가래나무 잎 500그램, 가래나무 껍질 300그램을 깨끗한 물로 씻고 일주일 동안 햇볕에 말린 다음 잘게 썰어서 60도의 물에 한 시간 동안 담가 두었다가 찬물로 다시 잘 씻는다. 솥에 물을 20리터 붓고 위의 약재를 넣어서 열두 시간 동안 약한 불로 천천히 달여 절반이 되면 천으로 거른다. 이것을 다시 솥에 넣고 18시간 정도 달여 물엿처럼 되면 퍼서 도자기 그릇에 담아 놓고 쓴다. 머리에 바를 때는 머리를 짧게 깎고 비누로 씻은 다음 5퍼센트 석탄산 솜으로 소독하고 2~3분 뒤에 다시 요드팅크로 소독한 후 5분 지나서 가래나무엿을 바른다. 그 위에 소독한 천을 대고 두껍게 덮은 다음 싸맨다. 이틀에 한 번씩 바른다.

가래나무

한눈에 보기

과 명	가래나무과
생약명	추목楸木
속 명	가래나무
분포지	중부 이북의 깊은 산 속이나 계곡가
개화기	4월
꽃 색	황록색
결실기	9월
열 매	호도와 비슷하지만 속 알맹이가 둥글다
높 이	20~25미터 자라는 잎지는 큰키나무
채취시기	껍질은 봄철 물이 올랐을 때나 가을에 채취하고 열매는 가을에 거두어들인다
가공법	열매는 햇볕에서 말리고 껍질은 잘게 썰어서 그늘에서 말린다
약 효	갖가지 암, 무좀, 설사, 피부병, 습진, 신경통, 요통, 관절염 등

두통·장염·암을 고치는 비단풀

　나는 여러 해 전에 일생을 암 치료법 연구에 바친 어느 외국 교포한테서 남미의 콜롬비아에 모든 암을 귀신같이 고칠 수 있는 신비로운 약초가 있다는 말을 듣고 이름도 모르고 생김새도 알 수 없는 풀을 찾아서 남미로 날아갔다.

　마약왕국으로 불리는 콜롬비아는 외국인들이 여행하기에 매우 위험한 나라였다. 그래서 조금 덜 위험하다는 페루로 갔다. 페루의 수도 리마에서 약초를 찾으러 왔다고 했더니 만나는 사람마다 '셀바'로 가라는 말만 되풀이했다. 스페인 말로 셀바는 정글을 뜻하는 말이었다. 바로 아마존 정글로 가라는 말이었다. 그렇다면 가야지.

　리마에서 안데스 산맥을 버스로 넘는 데 이틀이 걸렸다. 아마존강 상류에 있는 작은 도시인 푸칼파에서 배를 타고 마나우스로 갔다. 마나우스에서 50년도 더 된 낡은 비행기를 전세 내어 정글 속의 작은 마을로 들어갔다. 지도에도 없는 마을이었다.

거기서 약초에 관해 지식이 많은 인디오 주술사를 안내원으로 고용하여 독충과 맹수들이 우글거리는 정글을 탐험했다. 열흘 동안을 셀바에서 지내면서 아무도 믿어 주지 않을 만큼 기이한 일들을 수없이 겪은 끝에 마침내 그 신비의 약초를 찾아냈다. 놀랍게도 그것은 밀림 속에 있는 것이 아니라 원주민들의 마당 한가운데서 자라고 있었다. 아주 조그마한 '정크 뻬에드로' 라는 풀이었다.

나는 원주민들을 동원해 그 신비의 약초를 열심히 채취하여 말렸다. 큰 여행 가방 두 개에 가득 넣고 큰 자루에도 담아 마나우스로 가져와서 정부 관리한테 반출허가서를 얻은 다음 일부를 화물로 부쳤다. 남은 일부는 여행 가방에 넣어 몇 번이나 공항 경찰과 세관에서 압수 당할 뻔한 우여곡절을 겪은 끝에 서울로 가져왔다.

그 후로 얼마 뒤 서울 한복판에 있는 내 사무실 앞마당의 화단을 물끄러미 보다가 깜짝 놀랐다. 시멘트가 갈라진 틈새에 아마존 정글에서 가져 온 약초와 똑같이 생긴 풀이 자라고 있지 않은가! 잎 모양도 같았고 줄기를 끊으면 흰 즙이 나오는 것도 같았고 혀에 대어 보니 쓴맛이 나는 것도 꼭 같았다.

이럴 수가! 자세히 보니 그 풀은 거기 뿐만 아니라 마당 곳곳에 건물 관리인이 게을러서 풀을 뽑아 주지 않은 곳마다 자라고 있었다. 전에 여러 번 본 풀인데도 남미에서만 자라는 신비한 약초라는 생각에 사로잡혀 우리나라 땅에도 자생하는 풀이라는 생각은 아예 해보지도 못한 것이다. 비싼 수업료를 내고 아마존 정글 속에서 찾아낸 그 신비의 약초가 바로 비단풀이었다.

비단풀이 우리나라에 자생하고 있기는 해도 그다지 흔하지 않기 때문에 채취해서 모으기가 쉽지 않다. 또 하도 작아서 한 포대를 채취해

아마존 정글에 자라는 비단풀. 암, 장염, 두통에 뛰어난 효험이 있다. 언뜻 보면 쇠비름을 닮았지만 훨씬 작다.

서 말려 보면 그 무게가 2백~3백 그램밖에 되지 않는다. 본래 햇볕이 잘 드는 마당이나 빈터에 잘 자라는 식물이지만 요즈음에는 거의 모든 빈터가 아스팔트나 시멘트로 덮여 있어서 흔하지 않게 되었다. 이처럼 귀중한 식물자원이 하나둘씩 사라져 가는 것은 매우 안타까운 일이다.

결석 녹이고 사마귀 떼는 풀

비단풀은 이름 그대로 땅바닥을 비단처럼 곱게 덮는 풀이다. 대도시 한가운데서도 더러 갈라진 시멘트 바닥이나 보도 블록 틈을 비집고 자라는 것을 볼 수 있다. 그러나 잎이나 줄기가 작고 가늘어서 눈에 잘 띄지 않기 때문에 십중팔구는 눈여겨보지 않고 그냥 지나쳐 버리게 된다.

비단풀은 대극과에 딸린 한해살이풀이다. 언뜻 보면 쇠비름을 닮았지만 쇠비름보다 훨씬 작다. 풀밭이나 마당, 길옆에 더러 자라지만 작아서 별로 눈에 띄지 않는다. 줄기는 땅바닥을 기면서 자라고 줄기나 잎에 상처를 내면 흰 즙이 제법 많이 나온다.

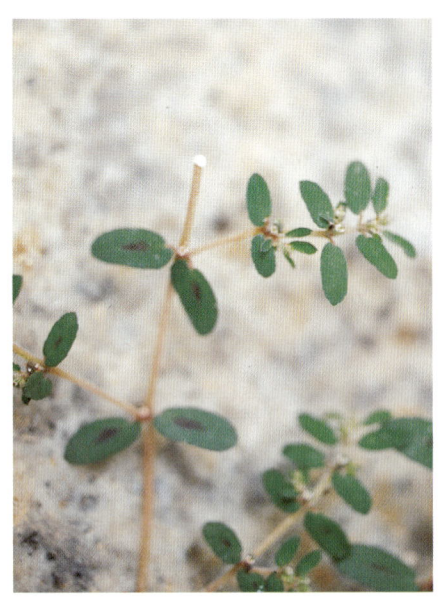

비단풀은 줄기에 상처를 내면 흰 즙이 나온다.

밑동에서부터 많은 가지가 갈라져서 땅을 덮으며 줄기에 털이 약간 있다. 가지는 보통 두 개씩 갈라지고 붉은빛이 돈다. 잎은 길이 5~10밀리미터, 너비 4~6밀리미터의 긴 타원형으로 마주나며 가장자리에 가는 톱니가 있고 수평으로 퍼져서 두 줄로 배열된다. 잎의 윗면은 진한 녹색으로 윤이 나고 뒷면은 녹백색이며, 잎자루는 몹시 짧다. 10월이면 붉게 단풍이 들어 잎이 시든다.

꽃은 8~9월에 적자색으로 피고 열매는 가을에 까맣게 익는데 삭과로 털이 없고 달걀 모양이며 세 개로 갈라진다. 우리나라와 중국, 일본, 동남아시아, 남북미 등 온대와 열대지방에 널리 분포한다.

비단풀은 내금초, 점박이풀로도 불리고 지금地錦, 지면地綿, 초혈갈草血竭, 혈견수血見愁, 오공초蜈蚣草, 선도초仙桃草 등의 여러 이름을 가지고 있다. 전라도 지방에서는 땅쟁이풀, 녹말풀, 마디풀 등으로 부른다.

비단풀은 칼에 베이거나 긁힌 상처에 그 생즙을 바르면 신기하다 싶을 만큼 곪지 않고 잘 낫는다. 시골에 사는 사람들이 낫으로 소꼴을 베다가 손가락을 다치면 비단풀을 뜯어 하얀 즙을 상처에 바른다. 처음에는 쓰리고 따갑지만 좀 지나면 통증이 가라앉고 상처가 아문다. 이처럼 비단풀은 상처를 입었을 때 응급 치료약으로 귀중하게 쓰인다.

비단풀은 사마귀를 떼는 데에도 효험이 뛰어난 약초로 알려져 있다. 중남미 사람들은 피부에 사마귀가 생기면 이 풀을 짓찧어 붙인다고 한다. 그래서 남미에서는 이 풀을 사마귀풀이라고 부른다.

비단풀을 남미 아마존 밀림에 사는 인디오들은 신장결석과 담낭결석, 방광결석, 신장염 등을 치료하는 약으로도 쓴다. 인디오들의 전설에 따르면 어떤 남자가 담낭과 콩팥의 결석으로 다 죽게 된 아내를 살리려고 밀림 속의 정령인 수파이를 찾아가 수파이와 씨름 끝에 빼앗아 온 풀이라고 한다. 씨름을 할 때 넘어진 수파이의 몸에서 흐른 피가 풀에 묻어 지금까지 이 풀의 줄기가 피처럼 붉은빛을 띤다는 얘기도 함께 전해지고 있다.

비단풀은 항암작용과 해독작용, 항균작용, 진정작용 등이 뛰어나서 갖가지 암, 염증, 천식, 당뇨병, 심장병, 신장질환, 악성 두통, 정신불안증 등에 두루 쓸 수 있다. 열을 내리고 독을 풀며 혈액순환을 잘 되게 하고 피가 나는 것을 멈추며 젖을 잘 나오게 하고 소변을 잘 나오게 하는 작용도 있다. 세균성 설사, 장염, 기침으로 목에서 피가 넘어올 때, 혈변, 자궁출혈, 외상으로 인한 출혈, 습열로 인한 황달, 젖이 잘 안 나오는 데, 종기, 종창, 타박상으로 붓고 아픈 것 등을 치료한다. 종기와 악창, 위가 거북하고 배에 가스가 차는 것, 두통, 비염, 치질에도 효과가 좋다. 마음을 편안하게 하고 통증을 멎게 하는 작용이 있으며 독성은 전혀 없다.

비단풀에 관한 옛 문헌의 기록을 보면 〈본초강목〉에서는 "옹종과 악창, 칼에 베인 상처와 타박상으로 인한 출혈, 피가 섞여 나오는 설사, 하혈, 여러 부인병을 치료한다. 피를 흩어지게 하고 피나는 것을 멈추며 소변을 통하게 한다."고 하였다.

〈민간상용중약품편〉에서는 "위가 거북하고 불러오는 것, 냉골통冷骨痛, 비염, 치질을 치료하고 젖을 잘 나오게 한다."고 기록되어 있다. 〈절강민간초약〉에서는 "위를 튼튼하게 하고 설사를 멎게 하며 어린이의 감적疳積(영양실조로 몸이 누렇게 뜨고 부은 것)을 치료한다."고 하였다.

〈상해상용중초약〉은 "피를 멎게 하고 소변을 잘 나오게 하며 위를 튼튼하게 하고 혈액순환이 잘 되게 하고 독을 푼다. 황달, 이질, 설사, 요로감염, 혈변, 혈뇨, 자궁출혈, 치질로 인한 출혈, 타박상으로 인한 종통, 젖이 안 나오는 것, 뱀에 물린 상처, 머리의 종기, 피부염을 치료한다."고 말하고 있다.

뛰어난 두통 치료제

비단풀은 플라보노이드와 사포닌이 주성분이다. 잎에는 탄닌질이 10퍼센트 이상 들어 있으며 몰식자산, 메틸에스테르, 마쿨라톨, 시토스테롤, 알칼로이드 등이 들어 있다.

비단풀 전초를 달인 물이나 신선한 즙액, 알코올 추출물 등은 뚜렷한 항균작용이 있다. 즙액은 황색 포도상구균, 초록색 연쇄상구균, 용혈성 연쇄상구균, 폐렴쌍구균, 카타르균, 디프테리아균, 대장균, 녹농균, 장티푸스균, 파라티푸스균, 이질균, 변형균, 백일해 간균 등을 죽이거나 억제한다. 비단풀을 달인 물이나 말린 가루 등은 진정, 진통, 최면 등의 작용이 있고 독성은 전혀 없다.

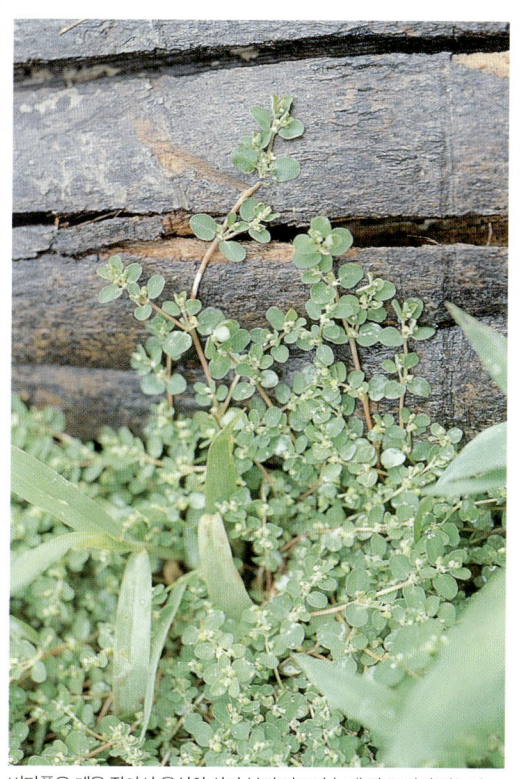

비단풀은 매우 작아서 유심히 살펴 보지 않으면 눈에 잘 뜨이지 않는다.

두통에도 잘 듣는다. 진통작용과 진정작용이 뛰어나 어떤 두통이든지 효험이 있다. 원인을 알 수 없는 두통에 써 보았더니 모두 효과가 좋았다. 두통에 천마 못지않은 치료 효능을 지녔을 것으로 생각된다. 생신작용, 곧 새살을 잘 돋아나게 하는 작용이 뛰어나 고약 원료로도 쓸 수 있다.

항암작용이 뛰어나므로 갖가지 암 치료에도 쓸 수 있다. 특히 뇌종양, 골수암, 위암, 직장암 등에 효과가 크다. 암세포만을 골라서 죽이고 암으로 인한 여러 증상을 없애며 새살이 빨리 돋아나게 하고 기력을 크게 늘린다. 몹시 심한 뇌종양과 직장암을 비단풀 가루만 복용하게 하여 완치된 사례가 있다.

비단풀 하나로 여러 질환 고치기

비단풀은 단방으로 쓰는 것이 좋으며 복용법도 쉽고 간단하다. 말린 것은 하루에 5~12그램을 달여서 하루에 두세 번 나누어 복용하고 날 것은 30~80그램을 달여서 복용한다. 그늘에서 말려 가루 내어 복용할 수도 있다. 외용으로 쓸 때는 날것을 짓찧어 붙이거나 가루 내어 뿌린다. 비단풀을 질병치료에 이용하는 방법을 몇 가지 적는다.

🍃 **이질 · 설사**

그늘에서 말려 하루 5~10그램을 미음과 함께 먹는다. 또는 말려서 가루 내어 한 번에 5~10그램씩 빈속에 미음과 함께 먹는다.

🍃 **위염 · 대장염**

날것으로 40~80그램을 달여서 복용한다. 급성이나 만성장염을 치료하는 효력이 매우 뛰어나다. 장염이 심하면 하루에 날것으로 100그램 이상, 말린 것으로 50그램 이상을 달여 먹거나 가루 내어 먹는다. 95퍼센트 이상이 치유되거나 호전된다.

🍃 **감기로 인한 기침 · 혈변 · 토혈 · 자궁출혈 · 혈뇨**

신선한 비단풀 40그램을 달여서 먹거나 그늘에서 말려 꿀로 알약을 지어 먹는다.

🍃 **자궁출혈**

날것을 푹 쪄서 참기름, 생강, 소금 한 숟가락과 함께 먹는다. 또는 그늘에서 말린 것 5~10그램을 생강과 함께 먹는다. 또는 비단풀 두 근을 달여서 찌꺼기를 버리고 졸여서 고약처럼 되게 하여 한 번에 5그램씩 하루 두 번 증류주 반 잔과 함께 복용한다.

🍃 **상처의 출혈이 멎지 않을 때**

날것을 짓찧어 붙이면 곧 피가 멎는다.

🍃 **잇몸염증**

달인 물로 양치질을 하고 입을 헹군다. 3~10일이면 낫는다.

🍃 **대상포진**

날것을 짓찧어 식초와 섞어 붙이거나 말린 것을 가루 내어 들기름이나 참기름에 개어 바른다.

🍃 **인후염**

날것 30그램을 즙을 짜서 꿀에 담근 후 하루 세 번에 나누어 복용한다. 2~3일이면 효험을 본다.

한눈에 보기	
과 명	대극과
생약명	지금地錦
속 명	비단풀, 땅빈대
분포지	길 옆이나 밭, 운동장
개화기	8~9월
꽃 색	붉은 보랏빛
결실기	9~10월
열 매	길이 0.7밀리미터의 둥글고 회갈색인 씨앗
높 이	20~30센티미터 자라는 한해살이풀
채취 시기	여름철 무성하게 자랄 때
가공법	씻어서 그늘에서 말린다
약 효	갖가지 암, 두통, 장염, 이질, 설사, 기침, 인후염 등

7장

집안에 상비해 두면 좋은 응급 약초

1 화상·동상·설사·피부병을 치유하는 오이풀

　오이풀을 한 움큼 손으로 뜯어 보면 진짜 오이보다 더 진한 오이 냄새가 난다. 물기가 있는 논둑이나 밭둑 같은 데 흔히 자라며 겉은 갈색이고 속은 흰 빛이 나는 제법 굵은 뿌리가 달린다. 이 뿌리를 지유地楡, 곧 땅 속에 있는 느릅나무라고 하여 출혈을 멎게 하고 화상과 갖가지 피부병을 고치며 위와 장의 염증을 치료하는 약초로 널리 쓴다.

　오이풀은 꽃 모양이 독특하다. 마치 젖꼭지처럼 생긴 자주색 꽃이 긴 꽃자루 끝에서 둥글게 뭉쳐서 핀다. 대개의 꽃들이 아래서부터 위로 피어 올라가지만 오이풀은 위에서부터 피는 것이 특징이다. 오이풀의 꽃은 화려하지는 않으나 그 생김새가 독특하여 꽃꽂이 재료로 흔히 쓴다.

　뿌리는 굵고 딱딱하며 줄기는 곧게 서고 털은 없다. 긴 잎자루 끝에 작은 잎이 5~13장이 난다. 잎 모양은 긴 타원형으로 끝이 무디고 가

오이풀은 화상과 온갖 피부병에 효과가 매우 좋은 약초이다. 논둑이나 밭둑 같은 데 흔히 자란다.

장자리는 거친 톱니가 있다. 꽃은 7~10월에 피어 8~11월에 씨앗이 익는다.

오이풀과 닮은 식물로 산오이풀이 있는데 산오이풀은 고산 지대 바위 틈에 무리 지어 자라며 늦여름에 연한 보랏빛으로 피는 꽃이 청초하고 아름답다.

오이풀 뿌리는 만성대장염 치료에 효과가 좋고 잎과 뿌리를 오래 달여서 만든 고약은 갖가지 염증과 피부병, 화상 치료에 효력이 뛰어나다.

오이풀은 화상 치료에 신약이다. 토종 오이의 즙을 내어 화상 입은 부위에 바르고 그 즙을 계속 먹어도 화상 치료에 신기한 효험이 있지만 오이풀보다는 못하다. 어려서 약초꾼 노인들한테 오이풀이 화상 치료에 좋다는 말을 듣고 토끼나 개한테 뜨거운 물을 부어 일부러 화상을 입히기도 했다. 그 뒤에 오이풀 뿌리를 볶아서 가루 내어 화상을 입은 부위에 뿌려 보았더니 진물이 멈추고 흉터가 별로 남지 않고 빨리 나았다.

  뜨거운 물이나 불에 데었을 때에는 오이풀 뿌리를 타지 않을 정도로 볶아서 가루 낸 후 참기름으로 개어서 연고를 만든다. 이 연고를 화상을 입은 부위에 하루 서너 번 발라 준다. 이와 함께 오이풀 전초를 달인 물을 수시로 마신다. 오이풀은 화독을 없애고 화상으로 인한 감염을 막는 데 최상의 약이다.

오이풀로 화상을 치료하는 방법

오이풀 뿌리를 화상 치료약으로 만들어 쓰는 방법을 자세하게 적는다. 알아 두면 응급할 때 큰 도움이 될 것이다.

- 오이풀 뿌리를 부드럽게 가루 내어 참기름에 개어서 쓴다. 들기름이나 콩기름을 대신 쓸 수도 있으나 효과는 참기름보다 못하다. 하루 한 번씩 무명천으로 적셔서 화상 부위에 댄다. 이 약을 바르면 자극이 줄어들고 통증이 사라지며 말초순환장애가 없어지거나 가벼워지면서 새살이 빨리 돋아 나오고 잘 낫는다. 또 화상 부위의 열독을 잘 빨아낸다. 2차적인 조직 괴사와 삼출액이 빨리 줄어들고 화상 부위가 깨끗하게 되면서 새살이 돋아 나온다. 괴사된 피부 조직에 피부 이식 수술을 하지 않아도 새살이 돋아 나와 흉터가 거의 남지 않는다.
- 황백, 황련, 오이풀 뿌리를 각각 같은 양으로 가루 내어 5배의 참기름으로 고루 개어서 연고를 만들어 화상 부위에 바른다. 붕대는

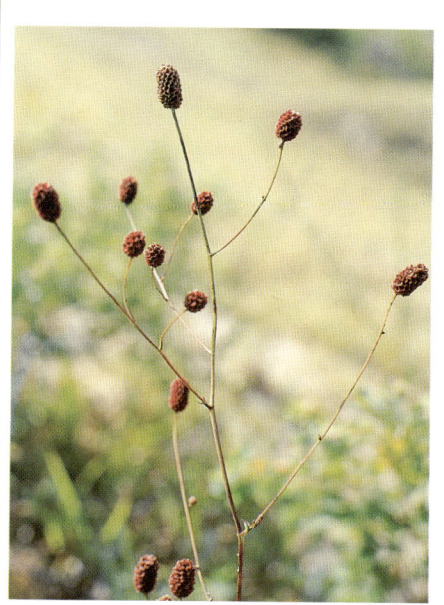

마치 젖꼭지처럼 생긴 오이풀 열매.

감지 않는다. 1~2도 화상은 10일 이내에 모두 낫는다.

- 금은화 500그램, 황백·대황·오이풀 뿌리 각 2킬로그램, 오적골 1킬로그램을 부드럽게 가루 낸다. 그런 다음 자초 가루 100그램을 참기름이나 들기름 1리터에 5일 동안 담가서 우려낸다. 위의 가루를 자초 가루를 우려 낸 기름에 25~30퍼센트쯤 넣고 반죽하여 연고처럼 만든다. 이 연고를 깨끗한 붕대나 셀로판지 등에 바르고 기름종이나 비닐조각을 대어 화상 부위에 붙인다. 4~5일에 한 번씩 갈아 붙이며 붕대가 마르면 자초를 우려낸 기름을 한두 방울 떨어뜨려 준다. 약을 붙이면 처음에는 쓰리고 아프다가 차츰 상처에서 진물을 빨아들여서 고름이 생기지 않고 아문다. 1도 화상은 5일, 2도 화상은 6~10일, 3도 화상은 15~30일이면 아문다.

- 오배자·황기 각 0.5그램, 대황·오이풀 뿌리·황백 가루 각 1그램을 잘 섞어서 화상을 입은 부위에 골고루 뿌린다. 페니실린이나 항생제보다 치료 효과가 높다.

- 오이풀 뿌리를 타지 않을 정도로 약한 불로 구워서 부드럽게 가루 내어 체로 친다. 이것을 참기름이나 유채 기름에 넣고 골고루 저어서 풀처럼 만들어 깨끗한 항아리에 넣어 보관해 두고 화상을 입었을 때 꺼내어 아픈 부위에 바른다. 환부에 바르면 곧 두꺼운 딱지가 생겨서 감염을 막고 통증을 없애며 새살이 빨리 돋아 나오게

한다. 1~2도의 화상은 흉터를 거의 남기지 않고 치료할 수 있다. 3도 화상에는 오이풀 전초를 하루 50~100그램씩 진하게 달인 물을 수시로 마시면서 치료하여 화독이 내장으로 들어가지 않게 해야 한다.

- 오이풀 뿌리를 깨끗하게 씻어 말렸다가 거칠게 가루 내어 70~75퍼센트의 알코올에 담가서 우려낸 후 화상을 입은 부위에 하루 두세 번 바른다. 상처를 천으로 싸매면 안 되고 상처에 딱지가 생겨서 갈라지지 않을 정도로 몇 차례 바른다. 12~24시간이 지나면 상처에 갈색 보호막이 생기는데 이 보호막이 세균 감염을 막고 삼출액을 줄이는 효과가 있다.

오이풀은 이 밖에도 설사, 장염, 대변에 피가 섞여 나올 때, 자궁출혈, 대하, 치질, 칼이나 낫으로 인한 상처, 알코올 중독, 혈소판감소성 자반병, 결핵성 골수염 등에 효과가 있다. 오이풀로 질병을 치료하는 방법을 몇 가지 더 적는다.

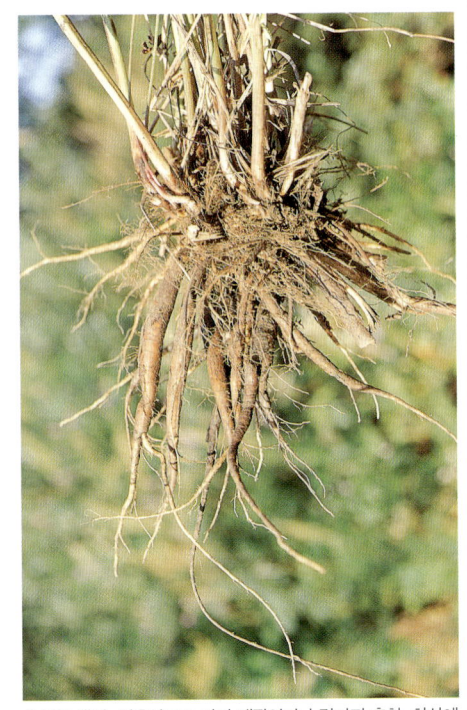

오이풀 뿌리. 지유라고도 하며 대장염이나 갖가지 출혈, 화상에 명약이다.

오이풀로 갖가지 질병 다스리기

🌿 **급만성위염**

소태나무 1.5킬로그램, 창출 1킬로그램, 오이풀 뿌리 500그램을 잘게 썰어서 따뜻한 물 5리터를 붓고 5~6시간 놓아 둔다. 그 다음 약한 불에 올려 놓고 물이 절반으로 될 때까지 달인다. 이것을 한 번에 40~50밀리리터씩 하루 세 번 밥 먹고 나서 먹는다. 거의 대부분 효과가 있다.

🌿 만성대장염

물푸레나무 껍질·할미꽃 뿌리·오이풀 뿌리·황백·고삼 각 210그램, 애기똥풀 1그램, 감초·사과풀꽃 각 3그램, 앵속각 1그램을 물로 달여 어른은 한 번에 60~70밀리리터씩, 어린이는 30밀리리터씩 하루 세 번 먹는다.

🌿 급성대장염

오이풀 뿌리 50그램을 물 500밀리리터를 붓고 250~300밀리리터가 될 때까지 진하게 달여서 한두 번에 다 먹는다. 1~3일 동안 먹는다. 급성대장염에 효과가 매우 빠르다.

🌿 방광염·콩팥염·부종·소변에 피가 섞여 나올 때

호장근 30그램과 오이풀 뿌리 6그램에 물 한 사발을 붓고 반 사발이 될 때까지 달여 이것을 하루에 세 번 밥 먹기 전에 먹는다. 소변에 피가 섞여 나올 때는 호장근만 한 번에 40그램을 달여 하루 세 번 먹는다.

🌿 습진

대황이나 소루장이 가루 100그램에 오이풀 가루 30그램을 섞고 바셀린으로 잘 갠다. 습진 부위를 중성 세제로 잘 씻은 다음에 2~5밀리미터 두께로 바른다. 2~3일에 한 번씩 갈아붙인다. 첫날부터 효과가 나

만발한 산오이풀꽃 군락. 잎을 뜯으면 상큼한 오이 냄새가 난다.

타나기 시작하여 대부분 가려움증이 없어지거나 가벼워진다. 5일 동안에 100퍼센트 가벼워지거나 치유된다. 나았다가 재발했을 때에는 같은 방법으로 치료하면 낫는다.

한눈에 보기

오 이 풀

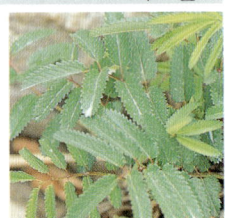

과 명	장미과
생약명	지유地楡
속 명	수박풀, 오이풀
분포지	산이나 들, 물가
개화기	7~9월
꽃 색	붉은 보랏빛, 어두운 적색, 흰빛 등
결실기	9~10월
열 매	꽃받침으로 싸여 있는 사각형의 작은 열매
높 이	30~150센티미터 자라는 여러해살이풀
채취시기	가을이나 이른 봄에 뿌리를 캐서 쓴다
가공법	깨끗하게 씻어 그늘에서 말린다
약 효	지혈, 해독, 화상, 종기, 무좀, 습진, 설사, 이질, 위출혈, 장출혈, 위산과다, 악창, 생리통 등

2 변비·위장병·피부병에 특효인 소루장이

　3월이면 그늘진 곳의 눈이 채 녹지도 않았는데 양지바른 물가에서 소루장이가 연하고 부드러운 잎을 한 뼘씩 내민다. 얼어붙은 땅을 뚫고 올라오는 강인한 생명력에 경이로움을 느끼지 않을 수 없다. 조심스럽게 뿌리를 캐어 세심하게 관찰해 보면 뿌리에서 나오는 뜨거운 기운으로 인해 더운 김이 아지랑이처럼 모락모락 피어나는 것을 느낄 수 있다.

　소루장이는 뿌리가 땅 속을 깊이 파고드는 성질이 있어서 큰 것은 뿌리 길이가 1미터를 넘는 것도 드물지 않다. 바위 틈에서 자란 것은 한 뿌리를 캐는 데 30분이 넘게 걸리기도 한다.

　어렸을 때 소루장이의 어린 잎을 따서 국을 끓여 먹던 기억이 난다. 미끈미끈하고 별로 맛이 없어 잘 안 먹으려 했었다. 소루장이는 잎이나 줄기를 짓찧으면 미끈미끈하고 끈적끈적한 진이 나온다. 늪이나 도랑가, 지저분한 하수구 옆 같은 데 무리 지어 무성하게 자라서 초여름철 꽃대가 올라오면 사람 키를 넘는다.

소루장이는 물기가 있는 땅이면 아무 데서나 흔하게 자라는 여러해살이풀이다. 참소루장이, 묵밭소루장이, 소루장이, 금소루장이 등의 여러 종류가 있으며 어느 것이나 약으로 쓸 수 있다. 생김새가 수영을 닮았으나 그보다 더 크고 무성하게 자라며 수영과는 달리 잎에서 신맛이 나지 않는다. 땅속에 우엉뿌리처럼 생긴 노랗고 굵은 뿌리가 달린다. 이 뿌리를 먹어 보면 약간 매운 듯하면서도 씁쓸한 맛

소루장이. 물기 있는 땅에 많이 자라며 굵은 뿌리를 변비, 종기, 암 등에 약으로 쓴다.

이 난다. 잎과 뿌리의 생김새가 한의원이나 한약방에서 가장 널리 쓰는 설사약인 대황을 닮았으므로 한자로 토대황土大黃, 또는 조선대황 朝鮮大黃으로 쓴다. 대황은 중국의 추운 북쪽지방에 흔히 자라지만 우리나라에서는 자생하지 않는다.

소루장이 뿌리는 맛은 맵고 쓰고 성질은 차가우며 약간 독성이 있

다. 초산 성분이 들어 있으므로 한꺼번에 너무 많은 양을 복용하면 안 된다. 열을 내리고 대소변을 잘 나가게 하며 뱃속에 있는 기생충을 죽이고 출혈을 멎게 하며 갖가지 균을 죽이는 작용이 있다.

종기와 부스럼에 특효

소루장이는 종기나 부스럼을 치료하는 데 특효약이라 할 만하다. 흔히 종기나 부스럼 치료에 민간에서 느릅나무 껍질을 많이 쓰고 있으나 소루장이의 효과가 더 좋다. 소루장이 잎이나 뿌리를 짓찧어서 상처가 덧나서 곪은 데나 부스럼에 붙이면 신통하다고 할 만큼 잘 낫는다. 어렸을 때 몸에 부스럼이 나거나 상처가 덧나서 곪거나 종기가 나면 아버지께서 소루장이 잎과 뿌리를 짓찧어 붙여 주곤 하셨는데 이삼일만 지나면 신기하게 잘 나았다. 옛날에는 머리에 버짐이 생긴 아이들이 많았는데 소루장이를 가루 내어 기름에 개어 붙이거나 날것을 짓찧어 붙이기만 하면 틀림없이 나았다.

  머리 피부병, 마른버짐, 무좀, 습진, 음부습진, 피부가려움증, 잘 낫지 않는 옴에 생뿌리의 즙을 내어 바르거나 말려서 가루 낸 것을 식초나 식용유에 개어서 바르면 잘 낫는다. 백납 또는 백전풍이라고 하여 피부에 흰 반점이 생기는 병에는 뿌리를 고약처럼 진하게 졸여서 바른다. 뿌리를 달인 물은 자궁출혈이나 위출혈, 코피 등을 멎게 하는 효과도 있으며 구토, 설사, 소화불량, 급만성장염, 변비, 임파선염, 편도선염, 위염, 위궤양, 위암 등에도 좋은 효과가 있다.

  소루장이 잎은 나물로 먹는다. 살짝 데쳐서 참기름으로 무쳐 먹어도 괜찮고 국을 끓여 먹으면 미역국 같은 맛이 난다. 국을 끓여 수시로 먹으면 고질적이고 심한 변비와 치질을 치료할 수 있다. 소루장이는 대황처럼 센 사하작용(설사를 일으키는 작용)이 있는 것이 아니라 완만하고 지속적인 완하작용(변이 묽게 나오게 하는 작용)이 있으므로 아무런 부작용 없이 변비를 낫게 한다. 소루쟁이는 가장 이상적인 변비 치료제라고 할 수 있다. 오래 먹으면 장이 깨끗해지고 피가 맑아지며 살결이 고와져 피부병이 생기지 않는다.

소루쟁이 뿌리. 가루 내어 치약 대신 쓰면 잇몸병이 낫는다.

소루쟁이 뿌리는 염증을 없애고 갖가지 균을 죽이는 작용이 탁월하여 위염, 위궤양, 폐렴, 인후염, 기관지염, 위암 등 모든 염증이나 암 치료에 쓸 수 있다. 최근에는 골수성 백혈병이나 임파성 백혈병에도 상당한 치료 효과가 있는 것으로 밝혀졌다.

잎과 뿌리 전체를 잘게 썰어 그늘에서 말려 달여 먹거나 국을 끓여서 먹으면 된다. 민간에서 위암, 간암, 폐암, 뇌종양 등 온갖 암에 치료약으로 더러 쓰는데 병원에서 4개월 밖에 살 수 없다는 판정을 받은 말기 위암 환자가 소루쟁이 뿌리를 캐서 달여 먹고 완치되는 것을 보았다. 소루쟁이에 강력한 항암작용이 있는 것으로 생각된다. 통증을 멎게 하는 효과도 있어서 아픈 부위에 짓찧어 붙이면 곧 아픔이 멎는다.

소루쟁이는 열을 내리고 땀을 잘 나게 하는 작용이 있어서 감기, 폐결핵, 기침, 기관지염에도 효력이 있고 신장염이나 소변이 잘 나오지 않는 데에도 효험이 있다.

잇몸염증으로 잇몸이 곪아서 피와 고름이 날 때에는 소루쟁이 잎을 진하게 달인 물로 입가심을 하거나 양치질을 한다. 뿌리를 곱게 가루 내어 물에 타서 입가심을 하거나 양치질을 하는 것도 좋은 방법이다.

소루장이는 도시 주변이나 길 옆, 더러운 물이 흐르는 수채 주변 같은 곳에 흔히 자라는 식물이다. 이 식물은 더럽고 오염되어 있는 곳일수록 더 무성하게 자란다. 그러나 도시 주변에 있는 것은 중금속이나 농약 성분이 많이 들어 있을 수 있으므로 약으로 쓰려면 시골의 오염되지 않은 깨끗한 흙에서 자란 것을 채취해야 한다. 중금속에 오염된 것을 약으로 쓰면 오히려 몸에 치명적인 해를 끼칠 수도 있다.

아무도 거들떠보지 않는 이 풀이 앞으로 인류의 난치병을 치료할 수 있는 명약으로 각광을 받게 될지도 모른다. 가장 흔한 풀이 가장 훌륭한 약이 될 수 있는 까닭에.

소루장이로 무좀·습진·가려움증 다스리기

🌿 피부 가려움증

소루장이 뿌리를 봄과 가을에 캐서 말려 두었다가 쓴다. 100그램을 잘게 썰어서 75퍼센트 알코올 500밀리리터에 3~5일 담가 두었다가 7~8겹의 무명천으로 걸러서 여기에 박하유 10밀리리터, 유황 15그램을 섞어서 하루 한 번이나 두 번 가려운 부위에 바른다. 5~25일 사이에 90퍼센트 이상 치유된다. 온몸이 다 가려울 때는 소루장이 뿌리 100그램을 진하게 달인 물을 욕조에 풀어 놓고 그 물에 목욕을 한다. 하루 한두 번씩 7~10일 동안 한다.

🌿 습진, 원인을 알 수 없는 극심한 가려움증

소루장이 20그램과 알로에 6그램을 잘게 썰어 75퍼센트 알코올 60밀리리터에 넣어 2~3일 동안 한 차례 우려내고, 같은 방법으로 한 번 더 우려내어 우려낸 액을 같이 합쳐서 전체 양이 80밀리리터가 되게 한다. 그리고 박하유 5그램을 95퍼센트 알코올 20밀리리터에 녹인 다음 부드럽게 가루 낸 유황 3그램을 넣고 녹여서 앞의 추출액과 섞어 전부 100밀리리터가 되게 한다. 이렇게 만든 것을 가려운 부위에 바른다.

가려움증이 극심한 환자들한테 특히 효과가 좋다. 피부가 찢겨져 나가 딱지가 생겼으며 가려워서 잠을 잘 수 없는 상태라고 할지라도 5일쯤 지나면 가려움증이 멎기 시작하여 30일 안에 대부분 완치되고 긁은 자리도 차츰 없어진다.

🍃 무좀 · 습진 · 화농성 피부염

봄이나 가을에 소루장이 뿌리를 채취하여 물에 씻은 다음 잘게 썰어서 그늘에서 말리거나 열로 말려서 가루로 만들고 이것을 바셀린이나 들기름 20퍼센트와 섞어서 연고처럼 만든다. 하루 한 번씩 아픈 부위에 바르도록 한다.

소루장이 연고를 바르면 4~6일 뒤부터 통증과 가려움증이 없어지고 고름과 분비물이 빨리 나오며 딱지가 물렁물렁해진다. 습진은 한 달, 무좀은 20일, 화농성 피부병은 10일이면 대개 다 낫는다. 발병한 지 오래된 환자는 나았다가 재발하는 수가 있는데 그럴 때는 다시 소루장이 연고를 며칠 바르면 낫는다. 거의 백 퍼센트에 가까운 효험이 있다. 그러나 항생제나 양약을 오래 쓴 사람은 잘 낫지 않고 낫는다 할지라도 시간이 오래 걸린다.

🍃 치조농루 · 잇몸염증

소루장이 뿌리를 말린 가루와 잎을 가루 내어 말린 것을 각각 같은 양으로 섞어서 하루 한두 번, 한 번에 2~3분 동안 양치질을 한다. 치료 기간 동안에 다른 치약은 쓰지 않도록 해야 한다.

　3~4일 지나면 이뿌리 부위의 통증이 없어지고 피고름이 멎기 시작하며 입 안의 냄새가 없어진다. 20일 이상 양치질을 계속하면 잇몸이 부은 것, 충혈이 없어지고 볼이 부은 것도 내리며 흔들리던 이가 단단하게 고정된다. 당뇨병으로 인한 합병증이 있거나 치근암으로 인한 치조농루가 아니라면 거의 백 퍼센트 치유된다. 1~2년 지나서 재발했을 때는 같은 방법으로 다시 치료하면 낫는다. 이 방법은 치료 방법이 간단하고 자원이 널려 있으며 치료 효과가 높으므로 여러 잇몸질환에 널리 활용할 수 있다.

🌿 딸기코

삼칠근 1킬로그램을 잘게 썰어서 물로 우려 낸 다음 걸러 그 액을 졸여서 걸쭉한 액체로 만든다. 이것을 75퍼센트 알코올에 담가 실온에서 4~5일 동안 둔다. 그런 다음 소루장이 100그램과 귤 껍질 20그램을 잘게 썰어 물로 달여서 진하게 농축한다. 삼칠근 우려낸 것과 소루장이와 귤껍질 달인 것을 한데 합치고 거기에 유황 30그램을 잘 섞은 다음 이것을 코에 하루 한 번씩 바른다. 1~2개월 동안 바른다. 30~60일 사이에 90퍼센트 이상이 치유되거나 호전된다.

🌿 치질로 항문에서 피와 고름이 흐르며 멎지 않을 때

돼지고기 200그램, 소루장이 뿌리 40그램에 물을 붓고 고기가 부드러워질 때까지 고아서 돼지고기와 소루장이 뿌리를 꺼내고 국물을 마신다. 또는 소루장이 뿌리만 40~60그램을 물로 달여서 설탕을 약간 넣어 아침 저녁으로 빈속에 먹는다.

🌿 **갑자기 변이 딱딱해져 대변을 볼 수 없을 때**

잘게 썬 소루장이 뿌리 40그램에 물 한 대접을 붓고 반이 되게 달여서 한 번에 마시면 곧 대변을 볼 수 있게 된다.

한눈에 보기	
과 명	마디풀과
생약명	토대황土大黃, 조선대황朝鮮大黃
속 명	소리장이, 소루장이
분포지	산이나 들의 물기 있는 곳
개화기	6~7월
꽃 색	연한 녹색
결실기	7~8월
열 매	약간 세모지고 납작한 열매가 많이 달린다
높 이	30~100센티미터 자라는 여러해살이풀
채취시기	가을이나 봄에 뿌리를 캔다
가공법	물로 깨끗하게 씻어 그늘에서 말린다
약 효	변비, 출혈, 피를 토하는 데, 설사, 이질, 습진, 옴, 가려움증, 위염, 장염, 위궤양, 무좀, 잇몸 염증, 갖가지 피부병, 위암, 식도암, 대장암 등

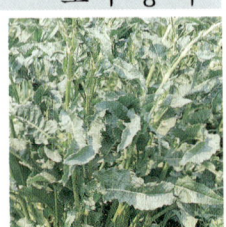

3 체한 데와 식중독에는 흰봉선화

봉선화는 예부터 못된 귀신이나 뱀을 쫓아낸다고 알려진 식물이다. 우리 선조들은 집의 울타리 밑이나 장독대 옆, 밭 둘레에 봉선화를 심으면 질병이나 나쁜 일이 생기지 않고 뱀이 집 안으로 들어오지 않는 것으로 믿어 왔다. 실제로 봉선화에는 뱀이 싫어하는 냄새가 나므로 봉선화를 심으면 뱀이 가까이 오지 않는다. 그런 까닭에 봉선화를 금사화禁蛇花라고도 부른다.

봉선화꽃으로 손톱을 붉게 물들이던 것도 귀신이 붉은빛을 싫어하기 때문에 못된 귀신이나 질병이 침범하지 못하도록 막는다는 것이 이 풍습의 본디 뜻이었다.

봉선화는 단단한 것을 물렁물렁하게 하는 데 불가사의한 효력을 발휘한다. 봉선화 중에서도 흰꽃이 피는 토종 흰봉선화가 특히 그렇다. 봉선화씨는 딱딱한 것을 연하게 하는 작용이 강하다. 생선 가시가 목에 걸렸을 때 봉선화씨를 가루 내어 물에 타서 마시면 가시가 녹아 없어진다. 생선이나 고기를 삶을 때 흰봉선화씨를 몇 개 넣고 삶으면 뼈가 물렁물렁해진다. 난산으로 고생할 때에도 씨앗 몇 개를 달여 마시면 골반뼈가 연해져서 쉽게 아이를 낳을 수 있게 된다.

봉선화를 투골초投骨草라고도 하는데 이는 약효가 뼛속까지 침투한다 하여 붙인 이름이다. 이 외에도 봉숭아, 금봉화金鳳花, 지갑화指甲花 등의 여러 이름으로 불린다. 봉선화란 이름은 꽃의 생김새가 머리와 날개를 펴고 날아오르는 봉황새를 닮았다 하여 붙여진 이름이다. 봉선화씨를 급성자急性子라고 하는데 약성이 급하여 즉시 효력이 나타나기 때문에 붙여진 이름이다.

흰봉선화로 체기와 갖가지 문명병 다스리기

생선을 먹고 체했을 때나 생선 가시가 목에 걸려 넘어가지 않을 때, 생선 가시가 살 속에 깊이 박혔을 때에는 씨앗을 가루 내어 바르면 효과가 있다. 씨앗을 술에 담가 두었다가 그 술을 먹거나 피부에 바른다.

그 외에도 토종 흰봉선화는 갖가지 문명병들, 곧 비만증, 과음과식으로 생긴 병, 두통, 공해독으로 인한 병, 소화기 계통의 암, 어혈, 신경통, 여성의 생리불순, 대하, 불임증, 신장결석, 요도결석 등에도 효과가 크다.

신장결석이나 요도결석으로 통증이 심할 때는 씨앗과 꽃을 술에 담가 두었다가 소주잔으로 한 잔씩 마시면 두 시간쯤 뒤에 통증이 사라진다. 결석의 크기에 따라 다르지만 10~20일이면 결석이 녹아서 뜨물처럼 되어 오줌에 섞여 나온다. 봉선화 줄기, 잎, 뿌리, 꽃 등도 모두

토종 흰봉선화. 식중독을 풀어 주고 몸 속에 있는 딱딱한 덩어리를 물렁물렁하게 하여 풀어 준다.

씨앗과 같은 효과가 있다.

뱃속에 딱딱한 덩어리가 있을 때와 냉증으로 인한 불임증에는 봉선화 줄기와 뿌리 말린 것 40그램쯤을 달여서 한 번에 맥주잔으로 한 잔씩 하루 세 번 마신다. 대개 10~15일이면 딱딱한 덩어리나 냉증이 풀린다.

심한 요통이나 신경통, 어혈에도 봉선화 씨앗이나 잎을 30~40그램 달여서 하루 세 번 마신다. 대개 줄기를 달여 하루 세 번, 한 달쯤 복용하면 효과가 있다. 특히 심한 요통이 있는 불임여성은 봉선화 줄기와 잎 달인 물을 20일쯤 마시면 요통도 없어지고 임신 가능성도 높아진다.

봉선화 씨앗이나 줄기 달인 물을 마실 때 주의할 점은 절대로 이에 직접 닿지 않도록 해야 한다는 것이다. 봉선화 가루나 줄기 달인 물이 이에 닿으면 이가 상할 수 있다. 그러므로 빨대를 이용하여 목 안으로 바로 삼키는 게 좋다.

산사나무 열매. 고기 먹고 체한 것을 낫게 하는 약으로 옛날부터 이름이 있다.

체기를 다스리는 여러 약초와 약재

🍃 달걀을 먹고 체했을 때

달걀을 먹고 체했을 때는 식초 한두 숟가락을 먹거나 마늘 세 통을 잿불에 구워 껍질을 벗기고 빈속에 먹는다.

🍃 돼지고기를 먹고 체했을 때

돼지고기를 먹고 체했을 때는 생새우로 국을 끓여서 먹거나 마른 새우를 불에 약간 볶아서 가루 내어 한 숟가락씩 따뜻한 물에 타서 먹는다. 또는 새우젓 물을 한 번에 20~30밀리리터를 먹거나 새우젓을 한 숟가락씩 하루 두세 번 먹는다.

팥을 태워서 가루 내어 한 숟가락씩 따뜻한 물에 타서 먹어도 좋다.

감초 15~20그램을 잘게 썰어서 진하게 달여 하루 세 번에 나누어 먹는 것도 좋은 방법이고 토하액젓 20~30밀리리터를 먹거나 토하젓 한 숟가락을 떠먹어도 효험이 있다.

어떤 종류든 고기를 먹고 체했을 때에는 산사를 쪄서 말린 것 30~40그램을 한 번에 달여서 먹거나 부드럽게 가루 내어 한 번에 6~8그램씩 하루 세 번 밥 먹고 나서 더운 물에 타서 먹으면 된다. 산사는 위를 튼튼하게 하고 소화를 돋구며 입맛을 좋게 한다.

🌿 쇠고기를 먹고 체했을 때

쇠고기를 먹고 체했을 때에는 흰봉선화 줄기와 잎을 물에 달여서 한 번에 30밀리리터씩 하루 세 번 밥 먹고 나서 먹는다. 또는 배 두 개를 강판에 갈아서 즙을 내어 한 번에 먹거나 배나무 껍질 50~100그램을 물에 달여서 한 번에 먹는다. 민간에서 흔히 배나무에 소를 매어 놓으면 소가 죽는다고 한 것도 이런 연유 때문이다. 늙은 버드나무 껍질을 태워서 얻은 재 5그램을 약간 짜게 푼 소금물과 함께 먹어도 된다.

🌿 개고기를 먹고 체했을 때

개고기를 먹고 체했을 때에는 달걀 두세 개를 그릇에 깨놓고 식초 한 숟가락을 타서 잘 섞어 먹거나 오래된 수숫대 서너 마디를 잘게 썰어 물로 달여 하루 두세 번 먹는다. 또는 복숭아씨 10개를 짓찧어 물에 우려서 찌꺼기를 버리고 한 번에 먹는다. 개를 살구나무에 묶어 놓으면 죽는다는 속설이 있다. 그래서 살구를 한자로 죽일 살殺에 개 구狗 자로 풀이하기도 한다. 살구씨 8개를 가루 내어 엿이나 꿀에 개어서 먹거나 15알을 물에 달여서 한 번에 먹는다.

🍃 생선을 먹고 체했을 때

생선을 먹고 체한 데에는 먹고 체한 생선의 뼈를 태워서 가루 내어 한 순가락씩 따뜻한 물로 먹거나 식초 두 순가락에 개어서 먹는다. 신선한 미나리, 쑥갓, 들깨잎 등으로 나물을 무쳐 먹어도 효험이 있고 미나리 100~150그램을 물로 달여서 그 물을 마시는 것도 좋은 방법이다.

🍃 두부를 먹고 체했을 때

두부를 먹고 체했을 때에는 마른 고사리 50그램을 물로 달여 한 번에 먹는다. 두세 번에 나누어 먹어도 좋다. 또는 감자 껍질을 벗기고 갈아서 즙을 내어 한 번에 30~50밀리리터씩 먹거나 오래 묵은 볏짚을 따뜻한 물로 우려서 그 물을 한 번에 30~40밀리리터씩 하루 세 번 먹는다. 2~3번째 쌀 씻은 물을 진하게 달여서 한 번에 50밀리리터씩 하루 세 번 밥 먹고 난 뒤에 먹는 것도 좋은 방법이다.

🍃 국수를 먹고 체했을 때

국수를 먹고 체했을 때에는 생강즙에 술에 타서 밥 먹고 난 뒤에 먹는다.

🍃 고구마를 먹고 체했을 때

고구마를 먹고 체했을 때에는 사과를 껍질을 벗겨 한 번에 한두 개씩 하루 두세 번 먹거나 생무즙을 한 번에 5순가락씩 자주 먹는다. 또는 백반 10~20그램을 따뜻한 물 1리터에 풀어서 한 잔씩 하루 두세 번 먹는다. 콩으로 만든 된장 반 순가락을 물 한 사발에 풀어서 한 번에 마시는 것도 좋은 방법이다.

🍃 감을 먹고 체했을 때

감을 먹고 체했을 때에는 돼지고기를 크게 한 줌 썰어서 젖은 종이에 싼 다음 그 위에 0.5센티미터 두께로 진흙을 발라 숯불이나 화로불에 익힌다. 그 고기를 가루 내어 한 번에 한두 숟가락씩 하루 두세 번 밥 먹기 전에 먹는다.

🍃 찬 음식을 먹고 체했을 때

찬 음식을 먹고 체했을 때에는 신선한 노야기(곽향) 15그램을 짓찧은 다음 더운 물 200밀리리터에 30분 동안 담가 두었다가 찌꺼기를 짜 버리고 하루 세 번에 나누어 밥 먹고 나서 먹는다. 노야기는 위액을 잘 나오게 하고 위를 따뜻하게 한다.

겨자를 불에 약간 볶아서 부드럽게 가루 내어 꿀로 반죽해서 한 번에 3~4그램씩 하루 세 번 밥 먹고 나서 먹는다. 위액을 잘 나오게 하고 위를 따뜻하게 하며 위장의 운동을 잘 되게 한다. 위경련에도 좋은 효과가 있다.

회향 80그램, 생강 160그램을 잘게 썰어 약한 불에서 누렇게 볶아 부드럽게 가루 낸 다음 술로 반죽한다. 한 알의 무게가 0.2그램이 되게 알약을 만들어 한 번에 30~40그램씩 하루 세 번 밥 먹고 나서 먹는다. 이것은 방향성 건위약으로 찬 음식을 먹고 체한 데나 비위가 약해서 먹은 것이 소화되지 않고 명치끝과 배가 아픈 데에도 효과가 있다.

🍃 술을 마시고 체했을 때

술을 마시고 체한 데에는 팥 20~30개를 날로 씹어서 먹거나 50~100그램을 삶아서 팥물과 함께 먹는다. 팥 대신 녹두 볶은 것 30그램씩을 물에 달여서 하루 세 번 밥 먹고 나서 먹어도 된다. 술을 마신 뒤에 소화가 잘 안 되고 머리가 무거우며 배가 아프고 설사를 하는 데에 좋다.

생오이를 자주 먹거나 오이덩굴을 짓찧어 그 즙을 먹는 것도 좋은 방법이고 칡뿌리를 짓찧어 즙을 내어 한 번에 50밀리리터씩 하루 여러 번 먹거나 500그램을 물에 달여서 하루 세 번에 나누어 밥 먹고 나서 먹는다. 은행나무 가지를 잘게 썰어서 물에 달여 한 번에 100~150밀리리터씩 밥 먹고 나서 먹는다.

한눈에 보기

흰 봉선화

과 명	봉선화과
생약명	급성자急性子
속 명	봉숭아, 봉사, 금봉화, 금사화
분포지	우리나라 각지에 심어 가꾼다
개화기	7~8월
꽃 색	흰색, 붉은색
결실기	8~9월
열 매	둥글게 생긴 씨앗 주머니가 익으면 터져서 황갈색의 작은 씨앗이 튀어나온다
높 이	60센티미터 가량 자라는 한해살이풀
채취시기	가을에 씨앗이 다 영글었을 때 전초를 채취한다
가공법	잘게 썰어서 말린다
약 효	갖가지 암, 목에 가시가 걸린 데, 냉증, 뱃속에 덩어리가 있는 데, 생리불순, 생리통, 방광결석, 담낭결석, 요로결석, 식중독, 알코올 중독, 뱀한테 물린 데, 악창, 종기, 염증, 불임증 등

4 파리 · 모기를 쫓는 토종약초

중국 남쪽 지방의 농촌이나 산골을 여행하다 보면 집집마다 마당가에 봉선화를 심어 가꾸는 것을 흔히 볼 수 있다. 울타리 옆이나 장독대 옆에 봉선화꽃이 붉게 피어 있는 것을 보면 마치 우리나라의 옛 농촌 풍경을 보는 것 같은 향수가 느껴진다. 중국 사람들이 마당에 봉선화를 심는 것은 꽃이 좋아서이기도 하지만 그보다는 다른 더 큰 이유가 있기 때문이다.

모기 물리치는 초피나무

어렸을 적에 글쓴이가 살던 시골 마을에서는 모기를 쫓느라고 멍석을 깔고 누워 쑥 연기를 피우는 것이 아니라 마당 옆에 있는 초피나무 아래 자리를 깔고 누워 있기만 하면 되었다. 모기를 없애려고 살충제를 마구 뿌리는 것이 아니라 마당을 빙 둘러 초피나무를 심었다. 초피나무는 보기에도 아름답고 열매는 양념으로 훌륭하며 잎이나 덜 익은 열매로 장아찌를 담가 먹으며 열매를 따서 팔면 높은 수입을 얻을 수도 있으니 일석삼조의 효과를 거둘 수 있는 나무라 할 만하다.

초피나무와 닮은 것으로 산초나무가 있는데 일본인들이 초피나무를 산초나무로 부르기 시작하면서 이제는 산초가 국제 통용어가 되어버렸다. 미국의 뉴욕과 로스앤젤레스를 돌아다녀 보면 미국 사람들이 커피에 초피 가루를 넣어 마시는

초피나무 열매. 초피나무를 울타리로 심으면 집 안에 모기가 들어오지 않는다.

것을 흔히 볼 수 있다. 프랑스에서는 초피를 원료로 하여 새로운 향신료를 개발하여 큰 인기를 얻고 있다. 또 남미의 여러 나라에서도 초피를 즐겨 먹고 있다.

일본에서는 천만 평이 넘는 땅에 초피나무를 재배하여 초피 가루를 미국과 유럽으로 수출하여 큰 소득을 얻고 있다. 일본은 우리나라의 초피 열매를 수입해서 가공한 후 다시 역수출하고 있기까지 하다.

우리나라 남부지방은 초피를 재배하기에 세계에서 가장 좋은 조건을 갖추고 있다. 초피를 연구하는 학자들은 한결같이 한국 지리산 부근에서 나는 초피가 향기가 제일 강하고 품질이 가장 좋은 것으로 꼽고 있다. 그런데도 우리나라에서는 논밭둑이나 길 주변에 자라는 초피나무를 귀찮다고 베어 내는 형편이다.

초피나무의 열매는 추어탕을 먹거나 회를 먹을 때 향신료로도 인기가 있다. 시골에서는 초피나무 껍질을 벗겨 생선을 잡는 데에도 쓴다. 초피나무 껍질을 벗겨 돌로 짓찧어 개울물에 풀면 물고기들이 배를 하얗게 뒤집고 물 위에 떠오른다. 초피나무의 매운 성분과 향기는 사람한테는 거의 독성이 없지만 모기, 파리 같은 곤충이나 생선, 돼지, 오리 같은 동물에게는 매우 센 독성이 있다. 초피나무에는 매우 강력한 항균 물질이 들어 있는데 학자들은 에이즈균을 죽일 수 있는 물질로 보고 있다.

나쁜 균과 벌레 죽이는 삽주

한의학에서 위장약이나 풍습을 없애는 데 흔히 쓰는 약초인 삽주 뿌리 역시 사람한테 해로운 벌레를 죽이는 효력이 탁월하다. 삽주는 우리나라 산에 흔한 약초다. 어린 싹은 나물로 먹고 뿌리는 구황식물로 먹거나 약으로 쓴다. 삽주 뿌리를 캐서 냄새를 맡아 보면 역시 맵고 아린 냄새가 나는데 이 향기 성분 속에 나쁜 벌레나 균을 죽이는 힘이 있다.

삽주 뿌리 40그램에 말린 쑥 10그램을 섞어서 같이 태우면 공기 중에 있는 결핵균이나 감기바이러스, 황색포도알균, 대장균, 녹농균 등의 갖가지 균이 다 죽는다. 나쁜 균을 죽이는 작용이 포르말린이나 자외선보다 훨씬 세다고 한다. 삽주 뿌리를 태운 연기를 가구나 그릇, 옷, 곡식 같은 것에 쏘이면 장마철에도 곰팡이가 생기지 않으며 창고 안에 있는 바퀴벌레나 좀벌레 등이 다 죽는다.

삽주 뿌리를 태울 때 나오는 연기는 사람이나 동물한테는 전혀 해를 끼치지 않으므로 전염병이 유행할 때 감염을 막을 수 있으며 모기향 대신 태우면 모기가 가까이 오지 않는다.

우리나라 사람들이 양념으로 흔히 먹는 고추 역시 나쁜 균을 죽이고 파리나 모기, 바퀴벌레 같은 벌레를 내쫓거나 죽이는 효력이 있다. 방이나 창고의 문을 잠가 놓고 그 안에서 고춧가루를 태우면 매운 연기에 취해서 바퀴벌레, 파리, 모기, 빈대, 쥐며느리 같은 것이 모두 죽거나 도망간다.

삽주. 삽주뿌리를 태우면 공기 중에 있는 갖가지 균이 죽는다.

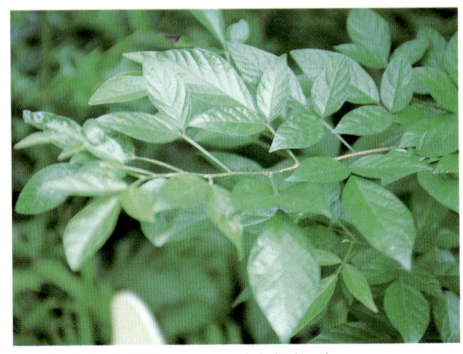
된장풀. 된장에 넣으면 구더기가 생기지 않는다.

된장에 구더기가 생기지 않게 하는 된장풀

제주도의 산과 들에는 된장풀이라는 식물이 자란다. 키는 150센티미터쯤 자라고 잎 모양은 콩잎을 닮았는데 그보다는 약간 길쭉하게 생겼다. 풀

같기도 하고 나무 같기도 한 이 식물의 잎과 줄기를 잘라서 조금만 된장에 넣으면 구더기가 생기지 않는다. 된장뿐 아니라 김치를 담글 때 이 식물의 즙을 넣으면 김치가 빨리 시지 않고 오래 보존할 수 있다. 된장풀은 사람한테는 거의 독성이 없고 해로운 벌레나 병원균을 죽이는 효과가 있다. 이 식물을 잘 활용하면 천연 방부제를 개발할 수도 있을 것이다.

썩은 간장도 되살리는 회향

방부작용이 뛰어난 식물로는 회향이 있다. 키는 150센티미터쯤 자라고 잎은 코스모스를 닮았으며 여름철에 노란 꽃이 우산처럼 모여서 핀다. 은은하고 단맛이 나는 향이 일품인 이 풀을 마당에 심으면 그 냄새를 싫어하여 개구리, 뱀, 두꺼비 등이 집안으로 잘 들어오지 않고 파리나 모기도 가까이 오지 않는다. 회향은 원래 유럽이 원산지인데 중국을 거쳐 우리나라에 들어와 지금은 간혹 심기도 하고 저절로 자라기도 한다.

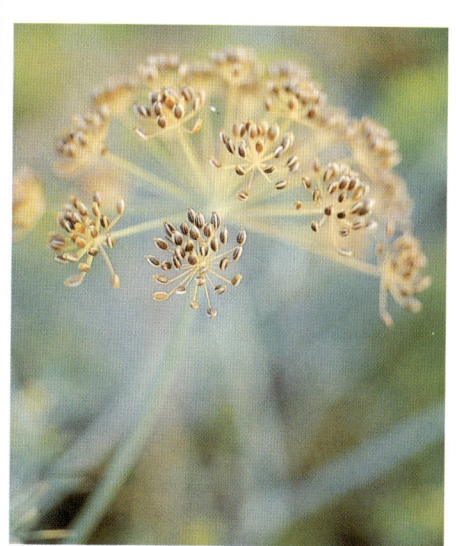

회향 열매. 향기가 좋고 썩은 간장도 되살린다 하여 회향이라고 부른다.

회향은 좋은 향기와 단맛이 있어서 맛과 냄새를 좋게 하기 위해 음식이나 약에 넣는다. 회향은 부작용 없이 음식이 빨리 소화되게 하고 밥맛을 좋게 하며 몸을 따뜻하게 하는 효과도 있지만 여름철 상하기 쉬운 음식에 넣으면 음식을 오래 보존할 수 있다. 회향이라는 이름도 썩은 간장이나 상한 생선에 회향을 넣으면 냄새가 본래대로 되돌아온다고 하여 붙은 이름이다.

회향 열매에는 2~6퍼센트의 정유 성분이 들어 있는데 여기에 진정작용 및 최면작용이 있다. 한밤중에 일어나 우는 아이에게 회향 씨를 달여서 먹이면 신통하게 울음을 그치고 잠을 자게 된다. 입냄새를 없애는 데도 좋다.

천연 방부제 차조기

차조기라는 풀도 뛰어난 방부작용을 지닌 식물이다. 차조기는 꿀풀과에 딸린 한해살이풀로 우리나라 곳곳에 저절로 나서 자라기도 하고 더러 심어서 가꾸기도 한다. 줄기는 네모졌고 잎이나 꽃 등이 들깨를 닮았다. 다만 줄기와 잎이 보랏빛이 나는 것이 들깨와 다르다.

잎의 보랏빛이 진한 것일수록 약효가 높고 잎 뒷면까지 보랏빛이 나는 것이 좋다. 잎에 자줏빛이 나지 않고 좋은 냄새가 나지 않는 것을 들차조기라 하여 약효가 훨씬 낮은 것으로 친다.

차조기 씨에서 기름을 짜는데, 이 기름에는 매우 센 방부작용이 있어서 20그램의 기름으로 간장 180리터를 완전히 썩지 않게 할 수 있다고 한다.

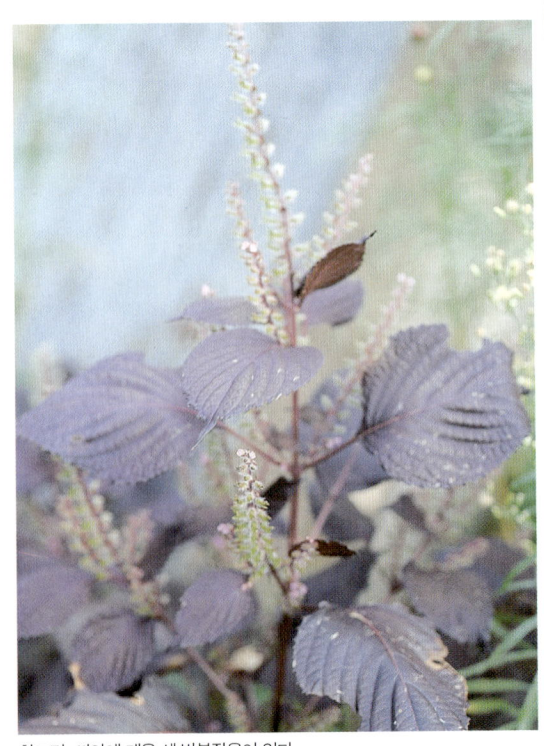

차조기. 씨앗에 매우 센 방부작용이 있다.

또 차조기 기름에 들어 있는 안키오키슘이라는 성분은 설탕보다 단맛이 2천 배나 강하다. 차조기 잎을 김치를 담그는 데나 음식을 만들 때 넣으면 음식이 쉽게 상하지 않는다. 여름철에 오이, 양배추로 만든 반찬이나 김치에 넣어 맛을 내는 데 쓰며 일본에서는 매실장아찌를 만들 때 착색제나 방부제로 많이 쓴다. 차조기를 집 주위나 마당에 심으면 파리, 모기 같은 벌레들이 가까이 오지 않는다.

뱀을 물리치는 녹나무와 봉선화

제주도에는 녹나무라고 하는 늘푸른 큰키나무가 있다. 줄기나 잎에서 송진 냄새를 닮은 향기가 나는데 이 향기 성분이 뱀이나 지네, 개구리 같은 것을 죽이거나 가까이 오지 못하게 하는 효과가 있다. 녹나무에 대해서는 재미있는 이야기가 있다.

옛날 중국의 어느 큰 절에 거대한 뱀이 나타나서 승려들을 여럿 해치는 바람에 절이 황폐해져 아무도 살지 않게 되었다. 어느 날 떠돌이 거지가 폐허가 되어 버린 절에 와서 잠을 자려다가 날씨가 추워서 승려들이 버리고 간 나막신을 모아 불을 피우고 잠을 잤다. 아침에 일어나니 불 옆에 몸통이 큰 소나무만큼 굵은 뱀이 한 마리 죽어 있었다. 지붕에 숨어 있던 뱀이 나막신이 타면서 나는 연기 냄새를 맡고 죽어서 떨어진 것이다. 바로 그 나막신이 녹나무로 만든 것이었다. 녹나무 잎이나 줄기를 태우면 모기, 파리 같은 곤충이 옆에 오지 않으며 또 주변에 있는 온갖 병원균들이 다 죽는다.

습기가 많고 무더운 중국 남쪽지방에는 뱀이 많다. 뱀이 우리나라처럼 산에만 있는 것이 아니라 동네 한가운데서 어슬렁거리는 것을 예사로 볼 수 있으며 뱀한테 물리는 사람도 적지 않다. 그런데 뱀이나

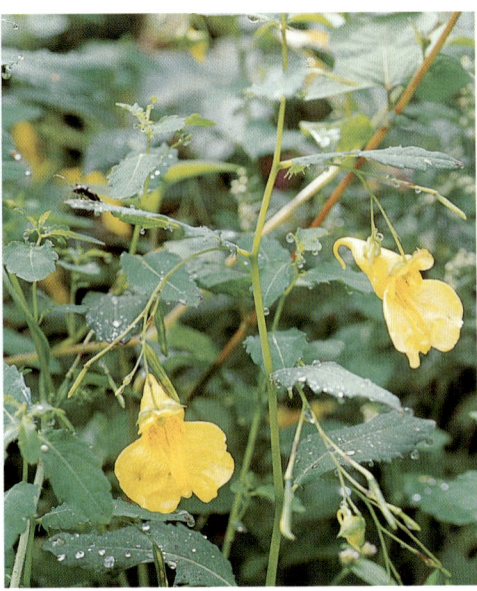

물봉선과 노랑물봉선. 집 울타리 주변에 심으면 뱀이나 개구리 같은 것들이 집 안에 들어오지 않는다.

개구리, 두꺼비 같은 파충류나 양서류 동물은 봉선화에서 나는 냄새를 싫어한다. 중국 사람들이 봉선화를 마당가에 둘러 심는 것은 뱀이나 개구리 등이 집안으로 들어오지 못하게 하기 위해서다. 우리 조상들이 장독대 옆에 봉선화를 심었던 것도 같은 이유에서였다. 또 뱀한테 물렸을 때 봉선화 줄기를 짓찧어 물린 자리에 붙이거나 봉선화 씨앗이나 줄기를 달여 먹어 치료하였다.

이처럼 우리 주변에는 해로운 동물이나 벌레들이 가까이 오지 못하게 하는 식물들이 많다. 이들 식물들을 잘 활용하면 파리, 모기, 뱀, 지네, 바퀴벌레 등에게 시달리지 않고 여름을 보낼 수 있을 뿐만 아니라 자연이 주는 신비로움에 대해서 더 많은 것을 배울 수 있다.

뱀독을 푸는 야관문

산에 다니는 사람들한테 제일 위험한 것은 뱀이다. 우리나라에서 뱀한테 물리는 사람은 한 해에 몇 천 명이나 되고 목숨을 잃는 사람도 수십 명이나 된다. 세계적으로는 한 해에 수십만 명이 뱀한테 물려 목숨을 잃는데, 특히 인도나 스리랑카 같은 나라에서는 뱀에 물려 죽는 사람이 한 해에 3만 명이 넘는다. 우리나라에는 방울뱀이나 코브라처럼 코끼리를 몇 시간 만에 죽일 수 있을 만큼 무서운 독을 지닌 뱀은 없다. 우리나라에서는 살모사와 유혈목이만이 독을 지니고 있는데 특히 살모사한테 물려 목숨을 잃는 사람이 많다.

유혈목이는 독이 없는 뱀으로 알려져 왔으나 최근 유혈목이가 매우 센 독을 지니고 있다는 것이 밝혀졌다. 1984년 일본에서 한 중학생이 유혈목이에 물려 뇌출혈로 죽고 나서부터 유혈목이에 혈액응고를 막는 독이 있다는 것이 알려지게 된 것이다.

산에서 뱀한테 물렸을 때에는 야관문을 진하게 달여서 먹거나 그늘에서 말려 가루 내어 먹으면 좋다. 잎과 줄기를 짓찧어 물린 상처에 붙이거나 가루를 물에 풀어서 물린 자리에 붙이는 방법을 같이 쓰면 치료 효과가 더욱 빠르다. 어떤 뱀한테 물렸든지 아무 후유증 없이 고칠 수 있는 최고의 명약이다. 중국에서 코브라와 살무사, 죽엽청사에 물린 사람 수십 명을 야관문으로 치료하였는데 한 사람도 목숨을 잃지 않고 모두 치유되었다고 한다. 파충류나 곤충이 싫어하는 냄새가 나서 이 풀 근처에는 뱀, 개구리, 두꺼비, 곤충이 가까이 오지 않는다. 뱀뿐만 아니라 개, 쥐, 고양이에 물린 상처나 벌에 쏘였을 때에도 야관문을 달여 먹으면서 물린 부위를 달인 물로 씻으면 잘 낫는다.

5 염증을 없애고 항균작용을 하는 천연항생약초

　현대의학에서 세균감염을 막는 데 쓰는 약은 항생제다. 항생제는 프랑스의 세균학자 루이 파스퇴르가 두 가지 미생물을 같이 배양할 때 다른 한 쪽의 생장이 억제되는 것을 발견하고 나서부터 질병 치료에 쓰기 시작했다. 항생물질의 발견은 인류 의학사에서 가장 위대한 사건의 하나라고 할 수 있다. 항생제는 세균감염으로 인한 질병을 막을 수 있는 기적의 약이었다. 화농성 병원균에 감염되어 살아날 가망이 거의 없는 환자가 영국의 세균학자 알렉산더 플레밍이 푸른곰팡이에서 배양한 항생물질인 페니실린으로 거짓말같이 나아 버리자, 의사들은 항생물질을 '신비의 탄환'이나 '기적의 약물'로 예찬했으며 어떤 전염병이나 감염성 질병이라도 항생물질로 치유할 수 있다고 믿어 의심치 않았다.

흰민들레. 백화포공영이라고도 하며 염증을 없애는 작용이 뛰어난 약초이다.

항생제의 두 얼굴

그러나 항생제는 만능의 약도 기적의 약도 아니었다. 항생제는 의학, 농업, 발효식품공학 등에 혁명을 가져왔지만 그로 인한 부작용도 엄청난 것이었다. 항생제로 모든 바이러스와 병원균을 물리칠 수 있을 것으로 여겼지만 그것은 인간들의 어리석은 생각이었다. 얼마 지나지 않아 항생제에 죽지 않는, 곧 항생제에 내성을 지닌 병균과 바이러스가 나타났다. 그러나 의사들은 곧 병균이나 바이러스를 죽이는 힘이 더 센 항생제를 찾아냈다. 그러자 미생물들한테도 더 센 항생제에도 끄떡없이 견딜 수 있는 능력이 생겨났다. 인간이 더 센 항생제를 만들어 낼수록 병균이나 바이러스들도 더욱 강해져서 이제는 어떤 항생제로도 죽일 수 없는, 곧 모든 항생제에 내성을 지닌 초강력 바이러스가 생겨나서 인류의 생존마저 위협하게 된 것이다. 항생제를 이용한 인간과 바이러스의 전쟁에서는 결국 인간이 패배할 수밖에 없다.

선견지명이 있는 학자들은 인류가 치명적인 바이러스 감염으로 멸망할 가능성이 크다고 주장한다. 곧 지독한 독감이나 에이즈를 능가하는 바이러스가 생겨나서 인류가 미처 치료약을 찾아내기도 전에 인류 전체를 죽음에 이르게 할 수도 있다는 것이다. 앞으로 나타날 가장 무서운 병은 인플루엔자나 감기이며, 인류 전체가 공해와 항생제 남용으로 병원균에 대한 저항력이 형편없이 떨어져 있기 때문에 전염이 빠르고 치사율이 높은 독감이 한번 나타나기만 하면 속수무책으로 수십 억 인구를 죽음에 이르게 할 수도 있을 것이라는 주장이다.

항생제는 미생물로 만든 약이다. 곧 종류만 다를 뿐이지 박테리아나 병원균과 똑같은 미생물인 것이다. 항생제의 치료 원리는 미생물로 미생물을 죽이는 것에 지나지 않는다. 곧 미생물로 다른 미생물과 싸우게 하여 죽이거나 도망가게 하는 것이다. 그러므로 이 방법으로는 병원균을 영원히 물리칠 수 없다. 항생물질보다 더 센 균이 나오면 그보다 더 센 항생제를 만들어 내야 하고 그러면 더 센 균이 다시 나타나고 그러면 다시 더 센 항생제를 만들어 내야 하고…. 인간과 미생물 사이에 끝없는 전쟁과 악순환이 반복될 뿐이다. 인간은 결코 미생물을 이용한 미생물과의 전쟁에서 이길 수 없다.

토종약초는 최고의 천연항생제

항생제의 내성을 극복할 수 있는 방법이 없을까? 미국이나 유럽에서는 항생제 대신에 천연물질로 세균감염을 막는 연구에 몰두하고 있다. 화농성 질병에 항생제를 쓰지 않고 진드기나 거머리를 이용하여 고름을 뽑아내는 치료법 등을 시도하고 있다. 천연항생 효과를 지닌 약초를 깊이 연구하면 이 분야에서 획기적인 결과를 얻어낼 수 있을지도 모른다. 다음은 쉽게 구할 수 있는 약초 중에서 항생효과를 가진 것들이다.

🌿 백개자 · 고추냉이

백개자는 냉면을 먹을 때나 회를 먹을 때 빠지지 않고 나오는 양념이다. 겨자는 성질이 맵고 항균효과가 매우 뛰어나서 갖가지 음식에 들어 있는 대장균을 죽이거나 억제하는 작용을 한다. 폐를 따뜻하게 하고 가래를 삭이며 기혈을 순환하게 하여 뭉쳐 있는 기를 풀어 준다. 또한 경락을 잘 통하게 하고 담으로 인하여 어깨나 가슴이 아프고 손가락 발가락이 아프거나 저린 것을 치료한다. 겨자를 묽게 풀어서 야채 위에 얹어 먹는 등 음식을 먹을 때 자주 먹는 것이 좋다. 고추냉이는 울릉도 특산으로 찬물이 솟아나는 물가에서 자란다. 매운 맛이 나는 뿌리를 갈아서 생선이나 회를 먹을 때 양념으로 쓰는데 항균효과와 항암효과가 매우 세다.

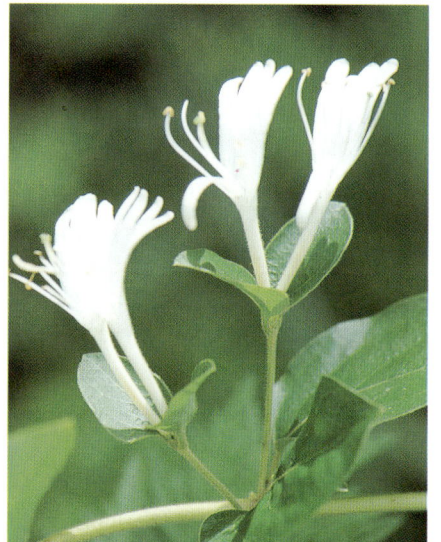
인동꽃. 염증을 삭이고 고름을 삭이는 효능이 있다.

🌿 인동덩굴 · 인동꽃

늑막염이나 복막염 같은 갖가지 염증을 치료하는 데 효과가 매우 좋은 흔한 약초이다. 염증을 없애고 고름을 뽑아내며 열을 내리고 독을 풀어 주는 효과가 있다. 특히 감기나 기침 같은 호흡기 감염 질환에 효과가 뛰어나다. 황색포도상구균, 이질균, 대장균 같은 갖가지 균을 죽이는 효력이 매우 뛰어나다. 급성맹장염이나 급성간염, 만성간염, 만성대장염 같은 갖가지 염증 질환에 뛰어난 효과가 있다. 인동덩굴이나 인동꽃 30~60그램을 물로 달여서 먹는다.

🍃 민들레

민들레에는 여러 종류가 있다. 산민들레, 흰민들레, 서양민들레, 민들레 등이 있는데 흰민들레가 약효가 가장 좋고 가장 흔히 볼 수 있는 서양민들레가 약성이 가장 약하다. 잎과 뿌리, 꽃 등 전체를 약으로 쓸 수 있다. 민들레는 열로 인하여 생긴 종창, 인후염, 위염, 유선염 등에 효과가 좋다. 간의 열로 인하여 눈이 충혈되고 아플 때나 급성간염, 황달 등에도 좋은 효험이 있다. 특히 소화불량과 과민성대장증후군에 좋은 효과가 있는 것으로 나타났다. 날 것은 하루에 100~150그램, 말린 것은 30~40그램을 물로 달여서 먹는다. 감기로 인해 목이 부었거나 염증이 생겼을 때에는 민들레를 진하게 달인 물로 입가심을 하도록 한다.

🍃 황금

우리말로 속썩은풀이라고 부른다. 속이 썩어 있는 것처럼 보이기 때문에 그런 이름이 붙었다. 우리나라에서 야생하지는 않고 중국에서 종자를 들여와서 재배한다. 열이 많이 나고 땀을 많이 흘릴 때 주로 쓰는 약초로 열을 내리고 황색포도상

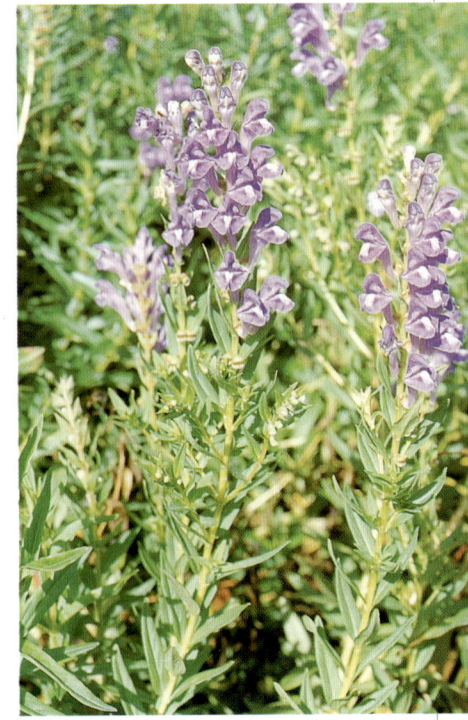

황금. 열을 내리고 염증을 삭이는 작용이 있다.

구균, 용혈성연쇄상구균, 폐렴쌍구균, 이질균 등을 죽이거나 억제하는 효과가 있다. 피나는 것을 멎게 하고 부은 것을 내리며 소변을 잘 나가게 하며 독을 풀어 주는 효과도 있다.

🍃 황련

미나리과에 딸린 여러해살이풀로 갖가지 균을 죽이는 작용이 세다. 습열이 위와 장에 쌓여서 생기는 설사나 위열로 인한 구토에 좋은 효험이 있다. 해열작용과 해독작용이 뛰어나서 감기, 알코올 중독, 식중독 등을 치료하는 데에도 좋다. 황련에는 매우 센 항균작용을 지닌 버버린이라는 성분이 들어 있는데 이질균과 대장균, 폐렴균 등을 죽이는 효과가 있는 것으로 밝혀졌다.

🍃 초피

초피나무의 열매껍질인데 흔히 가루 내어 추어탕에 양념으로 넣어서 먹는다. 갖가지 생선의 독을 풀고 막힌 기혈을 뚫어 주며 몸을 따뜻하게 하고 균을 죽이는 작용이 있다. 위장병이나 임파선질병, 감기, 갖가지 병원균으로 인하여 생긴 질병에도 좋다. 에이즈균을 죽일 수 있는 성분이 들어 있는 것으로 밝혀졌다.

🍃 황백

키가 크게 자라는 황벽나무의 껍질이다. 습열로 인한 황달이나 설사, 이질, 염증으로 인해 다리와 무릎이 붓고 아프며 마비되는 증상에 좋은 효험이 있다. 종기, 습진, 화상, 눈이 충혈되고 아픈 데에도 좋은 효험이 있다. 항균작용은 황련보다 약하지만 피부의 진균을 죽이는 작용은 황련보다 세다. 황금, 황백, 황련은 온갖 염증이나 중독에 매우 뛰어난 효과가 있다. 이들 세 가지 약재를 넣고 끓인 것을 황련해독탕이라고 한다. 황금, 황백, 황련, 치자 각각 4그램에 물 1리터를 붓고 한 시간 쯤 달인 뒤에 건더기는 건져내고 다시 10분쯤 달인 뒤에 꿀이나 흑설탕을 약간 넣어 한 잔씩 하루 두 번 마신다. 일주일 가량 마시면 몸 안에 있는 독이 해독된다. 그러나 설사를

어성초. 물고기 비린내가 난다고 하여 어성초라고 한다. 천연항생제로 효과가 뛰어나다.

하거나 뱃속이 찬 사람은 복용하지 말아야 한다. 황백 대신에 높은 산에 흔하게 자라는 매자나무를 써도 좋다. 매자나무 껍질에는 황백의 주요 성분인 베르베린이 많이 들어 있다. 매자나무를 다른 이름으로는 황염목이라고 한다.

🌿 어성초

약모밀이라고도 한다. 염증을 없애고 갖가지 균을 죽이는 작용이 뛰어나다. 축농증, 감기, 비염, 위장병, 인후염 등의 염증성 질환에 물로 달여서 먹는다. 잎에 상처를 내면 생선 비린내 같은 냄새가 나기 때문에 어성초라는 이름이 붙었다. 농약 중독이나 약물 중독을 풀어주는 효과도 있다.

6 갖가지 중독을 푸는 토종약초

일산화탄소 중독, 방사선 중독, 수은 중독, 식중독, 가스 중독 등과 각종 공해독을 풀어줄 수 있는 토종약초를 소개한다. 특히 중독 위험이 높은 작업장에서 일하는 사람들이 알아 두면 여러모로 유용하다.

🌿 일산화탄소 중독에는 구기자와 무김치 국물

일산화탄소는 혈액의 헤모글로빈과 결합하여 풀어지지 않기 때문에 헤모글로빈이 산소와 결합하지 못하게 하여 호흡장애를 일으킨다. 급성 중독은 숯불이나 연탄 가스의 불완전 연소로 인하여 생기는 것이 많다. 처음에는 머리가 아프고 귀가 울리며 어지럼증을 느끼다가 갑자기 인사불성 상태에 빠진다. 중독 초기에는 의식이 있는데도 불구하고 사지를 움직이기 어려운 경우가 많다.

만성중독은 미량의 일산화탄소가 있는 공기 속에서 일하는 사람들한테 많이 나타난다. 만성적인 소화불량, 기억력 저하, 빈혈, 호흡기 장애, 맥박의 감소, 경련 발작 등이 수시로 나타난다. 일산화탄소 중독에는 다음과 같은 약초들을 쓴다.

무잎·연잎 각 12그램, 박하·고본 각 6그램, 뽕잎·만형자·백지 각 10그램을 물로 달여서 하루 세 번에 나누어 먹는다. 20일 가량 치료하면 모두 낫거나 좋아진다. 만성적인 일산화탄소 중독 환자한테 쓴다.

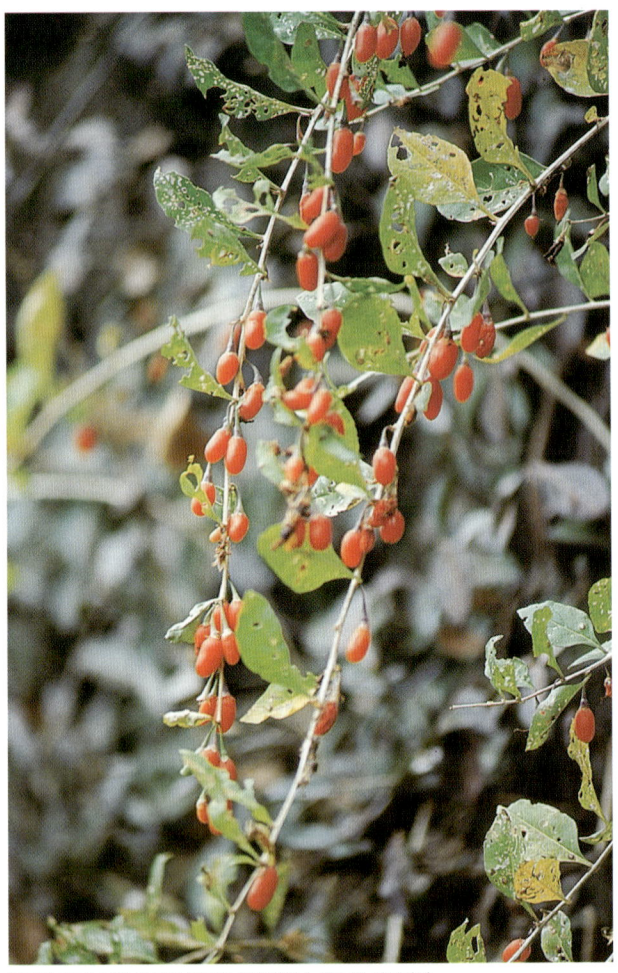

구기자 열매. 엿을 만들어 먹으면 일산화탄소 중독을 치료한다.

급성 중독이나 중독으로 인한 후유증에는 신선한 공기가 있는 곳으로 옮기고 식초 10밀리리터를 물 20리터에 타서 먹거나 김치 국물 200~300밀리리터를 수시로 마신다.

중독 뒤에 기억력이 없어지고 힘이 없을 때에는 구기자를 진하게 달여 엿을 만들어 한 번에 5~6그램씩 하루 세 번 먹거나 두릅나무 껍질 30그램을 물에 달여 하루 두세 번에 나누어 먹는다.

생무를 깨끗하게 씻어 갈아서 즙을 내어 한 번에 두세 잔씩 하루 서너 번 먹는다. 자주 많이 먹는 것이 좋다.

급성 중독에서 풀린 뒤에는 오가피와 오미자를 같은 양으로 가루 내어 섞어서 한 번에 한 숟가락씩 하루 두세 번 따뜻한 물에 타서 먹는다. 15~30일 동안 먹으면 후유증 없이 건강을 회복할 수 있다.

🌱 방사선 중독에는 조뱅이와 삼지구엽초

방사선 조사를 받았을 때 방사선의 양에 따라 몸에 일시적, 또는 영구적인 변화를 일으켜 여러 가지 증상이 나타난다. 조혈기관, 생식선, 수정체, 피부, 소화기, 폐, 방광, 기타 여러 장기에 장애가 생긴다. 방사선 장애, 방사능증, 엑스선 장애라고도 한다. 방사선 중독에는 조뱅이와 삼지구엽초를 달여서 먹는 것이 제일 좋다.

삼지구엽초, 조뱅이(소계) 각 20그램을 잘게 썰어서 물 600밀리리터에 넣고 반이 되게 달여서 꿀이나 설탕 60그램을 타서 하루 세 번에 나누어 먹는다. 적혈구, 헤모글로빈, 백혈구, 혈소판 등이 차츰 늘어난다. 그밖에 주요 증상인 전신무력감, 권태, 두통, 기억력 쇠약, 복부 근육통 등이 차츰 없어지고 소변량이 많아지며 성기능이 차츰 좋아진다. 예방 목적으로 써도 효과가 좋다.

삼지구엽초, 산수유, 작약, 인삼, 물푸레나무 껍질을 다 같이 가루 내어 쓰거나 물로 달여서 쓴다. 무력감, 불안 초조, 심계항진, 소화장애, 수면장애, 탈모증이 뚜렷하게 개선되고 성기능 감퇴도 개선된다.

방사선 중독을 예방하기 위해서는 삼지구엽초와 조뱅이를 같은 양으로 가루 내어 한 번에 3~4그램씩 하루 두세 번 따뜻한 물과 함께 먹는다. 아니면 두릅나무 잎이나 줄기를 물에 달여 먹거나 가루 내어 한 번에 3~4그램씩 하루 세 번 먹는다.

🌿 수은 중독에는 청미래덩굴과 감초, 두릅나무잎

급성 중독은 승홍(염화제이수은)을 먹거나 수은 연고 같은 것을 쓰다가 생긴다. 위장관의 염증, 요독증 등이 생긴다. 만성 중독은 수은을 다루는 사람이 수은 먼지와 수은 증기를 흡입하여 생긴다. 치아의 아말감으로 인해 만성적인 수은 중독에 걸리는 수도 있다.

청미래덩굴 뿌리 30~40그램을 물로 달여서 하루 세 번에 나누어 먹는다. 만성적인 중독 증세가 없어지고 소변을 통해 수은이 평소보다 서너 배 많이 배출된다. 감초를 진하게 달여 먹어도 효과가 있으나 청미래덩굴 뿌리보다는 못하다.

두릅나무 잎이나 줄기를 물에 달여서 먹거나 가루 내어 한 번에 3~4그램씩 하루 세 번 먹는다.

🌿 식중독에는 쥐깨풀, 봉선화

쥐깨풀 말린 것 30그램(날 것은 100그램)에 물 300밀리리터를 붓고 달여서 찌꺼기를 짜 버리고 한 번에 마신다. 마시고 나서 20~30분이 지나도 뚜렷한 효과가 없을 때에는 한 번 더 먹는다. 조개, 게 등을 먹고 식중독을 일으켰을 때 이 방법을 쓰면 70퍼센트가 30분~1시간 안에 식중독 증상이 없어지고 나머지 30퍼센트쯤은 한두 번 더 먹으면 낫는다. 쥐깨풀은 꿀풀과에 딸린 한해살이풀로 키는 50센티미터쯤이고 줄기는 네모지고 껄끄러우며 가지가 마주 난다. 잎은 달걀꼴이고 톱니가 있으며 마주 붙는다. 우리나라 각지의 들판 산기슭, 도랑둑 같은 데서 자란다.

봉선화를 날것으로 전초를 깨끗하게 씻어 물기가 마른 다음 절구에 찧어서 즙을 낸다. 이 즙을 한 번에 60밀리리터씩 증상에 따라 하루 서너 번 먹는다. 즙을 낼 수 없으면 줄기와 잎을 깨끗하게 씻어서 그대로 씹어 먹는다. 조개와 굴 같은 해산물을 먹고 중독된 환자들은 30분 안에 복통과 구토가 멎고 편안해진다. 서너 번 먹으면 거의 대부분 낫거나 호전된다.

🌿 독사, 독충에 물린 데, 가스 중독에는 쇠비름

신선한 쇠비름을 생즙을 내어 서너 시간 간격으로 4~5잔 마신다. 신선한 쇠비름을 구하기 어려우면 말린 쇠비름 100그램에 물 한 되를 붓고 물이 반으로 줄어들 때까지 달여서 물 대신 마신다. 일주일 가량 마시면 몸 안에 있는 독이 다 풀린다. 쇠비름에는 가장 좋은 기름 성분이 들어 있다.

7 치료효과 높고 운치도 있는 약초 목욕법

우리 선조들은 질병을 예방하고 치료하는 방법 중의 하나로 약초를 우려내거나 달인 물에 목욕을 즐겨 했다. 약초 목욕을 하면 혈액순환이 좋아지고 모세혈관이 튼튼해지며 열린 땀구멍으로 피부 밑에 잠복해 있는 온갖 독소들이 빠져나온다. 약초 목욕법은 중풍, 피부병, 근육통, 관절염, 신경통 등 여러 난치병에 뛰어난 치료효과가 있다. 몇 가지 목욕 치료법을 적는다.

 신경통 · 생리불순 · 피부병 없애는 솔잎술 목욕

5~6월에 소나무의 새순이나 어린 잎을 채취하여 잘게 썰어 항아리에 담고, 35도 이상 되는 소주를 솔잎의 양과 같은 양으로 넣고 입구를 잘 봉하여 따뜻한 아랫목에 2~3개월 두면 향기 좋은 솔잎술이 된다. 이 술을 1리터쯤 따뜻한 목욕물에 풀어 놓고 그 속에 들어가 목욕을

한다. 솔잎 향기가 머리를 개운하게 한다.

하루에 한두 번씩 한 달 가량 솔잎 목욕을 계속하면 살결이 깨끗해지고 알레르기, 무좀, 습진, 갖가지 피부병이 없어지며 요통, 관절염, 신경통, 생리불순, 산후통, 생리통, 골절통 등이 없어지거나 증상이 한결 가벼워진다. 솔잎 대신 잣나무 새순이나 잣나무 어린 잎을 대신 써도 좋다. 솔잎의 송진 성분이 털구멍을 따라 피부 속으로 들어가서 뼈와 근육을 튼튼하게 하고 온갖 독소를 밖으로 빠져나오게 한다. 그러나 이렇게 만든 술을 마시지는 않도록 한다.

🌿 간질환·부종·신장염에 좋은 노나무 목욕

노나무 줄기나 잎 100~200그램에 물 한 되를 붓고 한 시간쯤 달여서 그 물을 목욕물에 붓고 목욕을 한다. 아침 저녁으로 하루 두 번, 한 번에 30분씩 목욕을 하도록 한다. 신선한 노나무 잎을 달이면 그 향기가 일품이다.

간경화증, 지방간, 간염, 부종, 신장염, 피부병, 중풍으로 인한 마비 등 갖가지 간장 질환과 콩팥 질환에 효과가 좋다. 노나무 달인 물로 목욕을 하면 피부 밑에 있는 노폐물이 빠져나와 물 위에 하얗게 떠오른다. 20~30일 동안 계속하면 좋은 효과를 볼 수 있다.

🌿 뼈마디 쑤시는 데 좋은 노간주나무 목욕

노간주나무는 척박하고 돌이 많은 산에 주로 자라는 늘푸른 바늘잎큰키나무다. 잎이 바늘처럼 날카로워서 살을 찌른다. 옛날 산 속에서 무술을 연마하는 사람들이 노간주나무 달인 물로 목욕을 해서 어혈을 풀고 근육과 뼈와 힘줄을 튼튼하게 하고 피로를 풀었다.

바위 틈에서 오래 자란 노간주나무 줄기를 잘게 쪼갠 것 50~100그램에 물 한 되를 붓고 한 시간 가량 끓여서 그 물을 목욕물에다 붓고 다리와 팔을 담근다. 목욕물을 약간 뜨겁게 하는 것이 좋다. 관절염, 통풍, 뼈마디가 아픈 데, 갖가지 피부병, 중풍으로 인한 마비 등에 매우 뛰어난 효력이 있다. 하루 한두 번씩 한 달쯤 하면 효과가 신통하다.

중풍과 팔다리 마비에 좋은 고추·겨자가루 목욕

고춧가루 반 되, 겨자가루 반 홉을 목욕물에 풀어 놓고 그 속에 들어가서 목욕을 한다. 목욕물을 뜨겁게 하는 것이 좋다. 목욕을 하면서 온몸을 문질러 열심히 마찰한다. 한 번에 한 시간씩 이틀에 한 번 목욕을 하고 목욕을 하고 난 뒤에는 맑은 물로 몸을 헹군다. 고춧가루와 겨자가루는 몹시 맵고 항문이나 성기에 닿으면 몹시 따가우므로 그 부위에만 미리 물에 잘 녹지 않는 크림 같은 것을 바르는 것이 좋다.

고춧가루, 겨자가루 목욕은 중풍, 중풍으로 인한 반신불수, 팔다리가 마비된 데에 효과가 아주 좋다. 중풍이나 마비를 푸는 약을 복용하면서 목욕을 하면 효과가 훨씬 빨리 나타난다. 20일 가량 하면 마비가 차츰 풀린다.

여성과 수험생에게 좋은 국화·쑥잎 목욕

국화잎과 쑥잎 각각 2.4킬로그램을 같이 물에 두세 시간 담가 두면 진하게 우러나는데 그 물을 목욕물에 붓고 그 속에 들어가서 목욕을 한다. 쑥은 단오 무렵에 채취하여 그늘에서 말려서 쓰고 국화는 초가을에 채취하여 그늘에서 말려서 쓴다.

국화·쑥잎 목욕은 혈액순환을 잘 되게 하고 여러 부인병과 냉증, 장염, 변비, 두통 등에 좋은 효과가 있다. 또 머리를 맑게 하고 불면증과 신경쇠약을 치료하므로 공부하는 학생들한테 특히 좋은 목욕법이다.

🌿 피부병 · 종기 · 액취증에 좋은 생강 · 향나무 목욕

향나무는 여러 가지 피부병이나 태독 등에 좋은 효과가 있는 약재이고 생강은 몸을 따뜻하게 하고 갖가지 독을 풀어 준다. 품질이 좋은 향나무를 잘게 쪼갠 것 600그램, 생강 600그램을 짓찧어 뜨거운 목욕물에 넣고 그 속에 들어가서 목욕을 한다.

여러 가지 피부병, 종기, 악창, 암내, 액취증 등에 매우 좋은 효과가 있다. 향나무는 울릉도에서 난 것이 가장 좋고 그 다음에는 동해안 바닷가에서 자란 것이며 구할 수 없을 때에는 정원에서 키우는 것을 잘라서 쓴다. 반드시 토종 향나무를 쓰고 외래종 향나무는 쓰지 않도록 한다. 하루에 한 번씩 한 달 가량 하면 큰 효험을 본다.

이 밖에 창포 목욕, 귤껍질 목욕, 유자 목욕, 줄풀 목욕, 미나리 목욕, 마늘 목욕, 무시래기 목욕, 삼백초 목욕, 바닷물 목욕, 버드나무 목욕 등 훌륭한 목욕 치료법들이 많다.

부록

1. 약초를 채취하고 가공하기
2. 약초 달이는 법과 먹는 법
3. 약초를 이용한 여러 가지 약 만들기
4. 토종약초를 구입할 수 있는 곳

약초를 채취하고 가공하기

약초를 채취하고 가공하며 저장하는 일은 약초의 효능을 높이고 치료 효과를 높이는 데 매우 중요하다. 약초는 대개 야생식물이기 때문에 약초를 채취하는 것은 곧 우리의 산과 들에서 귀중한 야생식물을 채취하는 것이기도 하다. 자원을 잘 활용하고 보호하는 측면에서도 약초는 제때에 올바른 방법으로 채취하여 제대로 보관해야 한다. 그러므로 약초를 채취하는 원칙과 방법, 과학적인 저장 방법을 반드시 알아둘 필요가 있다.

약초는 그 종류가 많을 뿐만 아니라 약으로 쓰는 부위도 각기 다르며 산지와 채취하는 시기에 따라 약효와 유효 성분의 함량에도 차이가 많이 나기 때문에 약초를 채취하는 일은 상당히 복잡한 일이며 매우 전문적인 일이다.

약용식물에 들어 있는 유효 성분의 함량은 그 식물이 자라는 단계에 따라 달라질 뿐만 아니라 기후, 토양, 해발 고도, 주변의 환경에 따라서 큰 차이가 난다. 산에서 자라는 약초를 밭에 심으면 유효 성분이 거의 없어져 버리는 것도 있고 반대로 유효 성분의 함량이 늘어나는 것도 있다. 그러므로 약효가 높고 품질이 좋은 약초를 제대로 채취하려면 오로지 약초의 생태를 잘 관찰하고 연구하여 제때에 유효 성분이 가장 많은 환경에서 자란 약초를 올바른 방법으로 채취하는 수밖에 없다. 이때 가장 중요한 것은 약초의 유효 성분과 생산량을 미리 고려하여 마땅한 채집 시기를 찾아 내는 것이다.

약초를 채취하는 시기

약초를 채취하는 시기는 약초의 종류에 따라 다르다. 사시사철 채취할 수 있는 것이 있고 어느 한 계절에만 채취할 수 있는 것이 있으며 단 며칠 사이에 채취해야 하는 것도 있다. 같은 약초라도 채취하는 시기에 따라서 약효와 유효 성분이 달라지기 쉽다. 이를테면 취오동이라고도 부르는 누리장나무는 고혈압과 신경통에 매우 좋은 효과가 있는 약재인데, 꽃이 피기 전에 채취하면 좋은 효과가 있지만 꽃이 피고 난 뒤에 채취하면 약효가 절반 이하로 줄어든다. 약으로 쓰는 부위가 어디냐에 따라 채취 시기를 간략히 분류해 보면 다음과 같다.

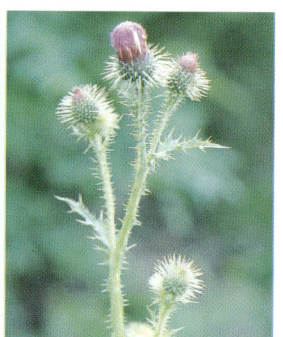

칡꽃은 꽃이 활짝 피었을 때 채취한다.   엉겅퀴는 봄이나 가을에 뿌리를 캔다.

🍃 꽃이나 꽃가루를 쓰는 약초

꽃은 대개 활짝 피었을 때 채취하지만 향기를 보존하기

위해서는 꽃봉오리가 맺혀서 터지기 직전에 채취하는 것이 좋다. 인동꽃, 매화꽃, 벚꽃, 살구꽃, 복숭아꽃, 칡꽃, 아까시나무꽃 같은 것은 꽃봉오리가 둥글게 맺혔을 때 채취한다. 국화, 회화나무꽃, 엉겅퀴, 사프란 같은 것은 꽃이 활짝 피었을 때 채취하고 홍화는 노랗게 핀 꽃잎이 연한 빨강색으로 바뀌기 시작할 때 채취한다. 산목련이나 관동화 등은 꽃봉오리가 질 무렵에 채취한다. 부들처럼 꽃가루를 쓰는 것은 꽃이 활짝 피었을 때 채취한다.

🌿 열매를 쓰는 약초

풀명자, 다래, 모과, 산딸기, 탱자, 다래 등은 조금 덜 익어서 푸른 빛이 약간 남아 있는 것을 채취한다. 머루, 구기자, 광나무 열매, 오디, 산사, 노박덩굴 열매, 으름덩굴 열매 등은 완전하게 익은 것을 채취한다. 덜 익은 열매에

산딸기 열매는 덜 익은 것을 채취한다(왼쪽). 광나무 열매는 한겨울 까맣게 익은 것을 채취한다(오른쪽).

독이 들어 있는 약초는 완전히 익은 후에 채취해야 한다.

🌿 씨를 쓰는 약초

율무씨, 익모초씨, 오미자, 산수유, 은행 열매 등은 잘 여문 것을 채취한다.

🌿 뿌리와 줄기를 쓰는 약초

삽주 뿌리, 도라지, 잔대, 지치, 더덕, 천마, 하수오, 만삼, 당귀, 바디

나물 같이 뿌리를 약으로 쓰는 약초는 가을철 잎이 다 마르고 난 다음에 채취하거나 이른 봄철 새싹이 나기 전에 채취하는 것이 좋다. 모든 식물의 뿌리는 가을철과 겨울철에는 대개 단맛이 많이 난다. 식물이 여름철 동안 만들어 낸 영양분을 모두 뿌리에 모아 저장하고 있기 때문이다. 땅 윗 부분의 줄기가 왕성한 여름철에는 뿌리 속이 비어 있으며 맛이 쓰고 유효 성분도 적게 들어 있다. 그러나 예외가 되는 약초도 있다. 반하나 천남성, 부자 같은 독성이 센 약초는 여름철에 채취하는 것이 좋고 시호는 봄철에 뿌리를 캐는 것이 좋다.

잎이나 전초를 쓰는 약초

잎이나 전초(잎·줄기·뿌리 등 풀의 온 포기)를 쓰는 약초는 식물이 가장 왕성하게 자랐을 때 채취하는 것이 좋다. 꽃이 피기 직전이나 꽃이 활짝 피었을 때, 또는 씨앗이 익기 전에 채취한다. 전초를 쓰는 약초는 질경이, 차조기, 익모초, 쑥, 애기똥풀 등이다. 쑥은 단오 무렵에 채취하는 것이 가장 좋고 산국화는 가을에 채취하는 것이 좋다. 그러나 뽕잎은 가을철 서리가 내리고 난 뒤에 채취하는 것이 좋다. 키가 큰 식물, 이를테면 줄풀 같은 것은 윗 부분만을 베어서 쓰고 키가 작은 식물은 뿌리째 뽑는다.

질경이 씨는 가을철 씨앗이 잘 여문 것을 채취한다.

나무껍질과 가지를 쓰는 약초

껍질을 쓰는 약초는 늦은 봄이나 초여름인 5~6월에 채취하는 것이 좋다. 4~6월에 물을 한창 빨아올릴 때에 껍질이 잘 벗겨진다. 10월이 지나면 껍질이 나무줄기에 바싹 달라붙기 때문에 껍질을 벗기기 힘들다. 대개 봄철에 벗긴 것이 효과가 제일 좋다.

🌿 껍질이나 뿌리껍질을 쓰는 약초

나무껍질은 대개 봄에서 여름으로 바뀌는 시기에 채취한다. 황백이나 물푸레나무 껍질 등은 이 때라야 껍질이 잘 벗겨진다. 뿌리껍질을 쓰는 것은 대개 가을에 채취한다. 이를테면 뽕나무 뿌리껍질, 느릅나무 뿌리껍질, 멀구슬나무 뿌리껍질, 다릅나무 뿌리껍질 같은 것들이다.

채취 시기를 알아 두면 좋은 약초들

다음의 몇 가지 약초들은 흔하고 구하기 쉬우며 쓰임이 다양하기 때문에 채취 시기를 알아 두면 여러모로 유용하다.

🌿 쥐손이풀은 꽃이 필 무렵에 채취한다

쥐손이풀은 이질풀 또는 노관초라고도 하며 대장염이나 이질, 설사에 매우 좋은 효과가 있는 약초이다. 이질풀은 옛날부터 입추 전 18일 무렵이 가장 채취하기 좋을 때라고 알려져 있는데 이는 다음과 같은 조건을 갖추고 있기 때문이다.

쥐손이풀과 비슷한 독초인 외대바람꽃이나 봉성바람꽃이 이미 말라 죽은 시기이다. 줄기와 잎이 무성하여 수확량이 많다. 유효 성분인 탄닌이 많다. 이 시기에는 날씨가 좋아서 빨리 말릴 수 있다.

쥐손이풀의 효력은 탄닌으로 인한 것인데, 잎에는 탄닌이 줄기보다 4배 이상 많이 들어 있으므로 잎이 떨어지지 않게 채취하는 것이 중요하다. 잎이 푸르게 마를 수 있도록 햇볕에 빨리 말려야 한다. 모든 약초

쥐손이풀은 꽃 필 무렵에 채취한다.

는 그늘에서 말리는 것이 좋으나 잎을 비벼 보아서 향기가 없는 약초는 햇볕에서 빨리 말려도 괜찮다. 그러나 햇볕의 강한 자외선을 오래 받으면 약효 성분이 다 날아가 버릴 수 있으므로 오랫동안 햇볕에 두지 않도록 한다.

쥐손이풀은 이질이나 설사에 매우 좋은 약초이다. 설사를 할 때 하루 5~10그램의 쥐손이풀에 물 300밀리리터를 넣고 달여서 마신다. 오래 먹어도 변비가 생기거나 하는 등의 부작용이 전혀 없는 매우 안전한 약초이다. 일본 사람들은 쥐손이풀을 차 대신 마시기도 하는데 계속 먹어도 변비가 생기지 않는 까닭은 쥐손이풀에 들어 있는 플라보노이드 성분이 약한 설사작용과 이뇨작용을 하기 때문이다.

🌿 약모밀은 꽃이 필 때 채취한다

약모밀은 흔히 어성초라고 한다. 잎과 줄기 전체에서 생선 비린내 같은 냄새가 나기 때문에 그런 이름이 붙었다. 길 옆이나 물기 많은 땅에 무리지어 자란다. 이 악취 나는 성분이 데카노일아세트알데히드인데 강한 살균작용이 있다. 예부터 생잎을 비벼서 종기가 난 데 붙이면 고름이 잘 빠지고 통증이 멎으며 잘 낫는다고 하였다. 온갖 균을 죽이는 작용이 있고 새살이 잘 돋아나게 하는 효과가 있다.

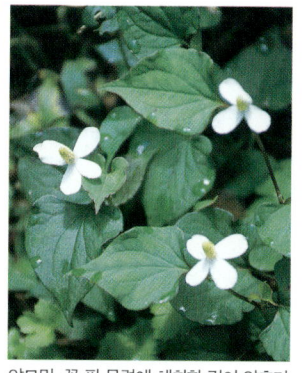

약모밀. 꽃 필 무렵에 채취한 것이 약효가 높다.

약모밀은 꽃이 필 때 채취하는 것이 좋다. 잎에는 퀘르시트린 성분이, 꽃에는 이소퀘르시트린 성분이 들어 있는데 이 두 가지 성분이 합쳐지면 이뇨작용과 완하작용이 더 세어지기 때문이다. 뿌리에는 유효 성분이 없으므로 쓰지 않는다.

하루에 약모밀 10그램쯤을 차로 달여 마시는데 날

마다 달여 먹어도 부작용이 없는 안전한 약초이다. 그러나 성질이 약간 차가우므로 너무 오랜 기간 달여 먹지 않도록 한다.

🌿 쓴풀은 꽃이 필 때 채취한다

쓴풀은 들판의 햇볕이 잘 드는 양지쪽에 자라는 두해살이풀이다. 키가 10~20센티미터밖에 자라지 않는 작은 풀이다. 가을에 흰 꽃이 한창 피었을 때 뿌리째 뽑은 뒤 단을 묶어서 그늘에 말린다. 말린 다음에 부스러지지 않게 하기 위해서이다.

　쓴풀을 꽃이 피는 시기에 채취하는 것은 보라색 꽃이 피는 보라쓴풀과 구별하기 쉽고 또 이 시기에 쓴맛이 제일 세기 때문이다. 쓴풀은 쓴맛이 몹시 세어서 위장과 심장을 튼튼하게 하는 데 매우 좋은 효과가 있다. 흔히 소태처럼 쓰다고 하는데 쓴풀은 소태나무 껍질보다 쓴맛이 더 강하다. 쓴맛의 성분은 스웨르티아마린이며 50만 배로 희석해도 쓴맛이 난다. 비슷한 식물인 보라쓴풀은 키가 약간 더 크고 쓴맛이 적다.

🌿 소태나무 속은 버린다

소태나무는 우리나라 각지의 산 속에서 자라는 큰키나무인데 잎과 껍질, 꽃에서 모두 몹시 쓴맛이 나기 때문에 고목苦木이라고도 한다. 이 나무의 껍질을 위를 튼튼하게 하는 건위약으로 더러 쓴다.

　소태나무의 속질에는 니가키논과 메틸니가키논이라는 성분이 들어있는데 여기에는 쓴맛이 없다. 소태나무의 쓴맛 성분은 니가키락톤 B, 니가키락톤 C 성분이다. 소태나무를 약으로 쓸 때는 속은 내버리고 쓰지 않는 것이 좋다. 그러나 잔가지를 쓸 때는 다 써도 상관없다.

🌿 황경피나무 껍질은 여름에 채취한다

황경피나무는 산초과에 딸린 큰키나무인데 우리나라 각지의 산에서 자란다. 나무의 겉껍질을 벗기면 진한 노랑색이 나는 까닭에 황백, 또는 황백피라고 한다. 여름에 껍질을 벗겨서 겉껍질을 버리고 속껍질만 말려서 약으로 쓴다.

황경피나무에는 베르베린이라는 알칼로이드 성분이 들어 있어서 노랑색이 나며 노랑색이 선명할수록 베르베린이 많이 들어 있다. 황경피나무 껍질은 여름에 벗기는 것이 좋은데 그 이유는 물이 올라서 벗기기가 쉽고 성분 함량이 많기 때문이다. 같은 껍질이라도 줄기 아랫부분의 것이 약효가 더 높다.

황경피나무 껍질은 위를 튼튼하게 하고 장을 깨끗하게 하는 작용이 있다. 황백을 가루 내어 식초에 이겨서 타박상에 붙이면 신기하게 잘 낫는다. 황경피나무 껍질가루는 그대로 먹을 수도 있으므로 여러모로 쓸모가 많다.

약초를 채취하는 원칙

약초를 채취할 때는 약초 자원을 보호하는 것을 우선 원칙으로 정해두고 채취해야 한다. 눈앞의 이익만 보고 욕심을 부려서 닥치는 대로 채취하는 것은 좋지 않다. 다음의 몇 가지 사항을 주의하여 채취한다.

🌿 첫째, 계획성 있게 채취한다

필요한 만큼만 채취하고 영리를 목적으로 마구잡이로 채취하는 것은 금해야 한다. 어떤 약초가 필요할 것인지를 미리 파악하고 그 만큼만 채취하도록 한다. 너무 많이 채취하여 저장해 두고 썩혀 내버리는 일이 없게 해야 한다. 나무껍질을 채취할 때는 나무가 죽거나 자라는 데 큰 장애를 입지 않도록 밑동 전체를 벗기거나 나무 전체를 베지 않도록 한다. 또한 한꺼번에 너무 넓은 면적을 벗기지 않도록 한다. 특히 뿌리껍질을 쓰는 약재는 일부만을 벗겨 나무가 자라는 데 별 탈이 없게 해야 한다.

🍃 둘째, 뿌리와 씨앗을 남기고 채취한다

땅 위에 자란 부분만을 쓰는 다년생 초본식물은 송두리째 뽑지 말아야 하며 땅속뿌리를 쓰는 것도 될 수 있으면 뿌리의 일부분을 남겨두어 남은 뿌리에서 새싹이 나서 자랄 수 있게 하는 것이 좋다. 큰 것은 채취하고 작은 것은 채취하지 않도록 하며 많은 곳에서는 솎아내듯이 캐고 드물게 있는 곳에서는 캐지 않는 것이 바람직하다.

🍃 셋째, 식물이 죽지 않게 채취한다

뿌리와 줄기껍질을 같이 쓰는 약초를 채취할 때는 일부분만 채취하여 식물이 죽지 않게 한다. 벌목을 하거나 개간을 하는 곳이 있으면 뿌리, 껍질, 잎, 열매 등 약으로 쓸 수 있는 것은 모두 채취해 두었다가 필요할 때 쓰도록 한다.

주의해야 할 독초

독이 있는 식물의 종류가 그렇게 많지는 않다. 그러나 모든 식물은 독이 있다고 보는 것이 옳다. 아무리 좋은 약초도 지나치면 독이 될 수도 있기 때문이다.

독이 있는 약초는 훌륭한 약효 성분이 있다고 해도 채취하거나 이용하지 않는 것이 바람직하다. 주변에서 쉽게 볼 수 있는 식물 중에서 독이 있는 것들은 다음과 같다.

독말풀, 초오, 진범, 숫잔대, 미나리아재비, 감수, 여로, 자리공, 상사화, 천남성, 반하, 할미꽃, 애기똥풀, 갯메꽃, 두루미천남성, 대극, 옻나무, 지리강활 등이다. 식물도감을 보고 공부하여 독이 있는 식물을 구별하는 법을 익히는 것이 좋다.

🌿 독이 있는 약초를 구별하는 방법

야생식물은 서로 비슷하게 생긴 것이 많아서 잘 모르는 사람은 구별하기가 쉽지 않고 독이 있는 풀을 잘못 알고 먹는 일이 생길 수도 있다. 그러므로 확실하게 알지 못하는 식물은 먹지 않는 것이 안전하다.

독초가 어떤 특성이 있는지를 알면 잘 모르는 풀을 먹더라도 중독되는 일이 없을 것이다. 독초는 걸쭉한 진이 나오는 것이 많은데 이 진을 피부의 연약한 부분, 이를테면 겨드랑이, 목, 사타구니, 허벅지, 팔꿈치 안쪽 같은 데에 발라 보면 가렵고 따갑거나 물집이 생기거나

  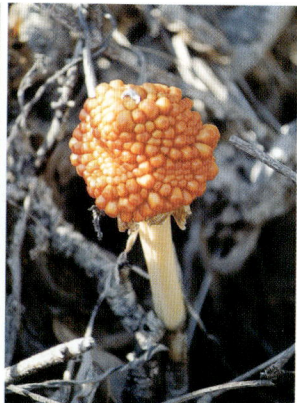

진범은 뿌리에 독이 있다(왼쪽). 미나리아재비는 전초에 맹독이 있다(가운데). 천남성은 뿌리에 매우 센 독이 있다(오른쪽).

작은 발진이 생기는 등의 반응이 나타난다. 미나리아재비나 개구리자리, 초오 같은 것을 잎을 따서 피부에 문지르면 화상을 입은 것처럼 물집이 잡히고 부어오른다.

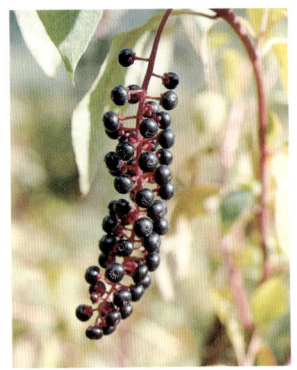
자리공 열매. 줄기와 열매에는 독이 별로 없지만 뿌리에 센 독이 있다.

식물의 즙을 피부에 발라 보아도 아무런 반응이 나타나지 않으면 이번에는 혀끝에 대어 본다. 그렇게 해도 혀에 별다른 자극이 없으면 아주 적은 양을 꼭꼭 씹어 본다. 그렇게 해도 별로 자극이 없으면 독이 없는 풀이라고 할 수 있다. 독이 있는 풀은 혀끝을 톡 쏘거나 맛이 아리거나 화끈거리고 부어 오르며 혀가 마비되는 듯한 느낌이 들거나 고약한 냄새가 나거나 입안이 헐거나 한다. 이런 자극이 있으면 절대로 삼키지 말고 즉시 내뱉은 뒤에 깨끗한 물로 입안을 헹군다. 단맛이 난다고 해도 안심해서는 안 된다. 단맛 속에 아린 맛이 섞여 있으면 독이 있을 수도 있기 때문이다. 독이 있는 약초는 법제를 해서 써야 한다.

독초에 중독되었을 때 해독하는 방법

🌿 독초의 잎이나 줄기, 뿌리에 중독되었을 때

- 감초 20그램, 검정콩 150그램을 물 반 되(900밀리리터)에 넣고 10분 가량 끓인 다음 그 물을 체온보다 약간 낮게 식혀서 마신다.
- 신선한 칡뿌리를 생즙을 내어 한 번에 200밀리리터씩 서너 번 마신다.

- 생강을 즙을 내어 한 잔씩 마신다.
- 보리를 까맣게 태워서 물에 달여서 마신다.
- 감초 10그램과 검정콩 20그램을 물에 넣고 달여서 마신다.
- 미음 한 사발에 볶은 소금 세 숟가락을 타서 먹는다. 여러 번 먹는다.
- 달걀노른자를 한 번에 15개쯤 먹는다.

🌿 독이 있는 열매에 중독되었을 때

- 찔레 열매나 장미 열매 한 홉에 물 한 되(1.8리터)를 붓고 물이 반이 되게 달여서 단번에 마신다. 설사를 하고 나면 독이 풀린다.
- 육계 40그램에 물 한 되를 넣고 물이 반으로 줄어들 때까지 달여서 여러 번에 나누어 마신다. 5~6번 마시면 독이 풀린다.
- 감초 20그램, 생강 20그램에 물 한 되를 붓고 반으로 줄어들 때까지 달여서 물 대신 마신다.

찔레 열매. 독이 있는 열매를 먹고 중독되었을 때 달여서 마시면 독이 풀린다.

🌿 버섯에 중독되었을 때

- 신선한 연잎을 깨끗하게 씻어서 꼭꼭 씹어 먹는다.
- 신선한 연잎을 생즙을 내어 한 잔 마신다. 신선한 연잎이 없으면 마른 연잎을 물로 달여서 자주 마신다.
- 자작나무 껍질 40그램을 물 한 되에 넣고 반이 되게 달여서 두세 번에 나누어 마신다.
- 소금을 볶아서 참기름을 섞은 후 한 숟가락씩 몇 번 먹는다.

🌿 독버섯 구별하는 법

- 버섯과 생강 몇 쪽, 쌀로 지은 밥을 냄비에 담고 기름은 넣지 말고 약한 불로 볶는다.
- 버섯이나, 생강, 밥 세 가지 중에 어느 것이든지 색깔이 까맣게 변하면 독이 있는 버섯이다. 이런 버섯은 절대로 먹어서는 안 된다.

약초 손질하고 보관하기

약초는 본디의 약성을 잘 살리면서 손질해야 한다. 약초를 채취한 뒤에 원칙에 따라 신선한 것을 써야 하는 약초를 빼고는 모두 기초적인 가공 처리를 한 뒤에 잘 저장해 두고 쓴다.

🌿 다듬고 말리기

채취한 약초는 먼저 흙을 잘 털고 깨끗하게 씻어서 필요 없는 부분을 다듬어 버리고 잘 말려서 보관한다. 그러나 간단하게 가공을 해서 보관해야 하는 약초도 있다. 이를테면 전분이나 녹말, 점액질 성분이 많거나 잘 마르지 않는 식물은 증기나 끓는 물로 쪄서 말려야 한다. 백합이나 쇠비름, 참마 같은 것들이 그렇다. 마르면 너무 딱딱해지거나 그대로 쓰기에는 너무 큰 약재들, 이를테면 강활이나 독활, 자리공 뿌리 같은 것들은 잘게 썰어서 말려야 한다. 마르고 난 뒤에는 껍질이 잘 벗겨지지 않는 반하나 황백 같은 약초는 껍질을 벗기고 나서 말려야 한다.

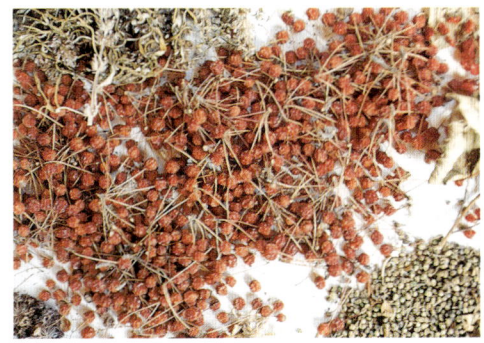
대부분의 약초는 바람이 잘 통하는 그늘에서 말려야 한다.

일차 가공이 끝나면 잘 말려서 저장한다. 약초를 말리는 방법도 약초의 종류와 성질에 따라서 각기 달리 해야 한다. 일반적으로 바람이 잘 통하는 그늘에서 말리는 것이 좋지만 햇볕에서 말려야 되는 것도 있고 건조기를 써서 말려야 되는 것도 있다. 오미자나 구기자 같이 씨앗을 쓰는 약초는 햇볕에 말리는 것이 좋다. 과일이나 큰 산열매 종류는 얇게 썰어서 쟁반이나 소쿠리에 한 겹으로 널어서 햇볕에 말린다.

뿌리와 줄기, 잎, 전초를 쓰는 약초는 그늘에서 말리는 것이 좋다. 강한 햇볕을 받으면 약초의 유효 성분이 증발해 버리기 때문이다. 특히 꽃을 쓰는 약초나 향기가 있는 약초는 반드시 그늘에서 말리도록 한다. 그늘에서 말리려면 먼저 약초를 물기가 전혀 없고 바람이 잘 통하는 곳에 얇게 널어 놓고 직사광선이 들어오지 않게 한다. 바닥을 따뜻하게 해서 말리거나 온풍기 같은 것으로 말리는 것도 괜찮다. 그늘에서 말리면 마르는 시간이 오래 걸리며 곰팡이가 피기 쉬운 등의 단점이 있다.

채취한 약초의 양이 많을 때에는 쑥, 약모밀, 이질풀 같은 것은 길게 다발로 묶어 드리워서 처마에 걸어 말리거나 마당에 멍석을 깔고 널어서 말린다. 그러나 분량이 많지 않을 때에는 잘게 썰어서 신문지나 천에 널어 놓고 바람이 잘 통하는 그늘에서 말린다.

불로 말리기는 약초를 실내에 넣고 인공으로 가열을 하여 말리는 것이다. 이 방법은 일정한 시설을 갖추어야 한다. 시골에서 고추나 담배를 말리는 건조기 같은 것을 이용할 수도 있다. 온돌방에 불을 때서 말리는 방법도 있다. 이와 같은 건조 방법은 날씨의 영향을 받지 않고 온도를 마음대로 조절할 수 있으므로 약재를 빨리 말릴 수 있는 이점이 있다.

🌿 저장하기

약초를 저장할 때는 곰팡이가 피거나 벌레가 먹지 않도록 주의한다. 색깔이 변하거나 기름기가 도는 일이 없어야 하고 쥐나 들고양이 등이 들어가지 않는 곳에 두어야 한다. 약재를 변질되게 하는 요인은 습도, 온도, 햇볕, 산소이므로 약초를 과학적으로 보관하는 기술이 필요하다.

가장 먼저 창고 안이 건조해야 한다. 물기가 없으면 화학반응이 일어나지 않으며 미생물이 생기기 어렵다. 둘째는 창고 안이 서늘해야 한다. 온도가 낮아야 약초 속에 들어 있는 유효 성분이 변질되지 않고 식물의 포자와 벌레의 알이 번식하거나 성장하지 않는다. 셋째는 햇볕이 들지 않는 곳이어야 한다. 햇볕을 받으면 쉽게 성분이 변하는 약초는 어두운 곳에 두거나 상자 안에 넣어 두는 것이 좋다. 넷째, 쉽게 산화하고 변질되는 약초는 반드시 밀폐된 용기 속에 넣어 보관해야 한다.

🌿 약초를 보관할 때 벌레가 생기지 않게 하려면

장마철 습기가 많아지고 기온이 높아지면 약초가 눅눅해지고 누렇게 뜨며 곰팡이가 피고 벌레가 생기기 쉽다. 녹말이나 단백질, 당분이 많은 것들에 특히 벌레가 잘 꼬인다. 약초를 보관한 곳에 벌레가 생기지 않고 곰팡이가 피지 않게 하는 방법이 없을까.

약초에 벌레가 생기지 않게 보관하는 가장 좋은 방법은 유황을 태워서 유황 냄새를 쏘이는 것이다. 유황 냄새를 쏘이면 모든 벌레들이 죽고 벌레알도 죽어서 깨어나지 못하게 된다. 유황가루를 흙으로 구워서 만든 작은 술잔 같은 데 약간 넣고 불을 붙인다. 약초를 창고에 보관할 때에는 수시로 문을 닫아 놓고 유황을 태워야 한다. 유황은 독성이 세고 타는 냄새가 지독하므로 사람이 있는 방 안에서 태워서는 안 된다. 방 안에서 태울 때에는 불을 붙여 놓고 사람은 모두 밖으로 나와야 한다.

문을 닫고 집 안에서 유황 연기를 쏘이면 집 안에 있는 바퀴벌레나 개미, 파리, 모기, 쥐며느리 같은 모든 벌레와 온갖 곰팡이와 모든 균이 죽는다. 그러나 약초에 유황 연기를 쏘였다고 해서 품질이 떨어지거나 약효가 달아나거나 약성이 변하거나 하지는 않는다.

약초를 보관할 때에는 곰팡이가 생기거나 좀이 먹지 않도록 습기를 차단하는 것이 무엇보다 중요하다. 비닐 주머니에 넣어 보관할 수도 있으나 이럴 때에는 방습제를 넣어야 한다. 가장 좋은 방법은 3~5킬로그램쯤 들어가는 두꺼운 종이로 만든 봉지에 넣어 높은 선반 위에 두는 것이다. 한 곳에 많이 쌓아 두면 짓눌려서 열이 생겨서 뜨거나 색이 변하기 때문에 매달아 놓거나 바람이 잘 통하는 곳에 두고 보관한다. 이렇게 하면 곰팡이가 생기지 않는다. 곰팡이가 핀 것은 효과가 절반으로 떨어지며 곰팡이 중에는 발암물질이 있을 수도 있으므로 곰팡이가 생긴 것은 아깝더라도 버려야 한다. 특히 장마철에 벌레가 생기거나 습기에 상하지 않도록 세심한 주의를 기울여야 한다.

뿌리, 열매, 씨앗 같은 것은 잘 보관하면 3~5년은 보관할 수 있다. 그 사이에 두세 번 프라이팬이나 가마에서 타지 않을 정도로 볶아 두는 것도 좋은 방법이다.

2 약초 달이는 법과 먹는 법

약초는 물로 달여서 먹는 경우가 많다. 물을 많이 붓고 오랫동안 끓이면 약초 속에 들어 있는 약효 성분들이 물에 우러나오게 된다. 마치 커피를 끓이는 이치와 같다고 할 수 있는데 커피는 향기를 남기기 위하여 짧은 시간 동안만 끓이지만 약초는 오래 끓여야 한다.

옛말에 약은 음화陰火에 오래 달이는 것이 좋다고 하였다. 음화는 숯불을 가리킨다. 숯 중에서도 오동나무숯이 약을 달이는 데 제일 좋다고 한다. 낮은 온도에서 은은하게 오랫동안 타기 때문이다. 대개 단단한 나무로 만든 숯은 높은 온도를 내고 무른 나무로 만든 숯은 낮은 온도에서 탄다. 참나무나 뽕나무, 소나무로 만든 숯은 높은 열을 내면서 타고 오동나무나 버드나무, 오리나무로 만든 숯은 탈 때 열을 적게 낸다. 숯을 구하기 어려우면 장작이나 짚, 풀 같은 것을 태워서 약을 달일 수도 있다. 장작을 쓸 때 밤나무나 쑥대궁 같은 것은 피해야 한다. 밤나무 장작으로 밥을 지으면 머리가 아프고 쑥대궁으로 밥을 지으면 밥에 쑥 냄새가 스며들어 밥맛이 몹시 쓰다. 약초를 달일 때는 향기는 대부분 날려보내고 약초 속에 들어 있는 성분들을 우러나오게 하는 것이 중요하다.

요즘은 숯을 구하여 쓰기가 불편하므로 대개 가스불을 쓴다. 가스불은 불의 세기를 마음대로 조절할 수 있어서 좋다. 그러나 연탄불은 해로운 가스가 많이 나오므로 피하는 것이 좋고 전자레인지는 절대로 쓰지 않는 것이 현명하다.

옛말에 약을 먹을 때에는 세 가지 정성이 필요하다고 했다. 좋은 약재를 구하는 정성, 달이는 정성, 먹는 정성이 그것이다.

약초는 달이는 과정이 매우 중요하다. 달여서 쓰면 가루나 알약 같은 형태로 먹는 것보다 효과가 빨리 나타난다. 먹는 양이 다른 것보다 많고 수용액이어서 위와 장에서 빨리 흡수될 수 있기 때문이다. 또한 경우에 따라서는 가루약이나 알약에 견주어 먹기 쉽고 단번에 마실 수 있는 등의 장점이 있다.

약초 달이기

아무리 좋은 재료로 음식을 만들려고 해도 요리법이 서툴면 맛도 없고 음식이 거칠다. 약도 마찬가지다. 좋은 약재라고 하더라도 달이는 방법이 서툴고 바르지 않으면 효과가 제대로 나타나지 않는다. 그래서 옛말에 약의 효험은 7할이 달이는 것에서 나타난다고 하였다.

약을 달이는 방법은 질병과 복용 목적, 약재의 성질에 따라 각기 다르다. 풍한風寒을 발산하고 식체를 가라앉히는 등 빨리 효과를 나타내게 하는 약을 이약餌藥이라고 한다. 이약은 센 불에 얼른 달여서 약성이 강할 때 빨리 마셔야 한다. 이렇게 하면 빨리 효과를 볼 수 있다. 반대로 약한 불에 오래 달이면 약성이 물러지고 증발해 버려서 효과가 제대로 나타나지 않는다.

보약은 아픈 것을 치료하기 위한 것이기보다는 몸을 튼튼하게 하고 기력을 늘리기 위한 약이다. 보약은 약한 불에 오래 달여서 먹어야 한다. 본디 급성질병은 센 불에 빨리 끓이는 것이 좋고 만성질병에 쓰는 약은 약한 불에 오래 달이는 것이 좋다. 요즈음의 질병은 거의 모두가 만성질병이므로 약한 불에 은은하게 오래 달여서 먹어야 한다.

🌿 약재의 분량

약재의 분량은 사람마다 달리 써야 한다. 사는 환경과 체질에 따라 알맞게 조절해서 써야 하고 같은 약초라고 하더라도 산지에 따라서 양을 달리 해야 한다. 그래서 약을 쓸 때 일정하게 정해진 양이 없는 것이다.

땅이 비옥하고 기운이 온화하며 산물이 많이 나는 곳에 사는 사람 중에서 체질이 강건한 사람은 약재의 분량을 많이 하고 대신 물을 적게 넣고 달여야 한다. 이는 음식을 통해 영양을 많이 섭취하고 체질이 튼튼하여 웬만한 약성은 쉽게 받아들이고 견디어 낼 수 있기 때문이다. 반대로 풍족한 환경에서 살고 있으나 체질이 허약한 사람은 약의 분량이 많아도 나쁘지는 않지만 대신 물을 많이 부어서 약성을 완화하고 마시는 양을 적게 하여 오랫동안 복용하는 것이 좋다. 이는 약성을 받아들이고 이겨낼 기력이 약하기 때문이다.

땅이 척박하고 날씨가 추운 곳에 사는 사람들은 약의 분량을 적게 하는 것이 좋다. 이런 곳에 사는 사람들은 섭생을 통한 영양 상태가 좋지 않으므로 몸의 기능도 한쪽으로 치우쳐 약해진 부분이 많다. 그리고 열악한 환경에 적응하느라고 면역기능도 한쪽에 치우쳐 발달하기 쉽다. 위급할 때 쓰는 이약을 빼고는 약재의 분량을 줄이고 대신 자주 복용하며, 물을 많이 붓고 달여서 약성을 부드럽게 해야 한다.

약초를 달이는 그릇

약초를 달이는 그릇은 흙을 구워서 만든 약탕관이나 냄비, 유리주전자 같은 것이 가장 좋다. 다음에는 법랑질로 만든 주전자나 냄비 같은 것이 좋고 이것도 없을 때에는 스테인리스로 만든 주전자나 냄비 같은 것을 쓴다. 철이나 알루미늄으로 만든 것은 좋지 않으므로 피해야 한다. 약초 중에는 쇠를 피해야 하는 것이 많은데 철은 약초의 성분, 특히 타닌 성분과 결합하여 성분의 변화가 생길 수 있기 때문이다.

약을 달일 때에는 정성을 기울여야 한다. 정성이야말로 최상의 약이다. 성격이 급하고 가벼우며 거친 사람이 약을 달이면 약 기운이 경박하고 거칠어진다. 반대로 마음이 평온하고 성실한 사람이 정성을 다하여 약을 달이면 마음과 정성이 약효에 보태져서 질병이 빨리 나을 수 있게 된다.

약초를 달이는 물

물의 양은 어른이면 한 되, 즉 1.8리터 가량 붓고 어린이는 나이에 따라 어른 양의 3분의 1, 2분의 1, 3분의 2로 조정할 수 있다.

약을 달일 때 쓰는 물도 퍽 중요하다. 물이 약효를 좌우하는 까닭이다. 깊은 산 속에서 힘차게 솟아나는 샘물이 가장 좋고 그 다음에는 깊은 산의 숲속을 흘러 내려오는 물이 좋다. 수돗물 같은 것은 절대로 쓰지 말아야 한다. 물맛을 자세히 살펴서 아무런 맛이 없는 것이 좋다. 맛이 강하거나 탁하거나 길어온 지 오래된 물은 좋지 않다. 흔히 말하는 약수는 대개 탄산이나 철분 같은 것이 포함되어 있는 물인데 이런 물도 약을 달이는 데에는 적합하지 않다.

요즈음에는 샘물이나 땅에서 솟아나서 흐르는 물을 구하기 어려우므로 시판하는 생수나 정수기로 거른 물을 쓸 수 있다. 그러나 생수의 품질이나 정수기의 성능을 잘 살펴서 가장 좋은 물을 써야 한다. 좋은 물을 구할 수 없다면 증류수를 구하여 달이는 것이 좋다.

온도와 불조절

약을 끓일 때에는 불을 약간 약하게 하고 물이 끓기 시작하면 불을 더 낮추어 끓는 상태가 유지되도록 하고 뚜껑을 열어 놓는다. 몇 가지 예외를 제외한 거의 모든 약초는 대개 약한 불에서 오래 끓일수록 좋다. 동양의학은 섭씨 100도에서 끓이는 것을 바탕으로 발전해 온 것이므로 압력솥 같은 것을 써서 온도를 더 높이는 것은 좋지 않다. 물의 온도가 너무 높으면 약초 속에 들어 있던 해로운 성분이 우러나올 수도 있고 중요한 성분이 열로 파괴될 수도 있기 때문이다. 대개 두 시간에서 네 시간 가량 달이는 것이 좋다.

물이 절반으로 줄어들면 그릇을 불에서 내려놓고 천연섬유로 만든 천이나 고운 체로 거른다. 이때 주의할 것은 약재를 짜지 않도록 하고 다만 가볍게 거르기만 해야 한다는 점이다. 약초를 짜면 약초 속에 들어 있던 독성분이 빠져나올 수도 있기 때문이다. 걸러서 알맞게 식은 다음에 마신다.

약초를 달일 때 엿이나 아교 같은 것을 넣을 때에는 먼저 약초를 다 끓인 다음에 엿이나 아교를 넣고 2~3분 더 끓여서 엿이나 아교가 다 녹으면 곧 불에서 내려놓도록 한다.

단번에 먹는 약은 분량을 적게 하고 빨리 달여야 하므로 물을 적게 붓는다. 보통 900밀리리터쯤 물을 붓고 절반이 되게 달여서 마신다. 이밖에 약초를 달여서 찌꺼기를 버리고 그 물에 다른 약초를 넣고 달여서 쓰는 방법도 있다.

🌿 달인 약 보관법

달인 약은 변질되기 쉬우므로 주의 깊게 보관해야 한다. 가능하다면 날마다 달여서 먹는 것이 좋다. 아니면 아침에 달여서 하루 동안 먹거나 저녁에 달여서 그 다음날까지 먹어도 좋다. 냉장고에 보관하는 것이 좋지만 마실 때에는 약간 데워서 마시는 것이 좋다. 가능하다면 3일분 이상은 두지 않도록 한다. 약은 달여서 즉시 먹는 것이 가장 효과가 좋으며 시간이 지날수록 변질되기도 쉽고 약효도 떨어진다.

   달인 약은 큰 찻그릇이나 사발 같은 것에 담아서 뚜껑을 덮은 후 서늘하고 햇볕이 들지 않는 곳에 둔다. 여름철이나 난방이 잘 된 방에서는 냉장고에 넣어 둔다. 반드시 뚜껑을 잘 덮어 두어야 한다.

약 먹기

🌿 달인 약을 먹는 법

달인 약은 식기 전에 마시는 것이 중요하다. 나중에 먹을 때에는 약간 따듯하게 데워서 먹는다. 특히 몸에 열이 있거나 설사를 할 때, 위장이 허약하거나 체질이 허약한 사람은 반드시 데워서 먹어야 한다. 병이 가볍고 환자가 정상적인 생활을 하고 있을 때나 여름철에는 상온에 두고 먹어도 된다.

   여름에 냉장고에 넣었던 약은 약간 데워서 먹거나 아니면 천천히 마시도록 한다. 그러나 몸의 윗 부분, 곧 코나 입, 머리 등에서 피가 날 때에는 차게 해서 마시는 것이 좋다. 뜨거운 것을 빨리 먹으면 오히려 피가 더 많이 나올 수도 있다. 속이 심하게 메스꺼울 때에도 차게 하여 마시는 것이 좋다.

먹는 시간

대개 밥 먹는 중간에 먹거나 밥 먹기 30분 전 빈속에 먹는다. 이 때에 먹어야 약이 몸 안에서 잘 흡수된다. 그러나 위장기능이 허약하여 밥 먹기 전에 먹으면 배가 부르고 소화가 잘 안 되는 사람은 식사를 하고 난 뒤에 먹어도 된다. 만일 약초 달인 물을 잊어버리고 먹지 않았을 때에는 밥 먹기 전이면 10분 전까지 먹고, 먹고 난 뒤에는 30분쯤 뒤에 먹으면 된다. 아무때라도 먹는 것이 먹지 않는 것보다는 낫다. 경우에 따라서는 밥 먹고 나서 먹는 것이 좋을 때도 있다.

먹는 방법과 주의사항

보통 하루치를 세 번에 나누어 먹는다. 직장에 약을 달인 물을 가지고 다니기 어려울 때에는 아침과 저녁에 하루 두 번만 먹어도 된다. 그러나 열을 내리기 위한 목적으로 약을 먹을 때에는 열이 내릴 때까지 하루 몇 번이고 밤낮을 가리지 않고 계속 먹어야 한다. 그러나 위장이 허약하여 조금만 먹어도 배가 부르고 약을 먹으면 식사를 할 수 없는 사람은 조금씩 여러 번에 나누어 먹는다. 그 밖에 밥을 먹으면서 같이 약을 먹어서는 안 되고 밥을 먹지 않더라도 약은 제 시간에 맞추어 먹어야 한다.

약초요법을 쓸 때 주의해야 할 사항

최근에 양약의 부작용을 염려하여 민간약이나 약초를 쓰는 사람이 늘어나고 있는데 잘못 쓰면 약이 아니라 오히려 독이 될 수도 있으므로 주의해야 한다. 유행하는 약초와 민간요법에 대해 충분히 검토한 후에 써야 한다. 무조건 요란한 광고에 현혹되어서는 안 된다.

한때 알로에가 만병통치약으로 선전되던 때가 있었다. 알로에는 염증이나 화상 등을 치료하는 데에는 매우 좋은 약초이다. 그러나 성질이 몹시 차므로 위나 장이 좋지 않은 사람이 먹으면 몸이 더욱 차가워지고 설사를 하는 수가 있다. 알로에를 변비 치료약으로 알고 쓰는 사람이 많은데 알로에는 장을 튼튼하게 하여 변비를 없애는 것이 아니라 장을 차갑게 하여 설사를 하게 하는 것에 지나지 않으므로 오래 먹으면 오히려 장이 더 나빠진다. 갈수록 알로에를 더 많이 먹어야 변을 볼 수 있게 되고 나중에는 아예 장이 무력해져서 돌이킬 수 없는 지경에 이르고 만다.

그러므로 약초요법을 쓸 때는 근거가 확실한 것을 써야 한다. 한때 쐐기풀이나 쇠뜨기가 당뇨병과 고혈압에 좋다고 하여 몹시 유행하던 적이 있었다. 그러나 요즈음에는 쐐기풀이나 쇠뜨기를 먹는 사람은 아무도 없다. 쇠뜨기는 성질이 너무 차가우므로 오래 먹으면 내장이 차가워져서 내장이 상할 수도 있다는 사실이 밝혀졌기 때문이다.

남의 권고로 약초를 쓸 때에는 써 본 사람의 경험을 잘 들어 보고 써야 한다. 그리고 스스로 약초를 채취할 때에는 정확한 지식을 가지고 채취해야 한다. 잘못 알고 채취하면 효과가 없을 뿐만 아니라 자칫하면 독이 될 수 있기 때문이다.

또한 독이 있는 식물에 유의해야 한다. 식물 중에는 뜻밖에 맹독이 있는 것이 있는데 어떻게 생긴 식물이 독이 있는지 분명하게 구분할 수 있는 방법도 없다.

이를테면 초오라는 약초가 있는데 뿌리와 줄기에 아코니틴과 독성이 강한 알칼로이드가 들어 있다. 글쓴이도 태백산에서 초오 뿌리를 몇 개 캐서 먹고 사경을 헤맨 적이 있다. 석산의 뿌리를 짓찧어 발바닥에 붙이면 부기가 빠진다고 해서 더러 쓰는데 이것을 잘못하여 먹으면 심한 구토가 난다. 이밖에 미치광이풀, 여로, 미나리아재비, 천남성, 반하 같은 약초들은 상당히 센 독이 있으므로 매우 주의 깊게 다루어야 한다.

또한 복용하는 양에도 주의를 기울여야 한다. 전에 어떤 사람이 내가 쓴 책을 보고 복수초가 심장에 좋은 줄 알고 한 자루를 캐서 달여서 물 마시듯이 마시고 심장병은 나았으나 중독되어 죽을 뻔했다. 복수초는 독성이 매우 센 약초이다. 하루에 3~5그램을 달여 먹으면 심장병을 치료하고 소변을 잘 나가게 하는 약이 되지만 한꺼번에 너무 많은 양을 먹으면 목숨을 잃을 수도 있다.

🌿 약초의 명현반응과 부작용

명현반응이란 일종의 호전반응이다. 약초를 먹었을 때 예상하지 못했던 여러 증상이 먼저 나타나고 그 뒤에 만성병이 낫는 것인데 옛날부터 약초요법의 특징으로 알려져 왔다.

명현반응은 여러 가지로 나타난다. 심하게 졸리는 것을 비롯하여 예전에 아팠던 부위가 쿡쿡 쑤시고 아프거나 머리가 아픈 것, 몸이 몹시 피로해지는 등 수십 가지 증상으로 나타날 수 있다. 이를테면 소루장이 뿌리를 달여서 먹고 처음에는 설사가 났으나 그 뒤에 가려움증과 두드러기가 나아버린 예가 좋은 예이다.

명현반응에 대해 잘 모르면 놀라서 약을 그만 먹는 경우가 있으므로 주의해야 한다. 명현반응은 대개 3~4일 안에 없어지지만 병이 중한 사람은 몇 달씩 지속되는 경우도 있으므로 병이 악화되는 것인지 명현반응인지를 잘 판단해야 한다.

약초요법에도 부작용이 있다. 이를테면 인삼이 맞지 않는 소양체질인 사람한테 인삼을 쓰면 열이 나고 가슴이 답답하고 머리가 아픈 등의 증상이 나타난다.

그러나 약초로 인한 부작용은 양약을 먹을 때처럼 내부 장기에 심각한 탈이 생기게 하지는 않는다. 부작용이 나타났을 때 복용을 중지하면 곧 부작용이 없어지며 임신 중에 약을 먹어도 절대로 기형아를 낳거나 하지는 않는다. 그러나 요즈음에는 중국에서 수입하거나 재배한 약초들이 농약에 오염되어 있는 경우가 많으므로 이런 것들은 쓰지 말아야 한다.

약초가 몸에 맞지 않을 때 나타나는 부작용은 입맛이 없어지고 혀에 이끼가 생기거나 설사가 나며 구토가 나고 피로감이 더 심해지는 것 등이다. 명현반응이면 대개 10일 안에 좋아지지만 부작용일 때에는 약을 먹는 동안 지속된다는 점이 다르다. 그러나 오랫동안 몸에 맞지 않는 약을 먹었을 때에는 복용을 중지해도 좋아지지 않는 경우도 있으므로 그럴 때에는 다른 약초로 바꾸어야 한다.

약초와 양약을 함께 복용할 때 주의할 점

양약을 오래 먹던 사람이 약초를 함께 쓰려고 할 때에는 양약으로 인한 부작용이 있거나 효과가 없거나 위가 나빠졌거나 피부에 습진 같은 것이 생겼을 때에는 양약을 즉시 끊는 것이 좋다.

그러나 혈압강하제나 부신피질호르몬제 같은 것을 쓰고 있을 때 갑자기 끊으면 위험할 수 있으므로 양을 차츰 줄여 나가다가 천천히 끊는 것이 좋다. 혈압을 낮추는 약을 쓸 때에는 자주 혈압을 재 보아야 한다. 약초는 혈압을 지나치게 낮추지는 않지만 양약은 가끔 혈압을 너무 낮추어 저혈압이 될 수도 있기 때문이다. 당뇨병약이나 인슐린 같은 것도 마찬가지다. 혈당을 지나치게 떨어뜨려서 저혈당이 되지 않게 주의해야 한다. 양약 중에서 특히 호르몬제나 항생제, 진해제 등을 오래 복용하지 말아야 한다. 양약과 약초를 처음에는 같이 쓰다가 차츰 병세가 좋아지면 양약을 완전히 끊어야 한다.

약초를 이용한 여러 가지 약 만들기

약초로 만드는 약은 만들기 쉽고 먹기 쉬우면서도 효능이 제대로 나타날 수 있어야 하고 오랫동안 보관해 두고 먹을 수 있어야 한다. 또 바르는 약이나 찜질약은 약효가 피부에 잘 스며들면서 오랫동안 피부에 붙어 있어야 한다.

약초로 만드는 약은 먹는 약, 바르는 약, 찜질약 등으로 나눌 수 있다. 여기서 먹는 약을 제일 많이 쓰는데 먹는 약에는 달이는 약, 가루약, 알약, 약술, 약엿 등이 있으며 각기 장단점이 있다.

가장 흔한 달이는 약은 다른 약에 견주어 약재가 많이 들지만 그 효과는 가장 빨리 나타난다. 달이는 약에 쓰는 원료들을 그대로 가루 내어 먹을 수도 있고 가루를 꿀이나 찹쌀풀, 전분 같은 것으로 반죽해서 알약을 만들어 먹을 수도 있는데 그 효과는 달이는 약보다 약간 느리게 나타난다. 약술이나 약엿은 모든 약재로 다 만들 수 있는 것은 아니다. 약술을 만드는 약은 술에 잘 우러나는 성질이 있는 것이어야 하고 약엿을 만드는 것은 진하게 졸이면 엿처럼 걸쭉해지는 성질을 지닌 것이어야 한다.

달이는 약

한 가지 또는 몇 가지 약초를 물 또는 드물게 술이나 식초에 넣고 약탕관으로 일정한 시간 동안 끓인 후 걸러서 만든 물약이다. 탕제라고 한다.

약을 달이려면 먼저 약재의 성질이 잘 우러나도록 잘게 썰어야 한다. 약을 달이는 그릇은 오지그릇이 가장 좋고 법랑이나 유리그릇도 좋다. 쇠그릇이나 구리그릇, 알루미늄그릇은 좋지 않다.

약을 달일 때에는 약재와 물의 양, 달이는 시간, 달이는 온도가 중요하다. 약초의 성질에 따라 달이는 방법이 다르지만 일반적으로는 물이 약재 위로 5~7센티미터쯤 올라오게 붓고 달인다. 하루 양을 물 1되(1.8리터)쯤으로 하고 절반이 되게 달이는 것이 좋다. 약재를 달이기 전에 미지근한 물에 한두 시간 담가 두었다가 쓰는 것이 좋다.

보약은 약한 불에서 끓기 시작하여 한두 시간, 일반 약초는 약간 센 불에서 끓기 시작하여 한두 시간, 땀을 나게 하는 약초는 끓기 시작하여 30분~1시간 동안 달여서 거른다. 이렇게 달인 것을 한 번에 100~300밀리리터씩 하루 3~5번 마신다. 주의해야 할 것은 달인 약을 짜지 말아야 하고 재탕을 하지 말아야 한다는 점이다.

약을 달일 때 약재의 특성에 따라 함께 달여야 할 것이 있고 따로 달여야 할 것이 있다. 함께 달여야 할 것 중에서 동물성 약재와 광물성 약재는 30분~1시간 정도 먼저 달이다가 다른 식물성 약재를 넣고 달인다. 또 새삼씨와 같이 단단한 약재는 짓찧어서 달이거나 다른 약재보다 오래 달여야 한다.

향기가 있는 약재나 질이 부드러운 마황, 백지, 육두구, 목향, 소회향, 곽향, 형개, 박하, 석창포 같은 것들은 먼저 다른 약재를 달이다가 건져내기 10~15분 전에 넣는다. 귀한 약재나 가루 낸 약재를 달이는 약에 같이 쓰려고 할 때에는 달이지 않고 약을 달인 물에 타서 넣는다. 우황, 주사, 녹용, 패모, 인삼은 이런 방법을 쓴다.

또 물에 잘 풀리는 아교, 구판, 망초 같은 것은 약을 달인 물에 풀어서 먹는다. 또 어떤 것은 먼저 끓기 시작해서 2~3시간 달인 뒤에 물을 걸러내고 남은 약재에 다시 물을 붓고 2~3시간 달인 뒤에 나중에 두 가지 달인 액을 합쳐서 걸쭉해질 때까지 달여 먹는 것도 있다. 주목 같은 것은 독을 없애기 위해 날달걀을 함께 넣고 12시간 이상을 달여야 한다. 달이는 약은 가루약이나 알약보다 효과가 빨리 나타나기 때문에 좋다. 그러나 가지고 다니기가 불편하고 약재가 많이 들며 보관이 불편한 단점이 있다.

알약

약재들을 부드럽게 가루 내어 꿀이나 찹쌀풀, 전분으로 반죽해서 일정한 크기로 빚어 만드는 것이다. 꿀알약, 찹쌀풀알약, 엑기스알약 같은 것이 있는데 흔히 꿀로 알약을 많이 만든다.

먼저 약재들을 부드럽게 가루 내고 거기에 졸인 꿀을 섞어 반죽해서 일정한 크기로 알약을 빚는다. 꿀을 가마에 넣고 끓이면 거품이 생기는데 이 거품을 걷어내고 다시 몇 번 끓게 하여 졸인다. 졸인 꿀을 쓰면 잘 변질되지 않고 굳어지지도 않는다.

풀알약은 찹쌀, 밀가루, 녹말 같은 것으로 쑨 풀을 약재 가루와 섞어서 만든다.

엑기스 알약은 약엿을 만들 수 있는 약재들을 물엿이 될 만큼 진하게 졸여서 가루 낸 약재와 섞어서 반죽하여 알약을 만드는 것이다.

알약은 달이는 약보다 원료가 적게 들고 한 번 만들어 놓으면 가지고 다니면서 먹을 수 있으며 먹기도 좋은 장점이 있다.

가루약

약재들을 부드럽게 가루 내어 그냥 먹는 것이다. 약재들을 각기 따로 가루 내어 한데 섞어서 먹을 수도 있고 한데 가루 내어 먹을 수도 있다. 향기가 강한 용뇌, 사향 같은 것이나 녹용이나 서각 같이 값이 비싼 약재, 주사나 석웅황 같은 광물성 약재는 따로 가루 내어 두었다가 한데 섞어서 쓴다.

그리고 기름 성분이 많은 새삼씨나 잣, 측백나무씨 같은 씨앗이나 형체가 매우 작은 질경이씨, 꽃다지씨 같은 것, 물기가 많은 생지황, 숙지황, 생강 같은 것은 다른 일반 약재를 먼저 가루 낸 다음 그 일부를 함께 넣어 가루 낸다. 그렇게 해도 덩어리나 알갱이가 생기면 60~70도 정도에서 다시 가루를 낸다. 마늘이나 천문동처럼 점액성이 강한 것은 두세 번 쪄서 말리기를 반복해야 점성이 없어지고 고운 가루를 만들 수 있다.

가루약은 달이는 약보다 원료가 적게 들고 한 번 만들어 놓으면 오랫동안 두고 먹을 수 있다. 그러나 약의 분량이 많아서 먹기가 불편한 것이 단점이다.

약술

약재들을 술에 담가서 우려내는 것이다. 약재를 잘게 썰거나 잘 짓찧어 유리그릇이나 옹기 항아리에 넣고 40~60도의 술을 부어 약의 성분이 충분히 우러나게 하는 것이다. 약재의 4~5배쯤 물, 밥, 흑설탕, 누룩 같은 것들을 버무려 항아리에 넣고 3~4개월 숙성시켜 걸러서 쓰기도 한다. 약술을 만들 때 쓰는 술은 곡식으로 만든 증류주를 써야 하고 희석식 소주나 화학주 같은 것을 써서는 안 된다.

약술은 달여 먹는 것이나 가루 내어 먹는 것보다 효과가 더 잘 나타나고 오래 보관할 수 있으며 약효가 몸 속에 빨리 침투할 수 있는 장점이 있다. 그러나 술을 마시지 못하는 사람은 먹기가 불편한 것이 단점이다.

약엿

약재에 물을 붓고 걸쭉해질 정도로 졸여서 만들거나 졸인 약재에 꿀을 넣고 잘 섞어서 만든다. 약을 달이는 방법으로 오래 달인 뒤에 찌꺼기를 짜 버리고 다시 약한 불에 계속 졸여서 걸쭉하게 된 다음에 꿀을 섞고 다시 약한 불에 얹고 계속 저으면서 졸인다. 이렇게 하면 물기가 증발되어 된 물엿처럼 된다. 이것을 사기그릇에 보관해 두고 먹는다. 꿀은 약재의 종류와 양에 따라 다르지만 대개 걸쭉하게 달인 약 분량의 4분의 1 가량을 넣는다. 약엿은 소화흡수가 잘 되고 오래 보관해 두고 쓸 수 있으며 농축한 것이므로 분량이 적은 것이 장점이다.

바르는 약

약재들을 부드럽게 가루 내어 꿀, 들기름, 참기름, 옥수수기름, 콩기름, 술, 글리세린, 바셀린 같은 것에 개어서 피부에 바를 수 있게 만드는 것이다.

먼저 약재들을 부드럽게 가루 내는데 광물성 약재가 들어 있을 때에는 불에 달구어 식혀서 가루 내며 향기가 진한 약재는 따로 가루 낸다. 가루 낸 약재를 식물성이나 동물성 기름에 상온에 24~28시간 동안 담가 두었다가 약한 불에 천천히 끓이면서 충분히 엉기게 한 다음 40~60도로 식히면서 향기가 강한 약재들을 고루 섞는다. 이것을 유리그릇이나 비닐 주머니에 담아 두고 천이나 기름종이, 얇은 비닐 등에 고루 발라서 붙이는 약으로 쓴다. 그러나 일반적으로는 약재들을 부드럽게 가루 내어 동물성 기름이나 꿀, 식물성 기름, 바셀린 등으로 잘 개어서 만든다.

🌿 찜질약

피부나 점막으로 스며들게 하는 약을 말한다. 치료 목적에 따라 각기 다른 약재들을 쓰는데 신선한 잎을 쓸 때에는 깨끗하게 씻어서 그대로 몇 겹을 올려놓고 찜질을 할 수도 있지만 많은 경우 잘 짓찧어 붙인다. 마른 뿌리나 마른 줄기 같은 것을 찜질약으로 쓸 때는 물을 약간 붓고 축인 후 짓찧어서 쓸 수도 있다. 그러나 가장 흔히 쓰는 방법은 약을 달이고 남은 찌꺼기를 병이 난 곳에 붙이고 찜질을 하는 것이다. 또는 달인 약에 아픈 부위를 담그거나 수건에 적셔서 치료하는 방법도 있다. 찜질약이 피부나 점막을 통해 빨리 흡수되게 하려면 약을 따뜻하게 데우거나 찜질약 붙인 데를 따뜻하게 데운 돌이나 다리미, 뜨거운 물에 적신 수건 같은 것으로 덮어 따뜻하게 해 주어야 한다.

토종약초를 구입할 수 있는 곳

토종약초는 일반 한약재와는 다르다. 그러므로 한약방이나 한의원, 약재시장에서는 야생약초나 토종약초를 구하기 어렵다. 우리나라에서 유통되고 있는 한약재의 90퍼센트 이상이 중국산이다. 우리나라의 한의학은 중국 의학을 토대로 발전해 온 것이기 때문에 토종약초나 민간약초를 그다지 많이 쓰지 않는다.

토종 야생약초를 구입할 수 있는 곳 몇 군데를 소개한다. 그러나 대부분의 약초 판매상은 토종약초에 대한 전문적인 지식을 지니고 있지 못하므로 이 책에 수록되어 있는 약초들에 대해서는 모르는 것이 더 많을 것이다.

🍃 한국토종약초연구학회(한국토종약초연구소)

전국의 야생 토종약초들을 채취하고 수집하며 판매한다. 함초, 함초

제품, 줄풀, 참가시나무, 천마, 위령선, 까마중, 질경이, 삼지구엽초, 석창포, 오갈피, 복령, 겨우살이, 만삼, 하수오, 삽주 뿌리 등 백여 종의 야생 토종약초와 약초발효식품을 구입할 수 있다. 이 책에 수록되어 있는 약초 대부분을 구입할 수 있다.

- 서울 종로구 관훈동 84-14
- 전화 02-720-4420 팩스 02-737-2369
- 홈페이지 koreanherb.co.kr

서울 동대문구 제기동 경동시장

우리나라에서 제일 큰 한약재 시장이다. 90퍼센트 이상이 중국산 약재를 취급하지만 노점에서 더러 몇 가지 토종약초를 구입할 수 있다. 경동시장 안 경동극장 부근에서 야생약초를 판매하는 허름한 간이 약초 가게가 여러 개 있고 약초를 채취하거나 수집해서 판매하는 아주머니나 할아버지를 길거리에서 간혹 볼 수 있다. 백출, 복령, 초오, 황기, 냉초, 접시꽃 뿌리, 잔대, 더덕, 도라지, 은행, 당귀, 천궁, 익모초, 인진쑥, 질경이 등 10여 종의 토종약초를 구입할 수 있다.

충남 금산 약재시장

충남 금산은 인삼 집산지로 약초시장이 크게 형성되어 있다. 인삼을 비롯하여 잔대, 도라지 같은 몇 가지 토종약초들이 유통된다. 역시 토종약초를 구입하려면 노점상을 뒤져야 한다. 20~30여 종의 토종약초를 구할 수 있다.

대구 중구 약전골목 약령시장

우리나라에서 가장 전통이 깊은 약령시장이며 유통되는 약재의 종류도 가장 많다. 대구시 중구 반월당 부근에 있다. 20~30여 종의 토종 약초를 구할 수 있다.

경북 영천 약재시장

영천 시장 안에서 길거리에 앉아 약초를 파는 아주머니나 노인들한테서 토종약초를 구입할 수 있다. 20~30여 종의 토종약재가 유통된다.

이 밖에 경북의 안강·풍기·봉화, 강원도의 정선·영월·홍천·양양, 충북의 금산·제천, 경기도의 성남 모란시장 등에 토종약초를 수집하는 수집상이 몇 군데 있고, 전국의 채약꾼들도 그 쪽으로 모여든다. 제주도에서는 제주시와 서귀포시의 장이 서는 날에 시장을 뒤져 보면 마, 흑오미자, 녹나무, 둥굴레 등 제주도의 특산 약초를 몇 가지 구할 수 있다. 채약꾼은 강원도나 경상북도 일부 지방에 소수가 남아 있으나 하나둘씩 사라져 가고 있는 형편이다.

나의 이야기

내가 약초에 속한 사람이 되기까지

내 가족은
산과 나무와 들판
침묵으로
사랑했었네

내 피의
반은 수액樹液
산과 물은
함께 숨쉬었지

인간으로
떠나 살며

인간의
웃음 배워도
자연을 떠나서는
안식이 없네

낯설은 골목을
쫓기며 헐떡이는
산에서 온
사슴 한 마리

불빛 환한 창가
웃음소리 흐르는 거리를 맴돌며
두고 온
산봉우리와 숲을
눈물로 추억하네

내 가족은 산과 나무와 들판
사랑하는 이들을
잊지 못하네

— 자작시 〈자견自遣(스스로를 위로함)〉

    나는 천성이 풀과 나무를 좋아했다. 어려서부터 사람 사이에 있는 것보다는 풀과 나무들과 함께 있는 것이 좋았다. 자연이라면 뭐든지 좋아했고 사람과 사람이 만든 모든 것을 싫어했다. 산에서 작은 꽃 한 포기나 조약돌 한 개와 함께 종일을 놀아도 행복하고 싫증이 나지 않았지만, 사람과 함께 있으면 한 순간이 십 년이나 되는 것처럼 괴로웠다.

인간 세상에서의 불우함이 나를 자연으로 내몰았다. 부모님과 형제들은 모두 가혹한 질병의 희생자들이었다. 집은 늘 찢어지게 가난했고 단 하루도 편안한 날이 없었다. 일곱 살 때 거지가 되어 깡통을 들고 동냥을 다니기도 했고 산 속에 있는 허물어진 기와막의 아궁이 속에 들어가 잠을 자기도 했다.

몹시 추운 겨울날 어느 집 마당에 있는 개집 속에 몰래 들어가 개를 껴안고 잠을 자기도 했는데 내 어린 시절의 기억에서 가장 따뜻하고 포근하게 보낸 밤이었다. 어려서부터 인간 세상을 떠나 산에서 사는 법을 배우지 않았더라면 나는 아주 오래 전에 미쳐서 죽거나 폐인이 되어 버렸을 것이다.

나는 깊은 산 속에 살면서도 늘 더 깊은 산 속 아무도 없는 숲 속에 들어가서 사는 것을 꿈꾸었다. 홀로 고독 속에서 지내면서도 더 깊은 고독을 갈망했다. 내 마음 속의 이상향은 깊은 산 속 갖가지 신기한 풀과 나무들이 우거져 있으며 아무도 모르고 찾아올 수도 없는 곳이거나, 깊은 동굴 속에 햇볕이 잘 들고 숲이 우거져 있는 별천지, 혹은 사방이 바위 절벽으로 된 산꼭대기의 숲이 우거진 작은 분지 같은, 인간 세상에서 완전히 떨어져 외지고 외진, 오직 풀과 나무와 바위, 물만 있는 곳이었다.

풀과 나무가 나의 형제이며 가족이었다. 나는 가장 많은 시간을 풀숲에서 지내거나 나무 위에서 지냈다. 풀잎을 엮어서 혼자만의 집을 지어 그 속에서 살기도 했고 나뭇가지 위에 새둥지 같은 집을 지어서 살기도 했다. 나는 산을 짐승처럼 뛰어다녔다. 내가 올라가지 못할 나무는 없었고 내가 올라가지 못할 바위도 없었다. 모든 풀과 나무, 바위, 산짐승이 나한테 순종했다. 나는 풀과 나무의 왕이었다. 나는 그들을 속속들이 알았다. 어느 골짜기 어느 봉우리 밑에 무슨 풀과 나무가 자라고 있는지 알았고 아무리 위험한 곳이라도 원하는 약초를 채취할 수 있었다.

나는 할 수 있다면 사람의 탈을 벗어버리고 싶었다. 돌멩이나 풀을 갉아먹는 벌레가 될지언정 사람은 되고 싶지 않았다. 바위를 부둥켜안고 자라는 늙은 소나무나 센 바람도 쓰러뜨릴 수 없는 거대한 참나무가 되고 싶었다.

내 모든 힘과 기쁨의 원천은 풀과 나무였다. 아무리 힘들게 뛰어다녀도 풀과 나무들 사이에서는 피로하지 않았다. 오히려 기운이 넘쳐났다. 숲은 나의 마음을 맑혀 주고 영혼을 살찌워 주었다. 나의 영혼은 숲 속에서 고양되었다. 숲은 더 높고 위대한 것들에 대한 가치를 가르쳐 준 스승이었다.

숲은 영혼의 양식뿐만 아니라 육신의 양식도 주었다. 나는 날마다 깊은 산 속으로 딸기, 개암 열매, 머루, 다래, 으름 열매, 개비자나무 열매, 도토리 같은 먹을 수 있는 열매를 따러 다녔다. 더덕, 잔대, 도라지, 지치, 얼레지, 별꽃, 무릇 같은 먹을 수 있는 풀뿌리를 캐기도 했다. 비비추, 취나물, 참나물, 삼빗대, 개미취, 다래순 같은 산나물을 뜯거나 잘 모르는 신기한 식물을 찾으러 다니기도 했다.

나의 스승은 집 뒤의 수백 년 묵은, 다람쥐 구멍이 수십 개 있는 늙은 밤나무와 거대한 떡갈나무였다. 나는 늘 그 늙은 밤나무와 떡갈나무 아래서 놀았다. 그 나무들은 내게 아버지요 어머니였다. 나의 우주목宇宙木이었다.

나는 풀과 나무들과 지내면서 그들과 대화하는 법을 배웠다. 그들의 마음을 읽고 마음을 나눌 수 있게 되었다. 서로 마음을 나눌 수 없으면 친구가 될 수 없다. 식물들은 좋은 친구였다. 식물들은 마음이 너그럽고 평화로우며 청결하다. 식물의 영혼은 더 없이 맑고 순수하다. 어떤 날은 개울가에 앉아 갈대 한 포기와 하루 종일 이야기를 나누었고 어떤 날은 도토리 한 알과 대화를 나누다가 날이 저물었다. 나는 식물에 대한 억제할 수 없는 사랑을 지니고 태어난 아이였다.

내 고향은 가야산 깊은 산골

나의 고향은 가야산 속이다. 내가 태어나서 자란 경북 성주군 가천면 신계리는 가야산 북쪽 기슭에 있는 작은 마을로 세상에서 가장 깊은 산골이라고 해도 믿어줄 만한 깊디 깊은 산골이다. 가야산 기슭이라기보다는 가야산 중턱이라고 해야 옳을 것이다. 해발 6백미터쯤 되는 고지대에 있는 마을이기 때문이다. 자동차나 전깃불 같은 것은 없었고 면소재지까지 나가려면 산길 30리를 걸어 나가야 했다.

흔히 가야산이라고 하면 해인사가 있는 경남 합천 쪽 가야산을 떠올리기 쉽지만 실제로는 가야산의 60퍼센트 이상이 경북 성주군 쪽에 딸려 있고 청화산인靑華山人 이중환이 〈택리지擇里志〉에서 '끝이 뾰족뾰족한 바위들이 한 줄로 늘어서서 마치 불꽃이 공중에 솟은 듯하다' 고 한 산봉우리의 참모습도 성주군 쪽 가야산에서만 볼 수 있다. 특히 때로 맑게 개인 날 해거름 전 마지막 햇살이 삐죽삐죽한 바위벽들을 비추어 온 산이 자색으로 빛날 때의 가야산은 황홀한 정도를 넘어 숭엄한 아름다움을 보여 준다.

나는 천성적으로 산을 좋아했다. 산 속에 있는 이름 모르는 풀, 꽃,

나무, 바위, 개울물 같은 것을 좋아하여 걸음마를 시작할 때부터 산에 다녔다. 산 속 외딴 집에서 살았기 때문에 대문 밖이 모두 산이기도 했다. 가야산 꼭대기에서 북쪽으로 흘러내린 포천布川 계곡은 경치가 좋기로 이름난 곳이었다. 옛 선비들은 이 골짜기의 경치를 사랑하여 가야산 북쪽에서 발원하여 대가천으로 흘러드는 냇물을 포천이라고 부르고, 그 가운데서 아홉 군데 멋진 경치를 꼽아 포천구곡布川九曲이라고 했는데, 내가 자란 곳은 포천구곡에서 으뜸가는 경치인 구곡에 해당하는 곳이었다.

아무리 감수성이 무딘 사람이라고 할지라도 내가 나서 자란 곳에서 어린 시절을 보냈더라면 시인이나 예술가가 되었으리라. 나는 지금도 때 묻지 않은 자연의 아름다움이 남아 있는 곳을 발견하면 그 곳을 고향으로 여긴다. 비경秘境의 고향을 찾아 헤매는 재미에 나는 지금까지 산수山水를 방랑하는 일을 그만두지 못하고 있다.

가야산은 신령스러운 산이었다. 새벽에 방문을 열면 구름이 방안 가득 앞문으로 밀려 들어왔다가 옆문으로 빠져나가고 불꽃처럼 솟아 오른 가야산 상봉이 얼굴을 디민다. 신선봉에는 신선이 바둑을 두고 있다고 했고, 옥녀봉에는 옥녀가 베를 짜고 있다고 했다. 신선봉 한쪽 옆구리께에는 바위가 닫혀 있는 문의 모습을 한 곳이 있는데, 신라 말의 큰 학자이자 내 36대 할아버지인 고운孤雲 최치원 선생께서 닫혀 있던 돌문을 열고 그 속으로 들어가셨다고 한다.

신계리는 사방이 산으로 둘러싸인 작은 분지였다. 남쪽에는 거대한 피라미드 모양의 가야산이 막아섰고 다른 한 쪽에는 두리봉과 형제봉이, 다른 한 쪽에는 아박산이 병풍을 이루며 솟아올랐으며 그 한 가운데로 맑은 냇물이 흘러내린다. 냇물 주변은 소나무, 전나무, 느티나무, 밤나무, 감나무, 떡갈나무, 물푸레나무 같은 아름드리 나무들로 덮여 은성殷盛한 숲을 이루었고 그 숲 한가운데에 우리 집이 있었다.

　냇가에는 드넓은 반석과 집채만한 바위들이 널렸고 비단폭 같은 폭포가 세 개나 흘러내렸다. 나는 자주 집 뒤에 있는 큰 바위에 앉아서 해가 저물도록 폭포를 구경했다. 그 동화 속 같은 풍경은 나 혼자만의 무릉도원이었고 에덴동산이었다. 낮에는 폭포 옆의 너래바위에서 놀고 저녁이면 폭포의 물소리를 베개 삼아 잠을 잤다. 폭포 주변에는 아름드리 나무들이 하늘을 가렸고, 폭포 밑의 시퍼런 웅덩이에는 이무기가 살고 있다고 했다.

　　내 고향은 가야산
　　고운孤雲 선생께서
　　열고 들어가셨다는 돌문 아래
　　그 후손들이
　　심어 가꾼 아름푸른 전나무 그늘
　　단정학丹頂鶴 깃을 치는 솔밭
　　돌고 돌아
　　폭포는 하늘의 구름을 쏟아붓는 곳

다섯 살 무렵부터 약초를 캐다

　나는 다섯 살 무렵부터 아버지와 어머니를 따라 산을 다녔다. 산나물도 뜯고 산열매도 따고 약초도 캤다. 비범한 기억력과 재주를 지니고 계셨던 아버지는 여러 가지 약초와 나무에 대해 아는 것이 많았다. 나는 아버지한테서 풀 이름과 나무 이름을 배웠다. 아버지는 물푸레나무나 다릅나무, 물박달나무, 노각나무 같은 것을 깎아 바둑통이나 제사용 목기 같은 것을 만들었다. 아버지는 그 기술이 매우 뛰어나 경상도 일원에서 첫손에 꼽히는 실력자로 알아 주었다. 나는 목기를 깎는 데 쓸 나무를 베기 위하여 일주일에 한 번씩 아버지와 함께 산에 갔다. 아니면 산나물이나 약초, 아버지가 깎은 목기를 등에 짊어지고 코가 땅에 닿을 만큼 가파르다는 코배기재를 넘어 산길을 30리를 더 간 곳에 있는 해인사 아랫마을까지 산나물, 약초, 목기 등을 팔러 다녔다.

일곱 살에 초등학교에 들어갔다. 그러나 학교는 다니는 둥 마는 둥 했다. 학교보다는 산이 좋았다. 아마 학교를 절반도 다니지 않았을 것이다. 흔히 학교를 빼 먹고 약초 캐는 노인들을 따라 산에 가거나 나물꾼을 따라 산나물을 뜯으러 갔다. 산 속에 천막을 쳐 놓고 여러 날 동안 약초를 캘 때도 있었다.

나는 약초를 캐고 산나물을 채취하는 데 비범한 능력이 있었다. 다람쥐처럼 산을 잘 탔고 어떤 나무든지 올라가지 못하는 나무가 없었으며, 열 살도 안 되었지만 어른들보다 약초와 산나물을 훨씬 많이 채취할 수 있었다. 그래서 마을 사람들은 나를 두고 산의 정기를 타고 난 아이라느니 산신령이 도와준다느니 하며 쑤군거렸다. 진대밭골에서 호랑이를 만나기도 했고 석이버섯을 따다가 수십 미터 되는 절벽에서 떨어졌으나 용하게도 털끝 하나 다친 데 없이 살아나기도 했다.

중학교에 입학하고 나서는 아예 학교를 한 해 휴학하고 산에만 다녔다. 약초꾼 노인들과 어울려 수도산, 가야산, 소백산, 지리산, 설악산 같은 온 나라의 산들을 다니며 약초를 캤다. 많은 약초꾼들을 만났고 약초에 대한 재미있는 이야기나 지식도 많이 배웠다. 그때도 이미 젊은 사람들은 아무도 약초를 캐려고 하지 않았고, 나이 많은 노인들만 재미 삼아 약초를 캐러 다닐 뿐이었다. 그때 나는 우리 약초에 신비로움과 매력을 느꼈다. 틈만 있으면 혼자 가야산 골짜기를 뒤지며 약초를 찾아 헤맸다.

산과 약초를 떠나 살았던 시간

열 여섯 살 때 대구로 이사를 했다. 대구 시내에 있는 중학교로 전학을 했지만 공부에 뜻이 없어 학교를 빼 먹고 혼자 팔공산, 가산, 비슬산 같은 데를 쏘다녔다. 학교에 가는 듯이 가방을 들고 나와서는 하루 종일 산만 헤맸다.

중학교를 졸업하기도 전에 가구에 산수그림이나 여러 가지 문양을 새기는 조각회사에 취직하여 목공예를 배웠다. 그림에 재능이 있었고 화가가 되겠다는 꿈이 있었기 때문에 거의 1년 만에 모든 기술을 습득하여 최고 기술자인 도안사가 되었다. 보통 5~6년은 걸려야 할 수 있는 일을 1년만에 이룬 것이다. 많은 돈을 줄 테니 일본에서 불교 조각을 깎는 기술자로 와 달라는 요청을 받기도 했으나 가지 않았다.

솜씨 좋은 조각장이가 되는 것이 아니라 레오나르도 다 빈치 같은 위대한 화가가 되는 것이 꿈이었다. 그러나 집안 형편이 너무 가난하여 부모님이 나를 부양하고 가르치는 것이 아니라, 반대로 내가 돈을 벌어서 부모님을 부양해야 했다. 나는 일생을 조각장이로 남고 싶지 않았다. 어느 날 미련 없이 조각칼을 던져버리고 비산 공단에 있는 염색공장의 잡역부로 취직했다.

그때는 노동환경이 매우 열악했다. 하루에 12시간씩 2교대로 무거운 원단을 나르고 위험한 화학물질을 다루는 일을 했다. 일주일에 한 번씩 교대가 바뀔 때에는 꼬박 24시간 쉬지 않고 일을 해야 했다. 그것이 막노동꾼 인생의 시작이었다. 그 뒤로 단순히 먹고 살기 위한 방편으로 안경공장, 철공소 직공, 인쇄소 직공, 공사판의 막노동꾼, 경비원, 중국집 배달부, 방직공장 기술자의 조수, 화가의 조수 같은 여러 가지 직업을 전전했다. 그러나 어떤 일도 마음에 차지 않았다.

열여덟 살이 되던 해 가을에 나는 주머니에 돈 천 2백 원을 갖고 서울로 향하는 완행열차에 올라탔다. 차비로 8백원을 써버렸으므로 용산역에 내리니 주머니에는 4백 원이 들어 있을 뿐이었다. 이른 새벽, 채 어둠이 가시기도 전에 기차에서 내리자마자 바깥에 서 있는 아무 버스에나 올라탔다. 버스는 낯선 도시를 한 시간 가량 달린 뒤에 한적한 교외에다 나를 내려놓았다. 아마 거기가 지금의 수색동 언저리였을 것으로 기억한다. 거기서 다른 버스를 타고 다시 종점까지 가서 내렸다. 내린 곳이 지금 서울의 옥수동이었다.

옥수동 종점 근처에는 가구나 칠공장이 여럿 있었다. 아무 데나 불쑥 들어가서 취직을 하고 싶으니 일을 시켜 달라고 했다. 몇 군데서 퇴짜를 맞은 뒤에 마침내 저녁 무렵에 칠공장에 간신히 취직을 했다. 밤에는 기숙사에 묵으면서 일본 만화를 모본으로 열심히 만화를 그리고 낮에는 락카 칠을 한 밥상을 사포로 윤이 반짝반짝 나게 열심히 닦았다.

저녁마다 그린 만화가 50장 가량 되었을 때 나는 기숙사를 나와 다시는 칠공장으로 돌아가지 않았다. 내가 그린 만화를 들고 존경하던 만화가 선생님을 찾아가서 문하생이 되고 싶다고 했다. 만화가 선생님은 그림을 유심히 보더니 재능이 있다면서 문하생으로 받아주었.

나는 졸지에 만화가 지망생이 되었다. 꽤 재능을 인정받아 주위에서 모두 훌륭한 만화가가 될 소질이 있다고 했다. 그런데 날이 갈수록 만화를 그리는 일이 싫어졌다. 스스로 재능에 회의를 느끼기도 했고, 언제부터인가 만화가보다는 화가나 문학가가 되고 싶었다.

날마다 헌책방에 나가서 문학잡지나 문학서적을 몇 권씩 사 가지고 와서 밤을 새워 읽고 고민했다. 만화가 지망생이 된 지 1년 반쯤이 지난 어느 가을날 울적하고 답답한 마음을 견딜 수가 없어 북한산에 올라갔다. 몇 해 만에 와 보는 산이 그렇게 좋을 수가 없었다. 나는 북한산 꼭대기 백운대에 앉아서 저물어 불빛이 하나둘씩 켜지기 시작하는 도시를 내려다보면서 산에서 굶어죽을지언정 내려가지 않겠다고 마음먹었다.

그 날 밤을 찬이슬을 맞으면서 꼬박 백운대 꼭대기에서 보냈고, 다음 날 만화가 선생님 집으로 돌아오자마자 보따리를 쌌다. 보따리라고 해야 수백 권의 책들뿐이었다. 그 책들의 대부분을 대구에 있는 집으로 부치고 그 날 저녁에 대구로 가는 기차에 올라탔다. 그 날이 바로 1979년 10월 26일 박정희 대통령이 김재규 중앙정보부장한테 총을 맞아 목숨을 잃은 날이었다.

3년 동안 이름 모를 병을 앓다

다시 팔공산 자락으로 내려온 나는 저녁에는 공사장의 경비원으로 일하고 낮에는 팔공산, 가산, 학명산, 비슬산, 운문산, 가지산, 주왕산, 내연산, 보현산, 기룡산 같은 데를 열심히 쏘다녔다. 혼자 괭이를 들고 바랑을 메고 나가서 세신, 시호, 삽주 뿌리 같은 약초를 캐서 약재시장에 팔아 용돈을 벌기도 했다. 스케치북을 들고 나가 산과 물의 경치를 열심히 그리기도 했고 시를 쓰기도 했으며 산 속에서 사는 스님이나 수도자, 도인들을 찾아가서 만나기도 했다. 집안 일과 미래에 대한 고민, 내 재능에 대한 회의 등으로 온갖 번뇌와 갈등이 나를 떠나지 않았다.

스물한 살이 되었을 때 병무청에서 신체검사를 받으라는 통지서가 날아왔다. 그때까지 나는 몸이 몹시 허약하다는 것만 알고 있었지 건강에 심각한 탈이 있을 것이라고는 생각하지 않았다. 나는 타고난 약골이어서 어려서부터 힘이 없어 보인다거나 폐병에 걸린 사람 같다는 말을 많이 들었으며 지독한 두통과 어지럼증에 시달렸다. 그러나 그때까지 한 번도 병원에 가 본 일도 없었고 양약이든 한약이든 어떤 약도 먹어 본 일이 없었다.

신체 검사를 하던 군의관이 혈압을 재어 보더니 고개를 갸웃거렸다. 다시 혈압을 재고 눈꺼풀을 뒤집어 확대경으로 들여다보더니 옆에 있는 사람과 귓속말로 쑤군댔다.

"이 사람 혈압이 140에 220이야. 그런데 아직 다른 데 탈이 없는 것이 이상해."

그러고는 나를 보고 말했다.

"어디 아픈 데 없소? 머리가 아프거나 어지럽거나 눈이 아픈 일이 없소?"

나는 별로 아픈 데가 없다고 대답했다.

신체검사에서 3등급을 받아 방위로 근무하라는 판정이 떨어졌다. 아무런 희망도 없는 인생, 어차피 빨리 죽고 싶은데 잘 되었구나 싶었다. 나는 내 몸과 영혼에 아무런 관심도 두지 않았다. 1년 뒤에 방위소집 영장이 나와 머리를 박박 깎고 훈련을 받으러 군대에 들어갔다. 훈련을 시작하기 전에 몸에 이상이 있는 사람은 앞으로 나오라고 하여 나갔다. 그때 혈압을 재어 보니 최고 혈압이 220~230이었다. 혈압이 그만큼 높으면 언제 뇌혈관이 터져 죽을지도 모르는 매우 위험한 상태였다. 사흘만에 나는 방위로 근무하기에 부적합하다는 판정을 받아 군대에서 쫓겨났다.

그러나 그것이 끝이 아니었다. 3개월 뒤에 다시 방위소집 영장이 나와 다시 군대에 훈련을 받으러 들어갔다. 역시 최고혈압이 200을 넘었다. 다시 사흘만에 훈련을 그만두고 나왔다. 세 번째 훈련소에 들어갔다가 나온 다음에야 징집 면제 판정을 받았다. 나라에서도 나처럼 허약한 사람은 쓸모가 없다는 것이 마지막 결론이었다.

나는 더 이상 살고 싶지 않았으므로 내 몸에 대해 관심도 없었다. 하루라도 빨리 육신이라는 탈을 벗어버리고 싶었다. 죽는 것이 유일한 희망이었고 위안이었다. 할 수 있다면 가장 깨끗하고 흔적 없이 목숨을 내버리고 싶었다. 그 뒤로 3년 동안을 자살을 생각하며 지냈다. 나는 이 세상에서 완전히 버려진 사람이었다. 친구도 없고, 애인도 없고, 돈도 없고, 배운 것도 없었다. 차라리 없는 것보다 못한, 몸과 마음이 모두 중병이 든 가족들과 병들어 죽어가는 나의 육신이 절망에 지친 영혼을 이끌고 있을 뿐이었다.

그 무렵에 중병을 앓던 아버지와 열한 살 된 남동생이 낙동강에 목욕을 하러 갔다가 물에 빠져 죽었고, 나보다 세 살 아래인 여동생도 심하게 앓아 병원을 전전하다가 비참하게 죽었다. 남은 세 명의 가족 중에 온전한 사람은 하나도 없었다. 어머니는 자주 위경련 발작을 일으켰고 힘은 천하장사지만 성정이 거칠었던 형은 나를 보기만 하면 달려들어 마구 두들겨팼다.

영혼에 병이 들자 곧 육신에도 무시무시한 병이 찾아왔다. 날마다 머리를 망치로 깨뜨리거나 날카로운 수백 개의 바늘로 찌르는 듯한 통증이 계속됐다. 구토가 극심하여 아무 것도 먹을 수 없었다. 길거리에서 수시로 의식을 잃고 쓰러지곤 했다. 갑자기 눈앞이 하얗게 되면서 머리가 쪼개지는 듯이 아프고 구토가 나면서 쓰러졌다. 몇 분이나 몇 십 분쯤 뒤에 의식이 깨어나면 정신은 멀쩡한 것 같았으나 몸을 움직일 수 없었다. 몇 번인가 길에서 쓰러져 간신히 기어서 집으로 돌아오기도 했다. 화장실에서 쓰러져 의식을 잃은 것도 여러 번이었다. 손가락 하나도 움직일 수 없을 정도로 몸이 피로했고 눈동자를 움직이는 데에도 온몸의 기운이 다 소진되었다.

 꼬박 3년을 병명도 알 수 없는 끔찍한 질병은 나를 죽음보다 더한 고통으로 괴롭혔다. 단 하루도 아프지 않은 날이 없었다. 몇 번인가 목숨을 버리기 위해 산을 올라갔다. 그러나 목숨을 끊을 수가 없었다. 가장 젊은 나이에 나는 절망의 심연에서 심해어처럼 창백하고 기이한 삶을 살았다. 스무 살에 백발이 되어 꿈에서도 울었다는 요절한 당나라의 천재 시인 이하李賀의 시집 한 권만이 유일한 친구였다.

어느 날 죽기로 결심하다

어느 날 몇 군데 약국을 들러서 수면제 50알을 사서 들고 팔공산으로 올라갔다. 팔공산 능선 한쪽 봉우리 끝에 육신을 버리기 위해 미리 봐 두었던 장소가 있었다. 화강암 절벽 한쪽 끝에 한 사람이 간신히 누울 만한 테라스가 있고, 그 아래는 수십 길 수직절벽이며 위쪽도 매끈한 몇 길 바위절벽으로 흔적 없이 육신을 버리기에는 안성맞춤인 장소였다.

 나는 그 천혜의 절벽 틈에 앉아 수면제 50알을 모두 다 먹었다. 슬프지도 기쁘지도 않았다. 그 순간에도 나는 권태를 느꼈다. 수면제에 취하여 깨어나지 않더라도 죽을 것이었고 좁은 바위 틈에서 잠을 자다가 아래로 떨어져도 죽을 것이었다. 죽은 다음에 시체도 아주 오랫동안, 아니면 영영 발견되지 않을 것이었다.

 그러나 나는 지지리도 재수가 없는 놈이었다. 흔적 없이 죽을 수 있도록 계획을 짰지만 그것도 뜻대로 되지 않았다. 수면제 50알을 먹고 곯아떨어졌는데 얼마 뒤에 무심한 하늘에서 갑자기 소낙비를 한참 쏟아부었다. 이미 반쯤 시체가 된 내 몸은 세찬 빗줄기에 움찔하면서 아래로 떨어졌다. 10미터쯤을 떨어져 내려가다가 소나무 가지에 엎어진 채 걸렸다. 그리고는 먹은 수면제를 몽땅 토해내 버렸다. 그 다음에는 소나무 가지에 엎어져 걸린 채로 오래오래 잠을 잤다. 이미 몸에 흡수된 수면제의 약효가 다 떨어질 때까지.

사흘이 지난 뒤에야 나는 지독한 추위와 두통을 느끼며 잠에서 깨어났다. 그때까지 장마비가 내리고 있었다. 나는 물에 빠진 생쥐 꼴이 되어 사시나무처럼 떨면서 간신히 소나무에서 바닥으로 내려와 거의 기다시피 하여 산을 내려왔다.

가야산의 약초가 나를 살렸다

기운을 웬만큼 회복한 뒤에 '그래, 죽을 결심으로 살 방도를 찾아 보자' 하여 어린 시절을 보냈던 가야산으로 갔다. 가야산 속에는 어려서 본 꿈과 환상이 그대로 남아 있었다. 진대밭골은 골이 깊고 숲이 울창하여 하늘도 땅도 안 보인다는 골짜기다. 약초꾼이나 나물꾼, 등산객도 거의 지나가지 않는 곳이었다. 그 진대밭골 한 모서리에 넓은 억새밭이 있었다. 억새는 사람 키를 넘게 자라서 그 속에 숨어 있으면 아무도 찾아낼 수 없었다.

나는 그 억새밭 가운데 나뭇가지와 억새를 베어 엮어서 움막을 만들었다. 거기서 머루, 다래, 잣, 가래, 으름 열매 같은 산열매와 더덕, 잔대, 둥굴레 같은 풀뿌리를 캐서 먹으며 짐승처럼 살았다. 차츰 정신이 맑아지고 몸에도 기력이 생겼으며 격심한 두통도 줄어들었다.

가끔 사람이 그리워지면 산등성이에 올라가 멀리 마을들을 내려다보았다. 밤이면 아득히 멀리 대구 시가지가 자잘한 숯불을 뿌려 놓은 듯한 모양으로 내려다보였다. 만신창이가 된 몸을 추스려야 되겠다는 생각에서 어려서 산에 다니며 배운 약초 몇 가지를 캐서 모아 조금씩 꼭꼭 씹어 먹었다.

진대밭골에 겨울이 왔다. 반 년 가량 산 속에서 지내는 사이에 몸도 마음도 제법 건강해졌다. 노루, 토끼 같은 산짐승들, 까치, 비둘기, 까마귀 같은 산새들과도 친구가 되었다. 사람이 마음에 산짐승들에 대한 악의를 품고 있지 않으면 동물들도 그것을 알고 가까이 오는 법이다. 짐승들은 억새밭의 움막 주위에 와서 하루 종일 놀았다.

산짐승들도 산 속에서 무섭고 외로움을 느끼기 때문에 무언가 의지할 수 있는 것을 찾으려 애쓴다. 산짐승 중에서는 특히 노루가 사람을 잘 따르는데 진돗개보다도 훨씬 충직하고 영리하며 사람의 말을 잘 알아듣는다. 새 중에서는 까치와 까마귀가 사람을 잘 따르며 오래 지내다 보면 울음소리로 그들의 말을 분별할 수 있다.

첫눈이 내린 뒤에 나는 산을 내려왔다. 그 뒤로도 대구 근교의 팔공산, 가산, 학명산, 영천 주변의 보현산, 기룡산 등지를 날마다 헤매고 다녔다. 겨울산은 몹시 춥고 서글펐다. 산 속 양지쪽에 하염없이 멍하게 앉아 있거나 아무 목적도 뜻도 없이 눈 쌓인 산을 미친 사람인양 쏘다녔다.

봄이 되자 세신, 작약, 천남성 같은 약초와 여러 가지 산나물을 채취하여 대구의 약전골목이나 영천의 약재시장에 내다 팔았다. 차츰 몸은 상당히 좋아졌지만 마음은 여전히 괴로웠다. 온갖 번뇌와 망상, 고민, 절망에서 벗어날 수 없었다.

그때까지 수십 가지 일을 해 보았지만 내가 진정으로 좋아서 한 일은 하나도 없었다. 나는 대체 무슨 일을 해서 먹고 살아야 한단 말인가. 평생 약초를 캐며 살고 싶지는 않았다. 그보다는 더 고귀하고 가치 있는 일을 하고 싶었다. 그러나 이 세상에서는 내가 할 수 있는 일도 없고, 하고 싶은 일도 없고, 나를 받아줄 곳도 없었다. 나는 이 세상에서 외계인보다 더 낯선 존재였다. 내가 속할 수 있는 곳은 아무데도 없었다.

채약 오르가슴을 경험하다

나는 그 무소속감을 견딜 수 없었다. 아무 곳에도 속할 수 없다는 그 고독감이 나를 또다시 죽음으로 유혹했다. 나는 결국 죽음에 속하는 길을 택하기로 하고 다시 산으로 들어갔다.

강원도 명주군에 있는 바위산인 석병산이었다. 석병산 꼭대기의 아무도 찾아오지 않는 거대한 바위 병풍 아래로 몸을 날려 흔적 없이 사라져 버리기로 마음을 먹었다.

석병산 꼭대기 바위 절벽에 일월문日月門이라는 제법 큰 구멍이 뻥 뚫려 있는데 그 구멍으로 건너편의 산등성이들이 보였다. 이 구멍을 건너편 능선에서 보면 해와 달처럼 보인다고 해서 그런 이름이 붙었다고 한다. 일월문 왼쪽 아래에 20미터쯤 높이로 솟아 있는 뾰족한 바위 봉우리의 발치로 조심조심 내려갔다. 풍화가 심한 석회암 바위들은 건드리기만 해도 맥없이 부서져 내렸다. 돌 하나를 던졌더니 절벽에 부딪히면서 수많은 돌이 함께 굴러 떨어져 온 산이 무너지는 듯한 굉음을 내며 수백 길 절벽 아래로 한꺼번에 쏟아져 내렸다. 여기서 떨어지면 저 돌멩이들처럼 가루가 되어 버리겠지. 떨어질 때의 기분이 어떨까. 그거야 떨어져 보면 알겠지.

더 이상 걸음을 옮길 수 없는 곳까지 가서 한 걸음 앞으로 내딛기만 하면 되는 일이었다. 비틀려 자란 아름드리 노간주나무와 분재처럼 자란 회양목, 신갈나무, 산오이풀, 산부추, 억새 따위들이 자라고 있는 좁은 바위 틈을 기어 내려가 마침내 1센티미터도 앞으로 갈 수도 없고 옆으로도 갈 수 없는 절벽 틈에 섰다. 머리 위도 발 아래도 끝이 보이지 않는 수직 절벽이었다.

그런데 그때 훼방꾼이 나타났다. 몸을 던지려고 마지막 숨을 크게 들이쉬는 순간에 '스르르 스륵' 소리가 나서 밑을 보니 바로 발 옆에 팔뚝만큼 굵은 살무사 한 마리가 똬리를 틀고 나를 노려보고 있지 않은가. 죽을 때 죽더라도 저 놈한테 물리는 건 기분 나쁘다. 몇 걸음 뒤로 물러서서 그 놈이 사라지기를 기다렸다. 3~4분을 기다렸지만 뱀은 꼼짝도 하지 않았다. 어쩔 수 없이 몇 미터 되돌아와서 서너 평쯤 되는 풀밭에 앉아 그 놈이 사라질 때까지 기다리기로 했다.

그때 어디선가 바람에 더덕 냄새가 진하게 묻어 왔다. 향기가 날려 오는 쪽으로 얼굴을 돌렸더니 불에 타 죽은 참나무 그루터기 옆에 칡넝쿨로 착각할 만큼 굵은 더덕덩굴이 눈에 띄었다. 죽은 싸리나무 막대기를 하나 꺾어서 더덕을 캐기 시작했다. 팔뚝만큼이나 굵은 더덕이었다. 주변에 더덕 내음이 진동했다. 큰 더덕을 캐고 나니 금새 날아갈 듯 기분이 좋아졌다. 더덕은 주변에 수십 뿌리가 더 있었다. 죽으려고 왔다는 것 따위는 까맣게 잊어버리고 한참 동안 정신없이 더덕을 캤다. 다 캔 더덕을 한 곳에 모아 보니 백 개가 넘었고 무게도 5킬로그램은 족히 넘을 것 같았다. 나는 세상에서 제일 부자가 된 것 같았다.

말로 표현할 수 없는 기쁨이 온몸에 넘쳐 났다. 그때의 그 황홀한 기분이란! 무아경無我境! 열락悅樂! 무하유지향無何有之鄕! 채약採藥

오르가슴! 죽다니, 내가 왜 죽어! 이렇게 좋은 일을 두고 죽으려 하다니 내가 미쳤지!

나는 그때 내가 진실로 속할 곳을 찾았다. 내 몸과 육신을 옴짝달싹 못하게 옭아맬 곳을 찾았다. 내 일생이 이제부터 풀뿌리에 소속될 것이다. 풀뿌리의 세계, 풀뿌리의 나라, 더덕과 도라지와 세신과 소나무와 잣나무와 지치와 삽주의 세계, 뭇 식물들과 약초들의 세계가 나의 세계이며 나의 왕국이다. 이제 내 모든 기쁨과 영광과 추억과 모든 것들을 풀뿌리에서 얻을 것이다.

나는 죽으러 갔던 산에서 가장 큰 기쁨과 희망을 얻어 산을 내려왔다. 약초를 캐는 기쁨, 약초를 발견했을 때의 그 황홀함! 그 아름다움! 그 맛을 알아버린 탓에 나는 약초꾼이라는 직업과 산을 떠나서는 살 수 없게 되었다. 마약 중독자가 마약을 끊고서는 살 수 없고 물고기가 물을 떠나서 살 수 없듯이 약초꾼은 약초를 떠나서 살 수 없는 것이다. 그 이후로 나는 영원히 산에 속한 사람, 약초에 얽매인 사람이 되었다.

이 시대의 마지막 약초꾼이 될지라도

스무 살 무렵에 경북 금릉군에 있는 수도산에 갔다가 수십 년 동안 약초를 채취하고 연구하면서 살아 온 도인 한 분을 만나 며칠을 같이 지낸 적이 있다. 그 분은 나는 천성이 풀과 나무와 친하고 사람의 건강과 수명을 관장하는 세성歲星의 정기를 타고났으니, 다른 데 뜻을 두지 말고 오직 약초로 사람을 살리는 일을 연구하라고 하시면서 운림雲林이라는 호號를 지어 주셨다. 몇 년 전에 가까운 친구 한 명은 내게 영초靈草라는 호를 지어 주었고, 또 얼마 전에 내가 존경하는 한 선생님은 호를 귀초歸草로 하는 것이 어떻겠느냐고 하셨다. 모두 풀이나 나무와 관련이 있는 이름들이다.

　나는 약초꾼이며 약초 치료사이다. 어쩌면 이 시대의 마지막 약초꾼이며 약초 치료사의 전통을 잇는 마지막 사람인지도 모른다. 옛 전통 약초꾼들은 모두 약초 전문가들이었고 민간의학자들이었다. 약초로 질병을 치료하는 약초의학은 전통 한의학과는 다른 체계와 전통을 가지고 있다. 한의학이 주로 중국 의학을 토대로 해서 발전해 온 것에 비추어 약초의학은 이 땅의 민중 사이에서 생겨나서 발전한 민족의학이다.

　약초 치료사, 민간의학자가 되는 길은 고되고 힘들다. 그 길은 대개 다음과 같다. 처음에 의술에 대한 전문 지식이 별로 없는 상태에서 시작했다가 차츰 스스로 실험해 보고 효과를 보게 되면서 약초에 몰두하게 되고 점점 재미를 붙이게 된다. 날이 갈수록 약초와 의술에 대한 지식과 경험이 많아지면 어느 정도 자신이 생긴다. 그러나 이때가 제일 위험하다. 약초 공부는 알면 알수록 어려워지기 때문이다.

　어느 날 애써 만든 약이 아무 효과도 없고 힘들여 채취해 온 약초가 아무 효능도 없는 것을 경험한다. 간혹 약초로 인한 부작용도 나타난다. 이렇게 되면 약초가 무서워진다. 이런 과정을 거치면서 점점 깊이 약초에 빠져들어 약초나 약을 만들 재료를 구하느라고 가산을 탕진하게 된다. 이때쯤 되면 가족이나 이웃 사람들한테서 미쳤다는 소리를 듣게 된다.

　그렇게 되면 집을 떠나 산에 들어가거나 산천을 헤매 다니면서 풀뿌리, 나무껍질을 채취하여 입으로 씹어 보고 즙을 내어 살에 발라 보고 하면서 반미치광이가 되어 의약 연구에 몰입하게 되는 것이다. 대부분 이런 과정을 거쳐서 훌륭한 약초꾼, 민간의사가 되었다.

나는 이 땅에 자라는 토종약초들을 잘 알고 가깝게 지내는 사람이다. 그러나 아직 모르는 것이 더 많다. 나의 약초 공부는 스스로 이 땅의 약초를 다 깨달아 알게 되었다고 생각될 때까지 멈추지 않을 것이다. 아울러 더 많은 사람들이 이 땅의 약초에 대해서 알고 우리 약초의 신비로움을 경험해 보기를 바란다.

내 어렸을 적 고향에 신비로운 산이 하나 있었지.
그 산에는 신령한 약초가 자라고 있었어.
어떤 병이든지 그 약초를 먹으면 씻은 듯이 나았다네.

약초는 높고 험한 바위 틈에 있었어.
늘 구름에 가려 잘 보이지 않는 곳이었지.
수염이 하얀 산신령님과 천 년 묵은 호랑이가
그 약초를 지키고 있었다네.

옛날에 한 처녀가 아버지의 병을 고치려고
산을 헤매다 그 약초를 캤다네.
수염이 하얀 할아버지가 나타나 길을 가르쳐 주었다네.
아버지는 젊음을 되찾아 수십 년을 더 살았지.
이름 모를 병으로 고생하던 한 총각은
그 약초를 캐서 먹고 사흘 동안 잠을 잤다네.
호랑이가 꿈에 나타나 약초를 가르쳐 주었지.
총각은 맨손으로 멧돼지를 때려잡는 장사가 되었어.

많은 사람들이 신령한 약초를 찾아 산을 헤맸어.

그 약초를 캐면 큰 돈을 벌 수 있었으니까.

그러나 아무도 신령한 약초를 찾을 수 없었지.

더러는 산에서 길을 잃고 헤매다 돌아오고

더러는 절벽에서 떨어져 죽고

더러는 산짐승이나 독사한테 물려 죽었다네.

그 뒤로 신령한 약초를 찾으려는 사람은 아무도 없었지.

오랜 세월이 흐른 뒤 모든 사람의 몸과 마음에 병이 들고

나한테도 병이 깊어진 어느 날

내 마음을 떠나지 않는 신령한 약초가 불현듯 그리워서

고향에 가 보았더니

이미 낯을 알 수 없는 마을 사람들이

그 산에는 신령한 약초 같은 것은 없다고 하네.

수염이 하얀 산신령 같은 것도 없고 호랑이도 없다고 하네.

그러나 나는 신령한 약초가 틀림없이 있다는 것을 알고 있네.

수염이 하얀 산신령님과 호랑이가

신령한 그 약초를 지키고 있다는 것도

그 약초가 병든 세상과 사람들을 치유할 수 있다는 것도 알고 있다네.

이제 내가 신령한 약초를 찾아 나설 차례라네.

죽어 가는 세상 병든 사람들을 살리기 위해.

- 자작시 〈약초〉

질환별 · 증상별 약초 색인

감기 · 기침 · 폐질환

가래 113, 174

가래가 섞인 기침 184

감기 239

급성기관지염 39, 54

기관지천식 39

기침 39, 113, 174, 183, 239

만성기관지염 30, 39, 54, 173

폐결핵 71, 135

간장질환

간경화 67, 96, 98, 106, 172, 191

급성간염 96, 98, 191, 240

만성간염 96, 98, 106, 108, 164, 191

복수가 차는 데 99

지방간 98

황달 98, 100, 101, 240

위장 · 대장 질환

급성대장염 200, 209

급성위염 155, 189, 200, 208, 240

과민성대장증후군 240

만성대장염 200, 209

만성위염 69, 107, 122, 189, 208, 240

위궤양 127

위무력 123

위하수 123, 156

소화불량 99, 123, 240

십이지장궤양 189

체했을 때 94, 222~226

헛배 부를 때 99

변비 · 설사 · 치질 · 탈항

변비 73, 145, 183

대변에 피가 섞여 나올 때 183

변이 딱딱해져 대변을 볼 수 없을 때 218

설사 40, 73

만성설사 118, 183, 200

이질 190, 200

치질 127, 217

탈항 175

두통 · 건망증 · 기억력 감퇴

간질 25, 29, 82, 83

건망증 53, 80

기억력 감퇴 80, 85

두통 25, 28, 198, 199

조울증 83

정신분열증 35, 82, 83

심장질환 · 중풍 · 혈압

협심증 133

고혈압 25, 26, 28, 99, 133, 138, 145, 161

중풍 18, 19, 20, 25, 26, 250

중풍 초기 183

중풍으로 인한 마비 134

중풍 후유증 29

동맥경화 99, 133

당뇨

당뇨병 40, 54, 135, 145, 161

비뇨기와 생식기 질환

(방광, 요로)결석 112, 113

만성신장염 209, 249

방광염 209

소변이 잘 안 나올 때 53, 88, 175

음위(임포텐츠) 53

혈뇨 209

근육 · 관절 · 신경통

근육통 72, 103, 138

관절염 27, 72, 99, 100, 134, 138, 175

관절통 36, 184

류머티스성 관절염 103, 134

신경통 27, 70, 72, 103, 134, 138, 175, 185, 248

요통 36, 72, 82, 134, 191

타박상 36, 72

통풍 175

팔다리 마비 53, 134, 250

피부질환

가려움증 30, 34, 175, 215, 216

대머리 44, 45, 46

대상포진 34, 201

동상 144

두드러기 34

딸기코 217

뜸 뜬 뒤 상처가 낫지 않을 때 127

무좀 30

습진 30, 175, 209, 215, 216

아토피성 피부염 183

모든 피부질환에 25, 30, 34, 72

종기(뾰루지) 30, 127, 173, 184, 251

티눈 184

화농성 피부염 216

흰 머리카락을 검게 하는 데 44, 45, 46

화상 144, 206~208

황선 191

여성질환

(냉)대하 72, 138, 168

냉증 71, 72, 73, 81, 168

모유 부족 186

불감증 116, 117

산후통 185

산후에 나쁜 것이 잘 빠져나오지 않는 데 136

산후에 팔다리를 못 쓸 때(산후풍) 70

생리불순 35, 53, 71~74, 136, 138, 248

생리통 35, 73, 74

유산방지 135

유선염 127, 240

월경과다 138

자궁염 136

자궁출혈 138, 200

하혈 71

눈·코·입·귀병

간열로 눈이 침침하고 충혈된 데 40

눈이 밝아지는 데 85

인후염 201, 240

잇몸 염증 200, 216, 217

치통 34

이농증 82

암

간암 27, 96

모든 암에 86, 137, 138, 164, 165, 172, 173

백혈병 27

식도암 47

유방암 139

위암 27, 127, 155, 156

자궁암 47, 86, 155

직장암 27

폐암 27

피부암 47

각종 중독

가스 중독 247

농약 중독 29, 146

알코올 중독 97, 147

방사선 중독 54, 245

수은 중독 246

식중독 29, 146, 246

일산화탄소 중독 243

중금속 중독 116

화학약품 중독 146

기타

단전호흡을 잘못해서 생긴 상기증 107

멀미 35

멍들고 삔 데 173

무기력증, 기운이 없을 때 41

불면증 82, 174

뱀에 물렸을 때 144, 235

부종 209, 249

병후쇠약 52

비만 185

빈혈(어지럼증, 현훈) 25, 28, 73

숙취해소 26, 93, 94, 99

신경쇠약 33, 41, 52, 53, 138, 174

안면신경마비 185

옻이 올랐을 때 152

어린이가 열이 날 때 160

어혈 35, 72

액취증 94, 251

에이즈 25

정력감퇴(양기부족) 53, 174

피로회복 174

피를 토하는 데 94, 173

허약체질 41, 52

화병 162, 163

주요 참고 문헌

〈의방유취 醫方類聚〉, 세종임금 편찬
〈유원총보 類原叢譜〉, 저자 미상, 필사본
〈만병만약 萬病萬藥〉, 저자 미상, 필사본
〈동의보감 東醫寶鑑〉, 허준
〈향약집성방 鄉藥集成方〉, 세종임금 편찬
〈본초강목 本草綱目〉, 이시진
〈도설한방의약대사전〉, 진존인 陣存仁, 일본 강담사 講談社, 1982
〈중국본초도감 中國本草圖鑑〉, 소배근 蕭培根 주편, 중국인민위생출판사, 1994
〈장백산약용식물 長白山藥用植物〉, 이만림 李万林 주편, 중국인민위생출판사, 1997
〈중국민간생초약원색도감 中國民間生草藥原色圖鑑〉, 황섭재 黃燮才 주편, 광서과학기술출판사
〈중약대사전 中藥大辭典〉, 상해과학기술출판사 편, 1977
〈약초의 성분과 이용〉, 문관심, 북한과학백과사전출판사, 1984
〈동의처방대전〉, 북한동의과학원, 북한과학백과사전출판사, 1986
〈동의학사전 東醫學辭典〉, 북한과학백과사전출판사, 1988
〈동의비방전서〉, 박재구 주필, 연변인민출판사, 1994
〈도장경 道藏俓〉, 영인본
〈대한식물도감〉, 이창복, 향문사, 1979
〈신약본초 神藥本草〉, 김일훈, 광제원, 1984
〈신약 神藥〉, 김일훈, 광제원, 1989
〈발로 찾은 향토명의〉, 최진규, 청아출판사, 1995
〈토종약초장수법〉, 최진규, 태일출판사, 1997
〈토종의학 암 다스리기〉, 최진규, 태일출판사, 1997
〈한국민속식물〉, 최영전, 아카데미서적, 1992
〈민의醫와 무의舞醫〉, 류상채, 서해문집, 1993
〈한국식물도감〉, 이영노, 교학사, 1996
〈나무백과〉 1~5, 임경빈, 일지사, 1981~1999